Therapiezufriedenheit von Drogenabhängigen

Europäische Hochschulschriften
European University Studies
Publications Universitaires Européennes

Reihe VI
Psychologie

Series VI   Série VI
Psychology
Psychologie

Vol./Band 714

PETER LANG

Bern · Berlin · Bruxelles · Frankfurt am Main · New York · Oxford · Wien

Ralph H. U. Wettach

Therapiezufriedenheit von Drogenabhängigen

Der Stellenwert von Persönlichkeitsaspekten, Behandlungsbeurteilung und Institutionsmerkmalen im stationären Setting

PETER LANG

Bern · Berlin · Bruxelles · Frankfurt am Main · New York · Oxford · Wien

Bibliografische Information Der Deutschen Bibliothek
Die Deutsche Bibliothek verzeichnet diese Publikation in der Deutschen
Nationalbibliografie; detaillierte bibliografische Daten sind im Internet über
‹http://dnb.ddb.de› abrufbar.

ISSN 0531-7347
ISBN 3-03910-100-5

© Peter Lang AG, Europäischer Verlag der Wissenschaften, Bern 2005
Hochfeldstrasse 32, Postfach 746, CH-3000 Bern 9
info@peterlang.com, www.peterlang.com, www.peterlang.net

Printed in Germany

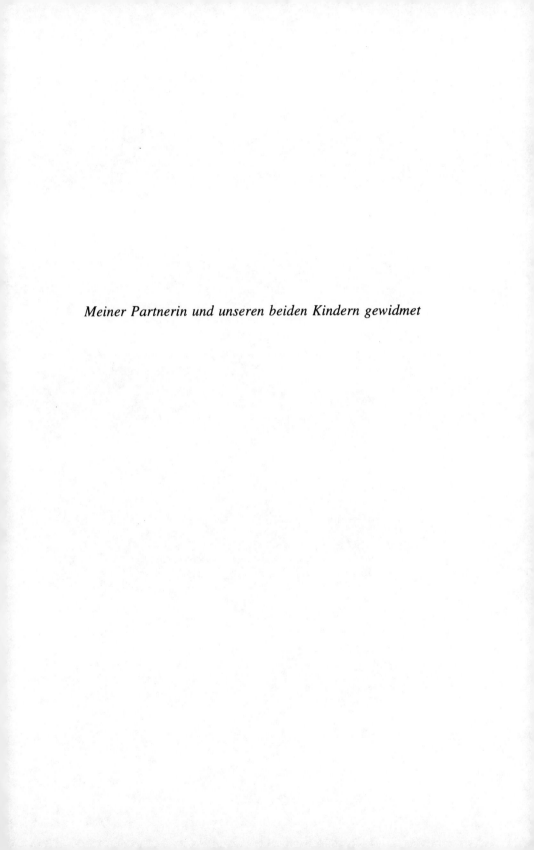

Meiner Partnerin und unseren beiden Kindern gewidmet

Vorwort

Die Zufriedenheit Drogenabhängiger mit ihrer Behandlung wurde längere Zeit als prinzipiell verzerrt und wenig aussagekräftig betrachtet. In den letzten Jahren hat indessen die Erhebung und Berücksichtigung der Therapiezufriedenheit auch im Suchtbereich Einzug gehalten und erfreut sich einer stetig wachsenden Aufmerksamkeit. Es war mein Ziel, mit der vorliegenden Arbeit den Nutzen von Zufriedenheitserhebungen in der stationären Suchttherapie zu erhöhen. Einerseits sollen für die Therapiezufriedenheit relevante Institutionsmerkmale identifiziert werden. Anderseits möchte ich den Einfluss von Persönlichkeitsmerkmalen und Behandlungsbeurteilung unterscheiden und quantifizieren. Denn mit welcher Berechtigung könnten Zufriedenheitsäusserungen von Klienten für die Bewertung und die Modifikation von Therapieprogrammen beigezogen werden, wenn jene mehr über die Persönlichkeit der Befragten denn über die wahrgenommenen Leistungen der Behandlungsinstitution aussagen würden? In den unmittelbaren Rückmeldungen spezifischer Behandlungserfahrungen, -bewertungen und -konsequenzen liegt meines Erachtens ein oft noch zu wenig genutztes Potenzial im Hinblick auf die Verbesserung und Anpassung der Behandlung gemäss den Bedürfnissen der Klienten brach. Mit der vorliegenden Arbeit soll mit Bezug auf die Therapiezufriedenheit versucht werden, den Boden für eine weiter gehende Nutzung eines Teils dieses Potenzials zu bereiten.

Viele Menschen haben in der einen oder anderen Weise zum Zustandekommen dieser Arbeit beigetragen. Mein Dank gebührt in erster Linie den vielen Klienten, die sich wegen ihrer Drogenabhängigkeit in einer stationären Langzeittherapie befanden und sich bereit erklärten, einen Einblick in ihr Leben und Erleben zu gestatten. Ebenso möchte ich allen Mitarbeitern dieser Therapieeinrichtungen danken, die an der Befragung zu ihrer Arbeitssituation teilnahmen. Ein besonderer Dank gehört meinem Doktorvater PD Dr. phil. Werner Wicki, der die richtige Mischung aus Geduld, Kritik und Ermutigung aufbrachte, damit ich diese Arbeit erfolgreich zu Ende führen konnte. Zudem möchte ich mich bei Prof. Dr. phil. Alexander Grob bedanken, der an der Universität Bern das Korreferat übernahm. Die Daten für diese Arbeit wurden mir vom Institut für Suchtforschung, Zürich, zur Verfügung gestellt. Ich erhielt dort auch diverse formelle und informelle Unterstützung von Dr. phil. Anja Dobler-Mikola und Prof. Dr. phil. Jürgen Rehm, wofür ich mich herzlich bedanke. Ebenso bin ich Anne-Sophie Nyman, Heidi Bolliger, lic. phil. Simone Berweger und lic. phil. Dorothea Schaffner zu Dank verpflichtet, die die Datenerhebungen mit grosser Effizienz und Sorgfalt durchführten. Mein Dank gebührt auch dem Bundesamt für Gesundheit, das jene Studie des Instituts für Suchtforschung finanzierte, und insbesondere Dr. phil. Margret Rihs-Middel, die sie dort betreute. Bei meiner Partnerin Kathrin Marmet Wettach möchte ich mich nicht nur für die Korrektur des Textes, sondern auch für das Verständnis, die Geduld und die Unterstützung in dieser bewegten Zeit herzlich bedanken. Unseren beiden Kindern, die im Laufe der Verfassung dieser Arbeit das Weltenlicht erblickten, bin ich zutiefst dankbar, dass sie uns so grosse Freude bereiten, die Umstellung leicht machten und mir – beide anfangs häufig und ausgiebig schlafend – zusätzliche Zeit für das Schreiben gewährten.

Zürich, im Januar 2004

Ralph H. U. Wettach

Lesehinweis

Die konsequente Verwendung der männlichen und weiblichen Form verträgt sich in der deutschen Sprache meist nicht mit der Leserlichkeit des Textes. Die alternative Benutzung von geschlechtsneutralen Begriffen wie beispielsweise „die Klientele" oder „die Mitarbeitenden" wirkt oft gestelzt oder holprig. Deshalb werden zur Förderung des Leseflusses entweder verbreitete, geschlechtsneutrale Begriffe oder das männliche Nomen verwendet, das dann auch die Frauen mit einschliesst. Die weibliche Form signalisiert, dass damit nur Frauen gemeint sind, während der ausschliessliche Bezug auf Männer mit einem spezifizierenden Nebensatz oder Adjektiv gekennzeichnet wird.

viii

Zusammenfassung

In der Schweiz und in Deutschland führten viele stationäre Drogen-
therapieeinrichtungen im Rahmen von Qualitätssicherungsprogram-
men Erhebungen der Zufriedenheit der Klienten ein. Solche
Informationen sind unter anderem deshalb relevant, weil sich in der
Psychiatrie gezeigt hat, dass die Patientenzufriedenheit mit der „Compliance" – der Befolgung von ärztlichen Verordnungen und Massnahmen – sowie mit dem Therapieverlauf zusammenhing. Mit der
vorliegenden Arbeit soll versucht werden, in der Therapie Drogenabhängiger den Nutzen dieser Erhebungen zu erhöhen, einerseits indem
im Rahmen von Strukturgleichungsmodellen der Einfluss der negativen Selbsteinschätzung und Affektivität (Selbstwertgefühl, Kontrollüberzeugung und Depressivität), der Behandlungsbeurteilung sowie
der sozialen Erwünschtheit auf die spezifische Therapiezufriedenheit
quantifiziert wird. Letztere umfasst die Zufriedenheit mit sechs Therapiebereichen, nämlich mit der Infrastruktur und Organisation, der allgemeinen Betreuung, der persönlichen Betreuung, der therapeutischen Behandlung, dem Arbeitsbereich sowie dem sozialen Kontakt
mit den Klienten. Anderseits soll mit hierarchischen Mehrebenena-
lysen der Zusammenhang zwischen ausgewählten Institutionsaspekten,
namentlich Merkmalen der Mitarbeiter, und der globalen Therapiezufriedenheit bestimmt werden, um daraus Massnahmen im Hinblick auf
die Verbesserung der Behandlung abzuleiten. Zudem wird der Moderatoreffekt von Mitarbeitermerkmalen auf den Zusammenhang zwischen der Depressivität und der Therapiezufriedenheit der Klienten
untersucht.

Im Rahmen dieser Feldstudie wurden Querschnittserhebungen
bei 269 Klienten und 379 Mitarbeitern aus 23 Einrichtungen der
Deutschschweiz durchgeführt, die stationäre Langzeittherapien für
Drogenabhängige anbieten. Die Klienten wurden jeweils bei Eintritt in
die Behandlung von einem instruierten Mitarbeiter der Therapieeinrichtung mit einem strukturierten Fragebogen ausführlich befragt.
Die Erhebung der Therapiezufriedenheit fand im Rahmen von Stich-

tagserhebungen während der Behandlung statt, wobei nach der Einführung durch eine Forschungsmitarbeiterin alle Klienten einer Einrichtung den strukturierten Fragebogen gleichzeitig, selbständig und unter Aufsicht ausfüllten. Es wurden soziodemographische Daten, Informationen zum Therapieaufenthalt, das Ausmass an depressiven Symptomen, das Selbstwertgefühl, die Kontrollüberzeugung, Informationen zur sozialen Erwünschtheit, die Zufriedenheit mit der Therapie sowie die Beurteilung der Behandlung erhoben. Der Erreichungsgrad belief sich auf 82%. Die für die hierarchischen Fragestellungen notwendigen Informationen der Mitarbeiter der entsprechenden Therapieeinrichtungen wurden vor den Klientenbefragungen mittels eines postalisch an die Privatadresse gesandten, strukturierten Fragebogens erhoben. Die Mitarbeiter gaben Auskunft zu soziodemographischen Daten, der Belastetheit durch die Arbeit („Burn-out"-Syndrom) sowie ihrer Beurteilung verschiedener Arbeitsaspekte. Die Rücklaufquote betrug 84%.

Bei den sechs, mit Strukturgleichungsmodellen durchgeführten Analysen zeigt sich, dass die Behandlungsbeurteilung einen mittelstarken bis sehr starken Effekt auf die jeweilige spezifische Therapiezufriedenheit ausübt. Die negative Selbsteinschätzung und Affektivität hingegen wirkt meist nicht direkt, sondern indirekt auf die spezifische Therapiezufriedenheit, indem sie einen mittelstarken bis starken Einfluss auf die Behandlungsbeurteilung hat. Die soziale Erwünschtheit ist mehrheitlich kein oder ein nur sehr geringer Störfaktor. Angesichts des Ergebnisses, dass der Anteil der jeweiligen Behandlungsbeurteilung an der teilweise hohen aufgeklärten Varianz der spezifischen Zufriedenheit deutlich grösser ist als derjenige der negativen Selbsteinschätzung und Affektivität, kann gefolgert werden, dass die Zufriedenheitsäusserungen der Klienten sinnvolle und kohärente Aussagen zur Behandlung darstellen. Deshalb wird empfohlen, in der Therapie Drogenabhängiger Zufriedenheitserhebungen durchzuführen und diese Informationen für die Modifikation und Verbesserung der Behandlung zu verwenden.

In der hierarchischen Mehrebenenanalyse weisen zwei Mitarbeitermerkmale einen signifikanten, positiven Zusammenhang mit der globalen Therapiezufriedenheit auf: Die Identifikation mit dem Konzept der Einrichtung sowie die Berufserfahrung im stationären Suchtbereich vor der aktuellen Anstellung. Diese klären etwa ein Viertel der

Varianz der globalen Therapiezufriedenheit der Klienten auf. Es werden deshalb Massnahmen empfohlen, die einerseits auf die Hebung beziehungsweise Stabilisierung der Identifikation der Mitarbeiter und anderseits auf die ausgeglichene Durchmischung des Personals hinsichtlich der Berufserfahrung abzielen. Allfällige Moderatoreffekte von Mitarbeitermerkmalen können nicht geprüft werden, da sich die statistischen Zusammenhangsmasse der Depressivität und der globalen Therapiezufriedenheit zwischen den einzelnen Einrichtungen zu wenig voneinander unterscheiden.

Inhaltsverzeichnis

1. Einleitung

1.1 Abriss der Entwicklung der stationären Suchttherapie für Drogenabhängige

In der westlichen Gesellschaft muss der Stellenwert des Drogenkonsums vor dem Hintergrund der subkulturellen Jugendbewegungen der 60er und 70er Jahre gesehen werden. Junge Menschen begannen zwar bekannte, aber wenig verbreitete Drogen zu konsumieren (Haschisch, LSD, Heroin, Kokain). Während eine reichhaltige Erfahrung in der Behandlung von Alkohol- und Medikamentensucht bestand, hatten die Medizin und die Psychiatrie anfangs keine Konzepte für diese Gruppe bereit und nahmen sich ihr nur unzureichend an (Petzold, Scheiblich & Thomas, 2000, S. 325). Der „Schock des Neuen" (Uchtenhagen & Schaaf, 2000, S. 394) bestand darin, dass es sich um *verbotene* Substanzen handelte, die vorwiegend von *Jugendlichen* konsumiert wurden. Die Ängste wurden noch verstärkt durch die Verbindung des Drogenkonsums mit einem Jugendprotest, was Zweifel an der Überlebensfähigkeit der Gesellschaft als Ganzes nährte (ebd., S. 395). Es wurde erkannt, dass der zunehmende Drogenkonsum ein Problem ersten Ranges darstellte, dem mit den üblichen Mitteln – Repression und medizinisch-psychiatrischer Behandlung – nicht beizukommen war.

Verschiedene Behandlungsformen wurden entwickelt, wobei die abstinenzorientierte, stationäre Suchttherapie – meist in Form von therapeutischen Gemeinschaften – lange Zeit als „via regia" der Behandlung von Drogenabhängigen galt und sich unter „monopolähnlichen Bedingungen etablieren [konnte] [...], während pragmatische ambulante Hilfsangebote deutlich im Hintergrund standen" (Schaaf, 2000, S. 301). Die europäischen therapeutischen Gemeinschaften lehnten sich an amerikanische, auf dem Prinzip der Selbsthilfe basierende Vorbilder an („Synanon" in Kalifornien, „Daytop Village" und „Phoenix House" in New York; vgl. dazu Petzold, 1980a, S. 62–

95; Petzold, 1980b, S. 122–132; Yablonsky, 1990, S. 49–69). Es stand aber nicht mehr die Lebensgemeinschaft auf Dauer im Zentrum, sondern der „zeitlich begrenzte Aufenthalt zur Einübung eines neuen, suchtfreien Lebensstils" (Uchtenhagen & Schaaf, 2000, S. 396). Im Unterschied zu den amerikanischen Modellen, bei denen eine hierarchische Organisation und ein autoritärer Umgangsstil vorherrschten, entwickelten sich in den europäischen therapeutischen Gemeinschaften bald Varianten, bei denen mehr Mitsprache und Kreativität möglich waren und die systematische Sanktionierung unerwünschten Verhaltens durch therapeutische Methoden ersetzt wurde (ebd.). Weitere Errungenschaften waren die Etablierung von Therapieketten (Petzold, 1980c), bei denen die Behandlung regional vernetzt in vier Phasen – Kontakt-, Eingangs-, Behandlungs- und Reintegrationsstufe – erfolgte, und von Verbundsnetzen, in denen verschiedene Institutionen stufenunabhängig genutzt werden konnten, jeweils abhängig von den aktuellen Bedürfnissen der Klienten.

Seit den 80er Jahren haben die stationären Therapieangebote an Bedeutung verloren. Es fand eine Umorientierung bezüglich der Ziele der Drogenhilfe statt, da einerseits Drogenabhängige als Risikogruppe für eine Infektion mit der neu entdeckten Immunschwächekrankheit Aids galten, und weil anderseits die Konsumenten mehr und mehr aus benachteiligten Schichten stammten sowie die Verelendung und die Kriminalitätsbelastung zunahmen (Petzold et al., 2000, S. 325–326). Das neue Paradigma mit dem Namen „Harm reduction" – Schadensverminderung – zielte auf die Verhinderung von Neuinfektionen mit Aids, die Minderung von Verelendungstendenzen und die Senkung der Beschaffungskriminalität. Insbesondere ebnete diese Entwicklung den Weg für die flächendeckende Einführung von ambulanten Substitutionsbehandlungen, in denen Süchtigen das Opiatderivat Methadon oder seltener alternative Substanzen abgegeben wurden. Während sich in der Schweiz 1982 noch 873 Drogenabhängige in einer Methadonbehandlung befanden, waren es zwölf Jahre später knapp 14 000 (Eidgenössische Betäubungsmittelkommission, 1995, S. 21). Parallel dazu verdoppelte sich zwischen 1978 und 1988 die Zahl der sogenannten „Drop-In" – ambulante Beratungs- und Behandlungsstellen – von 87 auf 170 (Klingemann, 1995, S. 95). Die Durchführung eines wissenschaftlichen Versuchs, in dessen Rahmen die ärztlich kontrollierte Abgabe von Heroin an Drogenabhängige möglich wurde, er-

2

weiterte Mitte der 90er Jahre die ambulante Behandlungspalette in der Schweiz nochmals (vgl. Rihs-Middel, Lotti, Stamm & Clerc, 1996; Uchtenhagen, 1997).

Seit mehreren Jahren befindet sich die stationäre Therapie von Drogenabhängigen aufgrund der Umwälzungen in der Suchthilfe in einer Phase der Strukturanpassung, die mit der Veränderung der potenziellen Behandlungsnachfrage und Klientengruppen zusammenhängt (Klingemann, 1995, S. 95). In der Schweiz ging man 1998 von 119 stationären Therapieeinrichtungen für Drogenabhängige aus, darunter einige wenige Entzugs- und Übergangseinrichtungen. Diese Institutionen boten 1780 Therapieplätze für Drogenabhängige an (Herrmann, Güntzel, Simmel & Lehmann, 1999, S. 34). Indessen haben mehrere Einrichtungen, meist wegen finanziellen Problemen beziehungsweise geringer Auslastung, in den letzten Jahren ihre Türen schliessen müssen, sodass die aktuellen Zahlen tiefer liegen dürften. Vom Bundesamt für Gesundheit (BAG) sind zwei Massnahmen im Gange, um die stationäre Suchttherapie in der Strukturanpassung zu unterstützen: Einerseits soll die Finanzierung der stationären Suchttherapien auf eine solide Grundlage gestellt werden (vgl. BAG, 2000). Andererseits wurde ein Programm zur Sicherung der Qualität eingeführt (vgl. Stamm, 1999).

1.2 Qualitätssicherung in der stationären Suchttherapie

Während im medizinischen Bereich Massnahmen der Qualitätssicherung seit längerer Zeit ein fester Bestandteil sind, ist deren systematische Anwendung im Suchtbereich erst in den letzten Jahren eingeführt worden. In Deutschland und in der Schweiz sind es die staatlichen Kostenträger, die die Qualitätssicherung zur Bedingung für eine Finanzierungsbeteiligung machten. Der Verband deutscher Rentenversicherer (VDR) hat im gesamten rehabilitativen Bereich ein fünf Punkte enthaltendes Programm eingeführt. Es umfasst die jährliche Überprüfung des Klinikkonzepts, die Erstellung von Therapieplänen für Patienten, ein „Qualitätsscreening", Patientenbefragungen sowie

3

die Einführung von Qualitätszirkeln (vgl. Bundesversicherungsanstalt für Angestellte, 1993). Auch in der Schweiz gingen entscheidende Impulse von staatlichen Organisationen aus. Das Bundesamt für Sozialversicherung (BSV), welches unter anderem für die Invalidenversicherung verantwortlich ist und in diesem Rahmen 1998 19% der Kosten der stationären Suchtherapien von Drogenabhängigen übernahm (Herrmann et al., 1999, S. 46), stellte einen Katalog mit Bedingungen auf, die von finanzierten Einrichtungen erfüllt werden müssen (BSV, 1998). Insbesondere die Einführung eines Qualitätsmanagementsystems und die Erhebung der Zufriedenheit der Leistungsbezieher sind darin erwähnt. Das BAG bot in der Folge das Qualitätsmanagement-Programm QuaTheDA für stationäre Suchttherapieeinrichtungen an, mit welchem die Bedingungen des BSV erfüllt werden (vgl. Stamm, 1999).

Vor diesen beiden schweizerischen Initiativen wurde bereits 1995 vom Institut für Suchtforschung (ISF), Zürich, im Auftrag des BAG ein Projekt angegangen, in welchem Instrumente zur Erhebung der Qualität von stationären Suchttherapieeinrichtungen entwickelt wurden (Wettach, Dobler-Mikola & Uchtenhagen, 1997)[1]. Mit diesen konnten Informationen zur Struktur- und Prozessqualität[2] erfasst werden, während die Erhebung der Ergebnisqualität bereits in anderen Untersuchungen stattfand (Dobler-Mikola, Grichting & Hampson, 2000; Dobler-Mikola, Wettach & Uchtenhagen, 1998). Als Indikatoren der Prozessqualität sind Instrumente zur Erfassung der Situation der Mitarbeiter einer Einrichtung sowie zur Erhebung der Therapiezufriedenheit und der Behandlungsbeurteilung der Klienten entwickelt worden. Diese bildeten die Grundlage für die nationale Qualitätserhebung, die 1999 im Auftrag des BAG stattfand (Wettach, Frei, Dobler-Mikola & Uchtenhagen, 2000)[3] und eng mit dem Qualitätsmanagement-Programm QuaTheDA koordiniert wurde. Die vorlie-

---

1   BAG-Vertrag 316.94.8052
2   Donabedian (1966, S. 167–170) unterteilte die Qualität von Dienstleistungen im Gesundheitsbereich in Struktur-, Prozess- und Ergebnisqualität. Diese Einteilung hat sich in der Qualitätssicherung und der Forschung weitgehend durchgesetzt.
3   BAG-Vertrag 98.000713/8078

gende Arbeit zur Klientenzufriedenheit basiert auf den Daten jener Studie des ISF sowie weiteren, zusätzlich erhobenen Informationen.

1.3 Relevanz von Zufriedenheitserhebungen

In der Gesundheitsversorgung kann die Zufriedenheit von Dienstleistungsempfängern im Rahmen der Qualitätssicherung als ein Indikator der Prozessqualität betrachtet werden (Sitzia & Wood, 1997, S. 1830). Sie erfüllt aber auch andere Funktionen. So kann die Zufriedenheit schlicht als die Beschreibung der Behandlung aus der Patientenperspektive betrachtet werden. Des Weiteren – von vielen als die wichtigste Verwendungsart bezeichnet – dient sie im Rahmen von Evaluationsforschungen der Bewertung von Programmen (ebd.).

Verschiedene Entwicklungen haben dazu geführt, dass die Patientenzufriedenheit in der Gesundheitsversorgung einen hohen Stellenwert inne hat. Die Rolle des Patienten hat sich aufgrund von gesundheitspolitischen und ökonomischen Entwicklungen vom passiven Empfänger zum kritischen Konsumenten medizinischer und therapeutischer Leistungen verändert. In Anbetracht eines sich verstärkenden Wettbewerbs zwischen Anbietern von Dienstleistungen in der Gesundheitsversorgung und auch im stationären Suchtbereich erhielt die Patientenzufriedenheit ein zusätzliches Gewicht als Zielgrösse, da zufriedene Patienten gegebenenfalls eher wieder in dieselbe Institutionen eintreten dürften. Es wurde versucht, eine Patientenzufriedenheit in Analogie zur Konsumentenzufriedenheit zu entwickeln und zu verwenden (Leimkühler & Müller, 1996, S. 765). Angesichts von Sparmassnahmen der öffentlichen und privaten Kostenträger im Gesundheitsbereich hat die Zufriedenheitserhebung auch eine Kontrollfunktion inne, da befürchtet wurde, dass die Qualität der Behandlung durch die Verringerung der finanziellen Ressourcen sinken könnte (Rosenthal & Shannon, 1997, S. NS59).

Tatsächlich konnte empirisch belegt werden, dass die Patientenzufriedenheit mit wichtigen Aspekten zusammenhängt. Erstens neigten zufriedene Patienten dazu, eher eine weitere medizinische Behandlung in Anspruch zu nehmen; zweitens hielten sie die Beziehung zu einem bestimmten Anbieter im Gesundheitsbereich eher aufrecht und wechselten nicht zwischen verschiedenen Diensten hin und her („Service switching"); drittens wiesen zufriedene Patienten eine bessere „Compliance" auf (Aharony & Strasser, 1993, S. 72); und viertens hatte sich in der psychiatrischen Forschung gezeigt, dass zwischen der Patientenzufriedenheit und dem Behandlungsverlauf eine positive Beziehung bestand (Gruyters & Priebe, 1994, S. 92).

1.4 Ziel der Arbeit

Das Ziel der vorliegenden Arbeit besteht darin, in stationären Therapieeinrichtungen für Drogenabhängige den praktischen Nutzen von Zufriedenheitserhebungen zu erhöhen, indem einerseits der Zusammenhang der Klientenzufriedenheit mit individuellen Merkmalen, anderseits mit ausgewählten Institutionsmerkmalen untersucht wird.

In der Schweiz werden in den nächsten Jahren in vielen Therapieeinrichtungen regelmässig Zufriedenheitserhebungen durchgeführt werden, da das BSV dies zur Bedingung für finanzielle Unterstützung machte und solche Datensammlungen ein Element des Qualitätsmanagement-Programms QuaTheDA des BAG darstellen. Die gemessenen Zufriedenheitswerte stellen unter anderem die Grundlage dar, auf welcher die Therapieeinrichtungen die Entwicklung und Modifikation ihrer Programme vornehmen und aufgrund derer sie allenfalls selbst von übergeordneten oder externen Instanzen bewertet werden. Es soll deshalb untersucht werden, inwieweit die Zufriedenheit der Klienten von der *Beurteilung der Behandlung* abhängt, und wie stark sie von *individuellen Persönlichkeitsmerkmalen* beeinflusst wird. Denn „a satisfaction rating is both a measure of care and a reflection of the respondent" (Sitzia & Wood, 1997, S. 1832). Mehr Wissen zu diesem Thema dient dazu, die Äusserungen der Klienten präziser einschätzen, interpretieren und gewichten zu können. Denn wenn die Zufriedenheit zu einem grossen Teil von individuellen Merkmalen der Klienten beeinflusst würde, wäre es wenig sinnvoll, diese Informationen zur Bewertung und Modifikation der Therapieprogramme zu verwenden.

Durch die Überprüfung des Zusammenhangs von Institutionsaspekten mit der Klientenzufriedenheit werden Hinweise darüber gewonnen, wie die Zufriedenheit in stationären Programmen für Drogenabhängige erhöht werden kann. Dabei soll auf Merkmale der Mitarbeiter fokussiert werden, da sich gezeigt hat, dass strukturelle Aspekte der Institution und der Therapiegestaltung keinen Zusammenhang mit der Zufriedenheit aufwiesen (Wettach et al., 2000, S. 145–150). Des Weiteren sollen Moderatoreffekte von Mitarbeitermerkmalen auf eine allfällige Assoziation zwischen der Depressivität der Klienten und deren Therapiezufriedenheit untersucht werden. Eine solche Korrelation von Depressivität und Patientenzufriedenheit wurde in der Psychiatrie jedenfalls regelmässig beobachtet (z. B. LeVois, Nguyen & Attkisson, 1981, S. 147), während in den zwei Untersuchungen im stationären Suchtbereich widersprüchliche Ergebnisse beobachtet wurden (Cernovsky, O'Reilly & Pennington, 1997a, S. 278; Chan, Sorensen, Guydish, Tajima & Acampora, 1997, S. 373–374).

2. Theoretischer Rahmen

Der theoretische Rahmen dieser Arbeit besteht aus vier Teilen. Als Erstes wird auf die Arbeitssituation und das Arbeitsumfeld der Mitarbeiter in stationären Therapieeinrichtungen für Drogenabhängige eingegangen. Schwerpunkte bilden dabei die Belastung durch Stress und das „Burn-out"-Syndrom. Im zweiten Teil stehen Zufriedenheitskonzepte aus der Konsumentenforschung, dem Arbeitsbereich und der Gesundheitsversorgung im Zentrum. Als Drittes werden relevante Ergebnisse zur Behandlungszufriedenheit aus der Medizin und der Psychiatrie sowie aus dem Suchtbereich erörtert. Abschliessend erfolgt die Formulierung der Fragestellung und der Hypothesen, die in der vorliegenden Arbeit untersucht werden.

2.1 Arbeitssituation und Arbeitsumfeld in stationären Therapieeinrichtungen für Drogenabhängige

Zur Erklärung der Therapiezufriedenheit werden in der vorliegenden Arbeit neben individuellen Merkmalen der Klienten auch institutionelle Faktoren einbezogen. Der Fokus liegt dabei auf den Mitarbeitern der stationären Suchttherapieeinrichtungen. Aus Arbeitstätigkeiten, die eine hohe Dichte von sozialen Interaktionen erfordern, können Belastungen erwachsen, die zu spezifischen Stresssituationen führen (von Rosenstiel, 2000, S. 59). Bei der Behandlung von Suchtmittelabhängigen sind soziale Interaktionen zwischen Klienten und Mitarbeitern ein zentraler Bestandteil der Arbeit, wobei dieses Tätigkeitsfeld allgemein als besonders unerfreulich und belastend gilt (Herder & Sakofski, 1988, S. 279). Neben individuellen Faktoren, beispielsweise den Bewältigungsfertigkeiten, sind auch organisatorische Merkmale für das Belastungsniveau der Mitarbeiter bestimmend. Bei der Gestaltung der organisatorischen Bedingungen sollten jene

Aspekte besonders berücksichtigt werden, die von den Individuen als aversiv erlebt werden und stresserzeugend sein können, beispielsweise die qualitative und quantitative Rollenüberlastung oder unklare und widersprüchliche Anweisungen von Vorgesetzten (von Rosenstiel, 2000, S. 94–95). Im Folgenden werden diejenigen individuellen und organisatorischen Aspekte betrachtet, bei denen ein Zusammenhang mit der Therapiezufriedenheit angenommen wird.

2.1.1 Stress und „Burn-out"-Syndrom

Das „Burn-out"-Syndrom wird als spezifische Stresssituation verstanden (von Rosenstiel, 2000, S. 59). Indessen besteht für den Terminus „Stress" keine einheitliche Konzeption, sondern er wird sowohl zwischen als auch innerhalb von Forschungsdisziplinen unterschiedlich aufgefasst (ebd., S. 91). In der psychologischen Forschung wird Stress als Stimulus, als Reaktion und als Interaktion gesehen. Im Folgenden soll also eine spezifische Stressinteraktion, die unter dem Begriff „Burn-out"-Syndrom subsummiert wird, betrachtet werden. Es sind verschiedene Definitionen des „Burn-out"-Syndroms in der Literatur zu finden, deren minimalen Konsens Maslach (1982, S. 31–32) wie folgt zusammenfasste:

> First of all, there is general agreement that burnout occurs at an individual level. Second, there is general agreement that burnout is an internal psychological experience involving feelings, attitude, motives, and expectations. Third, there is general agreement that burnout is a negative experience for the individual, in that it concerns problems, distress, discomfort, dysfunction, and/or negative consequences.

Gemäss Burisch (1995, S. 31) ist das „Burn-out"-Syndrom vorwiegend durch vier Kernsymptome charakterisiert: Erstens durch emotionale, geistige und körperliche Erschöpfung; zweitens durch einen ausgeprägten Widerwillen gegenüber der eigenen Arbeit; drittens durch die Unzufriedenheit mit der eigenen Leistung; und viertens durch die Depersonalisierung oder Dehumanisierung der Adressaten der Hilfeleistung und der Arbeitskolleginnen durch Distanz, Gleichgültigkeit und Zynismus. Die im Folgenden zitierten Studien wurden mit dem Erhebungsinstrument „Maslach Burnout Inventory (MBI)" (Maslach

10

& Jackson, 1986) oder einer modifizierten Version durchgeführt, welches die Subskalen „Emotionale Erschöpfung (EE)", „Eingeschränkte Leistungsfähigkeit (EL)" und „Entpersönlichte Behandlung (EB)" umfasst.

Die im Suchtbereich angelegten Untersuchungen ergaben, dass das Ausmass des „Burn-out"-Syndroms bei den Mitarbeitern meistens moderat war. So ergab sich in der Untersuchung von Elman und Dowd (1997, S. 60) – wenn die Skalen zur Erhöhung der Vergleichbarkeit auf eine Bandbreite von null (kein „Burn-out"-Syndrom) bis zehn (starkes „Burn-out"-Syndrom) umgerechnet wurden – auf der Subskala „Emotionale Erschöpfung (EE)" ein Wert von 3.8. Die Mitarbeiter fühlten sich aber sehr stark in ihrer Leistungsfähigkeit eingeschränkt (LE = 8.3), hingegen war die entpersönlichte Behandlung von Klienten wiederum wenig verbreitet (EB = 2.3)[4]. Die Stichprobe bestand aus 79 zufällig ausgewählten Therapeuten aus zwölf stationären Suchtbehandlungseinrichtungen in den USA. Die 97 Mitarbeiter aus mehreren stationären Einrichtungen der Drogenhilfe in Deutschland zeigten, abgesehen von der eingeschränkten, persönlichen Leistungsfähigkeit, ein geringfügig höheres „Burn-out"-Niveau (Körkel, Burda & Weissbeck, 1995, S. 312) als die Therapeuten der oben zitierten Studie. Dazu wurde ein in Anlehnung an das MBI spezifisch für die Suchthilfe entwickeltes Instrument verwendet, bei welchem aber die Antwortkategorien geändert wurden[5]. Deshalb sind die Ergebnisse nur bedingt mit der oben zitierten Studie vergleichbar. Die Befragten wiesen bei den Subskalen „Emotionale Erschöpfung" und „Entpersönlichte Behandlung" höhere Werte auf (EE = 4.3,

---

4   Die in der Studie angeführten Werte sind: EE = 20.6 (Skalenbereich 0 bis 54);
    LE = 39.9 (0 bis 48); EB = 6.8 (0 bis 30).

5   Beim MBI wurden die Antworten früher auf zwei Dimensionen erfasst. Die Häufigkeit auf einer siebenstufigen Antwortskala von null („Einige Male im Jahr oder seltener") bis sieben („Täglich") bildete die erste Dimension. Die zweite Dimension bestand aus der Intensität, die die Kategorien „Sehr schwach, kaum wahrnehmbar" bis „Bedeutend, sehr stark" umfasste. Ab 1986 wurde nur noch die Häufigkeitsskala verwendet (Maslach & Jackson, 1986, S. 8). Beim modifizierten Instrument von Körkel et al. (1995) wurden die Antworten hingegen anhand der Zustimmung zu den Aussagen und nicht mittels der Häufigkeit erfasst.

EB = 2.6)[6] als diejenigen in der Studie von Elman und Dowd (1997); hingegen waren die Mitarbeiter aus Deutschland in ihrer persönlichen Leistungsfähigkeit weniger eingeschränkt (LE = 3.6). Gemäss der Phaseneinteilung des „Burn-out"-Syndroms von Golembiewski und Munzenrider (1988, S. 28)[7] wiesen damit 15.3%[8] der Befragten ein hohes „Burn-out"-Niveau auf (Körkel et al., 1995, S. 311). In einer Schweizer Studie bei 402 Mitarbeitern von stationären Langzeittherapieeinrichtungen für Drogenabhängige ergab sich das tiefste „Burn-out"-Niveau der besprochenen Arbeiten (Wettach et al., 2000, S. 102–103)[9]. Es wurde dasselbe Instrument wie in der Studie von Körkel et al. (1995) verwendet. Bei allen drei Skalen lagen die Werte deutlich unter den oben zitierten (EE = 2.8, LE = 2.3, EB = 1.1)[10]. Dies zeigte sich auch darin, dass gemäss der Phaseneinteilung von Golembiewski und Munzenrider (1988, S. 28) lediglich 1.3% der Befragten ein hohes „Burn-out"-Niveau aufwiesen (Wettach et al., 2000, S. 106). Über die Gründe der tiefen Werte bei Deutschschweizer Therapieeinrichtungen lagen keine Erkenntnisse vor. Es wurde aber vermutet, dass die länderspezifischen Arbeitsmarktverhältnisse, die Makrostrukturen der stationären Suchthilfe sowie die Zusammensetzung der Teams eine Rolle spielen könnten (ebd., S. 114).

Kann davon ausgegangen werden, dass Mitarbeiter der Suchthilfe von der „Burn-out"-Problematik stärker betroffen sind als solche in anderen Bereichen des Gesundheitssystems? Ergebnisse aus einer Studie, bei der 416 Mitarbeiter aus dem Drogenbereich mit 1086 Ange-

---

6   Die ursprünglichen Werte, also nicht auf eine Skala zwischen null und zehn umgerechnet, lauten: EE = 3.1; LE = 2.8; EB = 2.3 (alle Skalen reichten von eins bis sechs).

7   Golembiewski und Munzenrider (1988, S. 28) unterschieden acht Phasen des „Burn-out"-Syndroms, welche verschiedenen Kombinationen der drei Dimensionen „Emotionale Erschöpfung", „Eingeschränkte Leistungsfähigkeit" und „Entpersönlichte Behandlung" entsprechen. Als hohes „Burn-out"-Niveau gelten die Phasen sieben und acht (Phase sieben: EE hoch, EL hoch, EB tief; Phase acht: EE hoch, EL hoch, EB hoch).

8   Die Stichprobe bestand bei dieser Angabe aus Befragten aus dem stationären und ambulanten Bereich der Suchthilfe (*N* = 163).

9   Diese Studie basierte auf demselben Datensatz wie die vorliegende Arbeit.

10   Auf eine Skala von null bis zehn umgerechnete Werte. Die in der Studie angeführten Werte sind: EE = 18.5 (Skalenbereich 0 bis 65); LE = 7.9 (0 bis 30); EB = 3.9 (0 bis 30).

stellten aus der Onkologie, der Geriatrie und der Aids-Behandlung miteinander verglichen wurden, legen dies nahe. Hinsichtlich der Skalen „Emotionale Erschöpfung" und „Entpersönlichte Behandlung" wiesen die Mitarbeiter der Suchthilfe signifikant höhere Werte auf (Kleiber, 1995, S. 92). Betrachtet man darauf nur die Situation innerhalb des Suchthilfebereichs, so zeigt sich die starke Belastung im stationären Umfeld. Körkel et al. (1995, S. 312) verglichen die oben erwähnten 97 Mitarbeiter aus stationären Einrichtungen mit 51 Personen aus ambulanten Stellen der Suchthilfe. Letztere wiesen hinsichtlich aller Skalen tiefere Werte auf – bei den Subskalen „Emotionale Erschöpfung" und „Entpersönlichte Behandlung" war der Unterschied signifikant (EE: 3.2 vs. 4.3, $p < .001$; LE: 3.3 vs. 3.6; EB: 1.7 vs. 2.6, $p < .001$)[11].

Zusammenfassend ist festzuhalten, dass in der stationären Suchthilfe die „Burn-out"-Problematik zu berücksichtigen ist. Im Mittel zeigten die Mitarbeiter zwar moderate Werte, es ist aber dennoch davon auszugehen, dass im stationären Umfeld zwischen 1.3% (Wettach et al., 2000, S. 106) und 15.3% (Körkel et al., 1995, S. 311) der Mitarbeiter ein hohes „Burn-out"-Niveau aufweisen. Innerhalb der verschiedenen Arbeitsfelder der sozialen Hilfe gehören die Mitarbeiter von stationären Suchttherapieeinrichtungen zu den besonders gefährdeten Gruppen.

2.1.2 Umgang mit Rückfällen von Klienten

Rückfalle mit illegalen Drogen sind während Suchttherapien häufig anzutreffen. In der Schweiz zeigte sich im Rahmen der Basisdokumentation des Jahres 1998, die 552 Austritte aus 82 stationären Einrichtungen für Drogenabhängige berücksichtigte, dass 5.3% der Klienten innerhalb der Institution, 6.3% im Ausgang und 10.0% während einer Entweichung Heroin konsumiert hatten (Koordinationsstelle des Forschungsverbundes stationäre Suchttherapie KOFOS,

---

11 Auf eine Skala von null bis zehn umgerechnete Werte. Die in der Studie angegebenen Werte der ambulanten Mitarbeiter sind: EE = 2.6; LE = 2.7; EB = 1.9 (alle Skalen reichten von eins bis sechs).

1999, S. T98–T107). Da es sich bei diesen Zahlen um die den Betreuern bekannten Rückfälle handelte, muss wegen der Dunkelziffer von höher liegenden Zahlen ausgegangen werden. In Deutschland berechneten Küfner, Denis, Roch, Arzt und Rug (1994, S. 160) bei einer Stichprobe von 1695 Drogenabhängigen, dass 18.1% von ihnen während der stationären Therapie illegale Drogen konsumiert hatten; in dieser Untersuchung wurden aber zusätzlich auch Rückfälle erfasst, die den Betreuern nicht bekannt waren. Die Anteile steigen noch einmal, wenn die Abstinenz nach dem Therapieaustritt betrachtet wird. In einer Schweizer Katamnesestudie bei 264 ehemaligen Klienten einer stationären Therapie ergab sich, dass im Jahr nach Austritt 36.7% wieder gelegentlich oder täglich Opiate und/oder Kokain konsumiert hatten (Dobler-Mikola et al., 1998, S. 64). Ähnliche Anteile wurden auch in Studien in den USA festgestellt (Condelli & Hubbard, 1994, S. 29; Sells, Simpson, Joe, Demaree, Savage & Lloyd, 1976, S. 553).

Wenn nun der Rückfall während oder nach der Therapie als alleiniger Gradmesser des Therapieerfolgs herangezogen wird, so sind Mitarbeiter oft mit „Misserfolgen" konfrontiert. Nach einem solchen Vorkommnis werden von den Teammitgliedern am häufigsten Gefühle von Besorgnis, Anteilnahme und Trauer empfunden (Gehring & Herder, 1991, S. 73). Mitarbeiter, die einen Rückfall negativ und als Scheitern der Behandlung bewerteten, reagierten nach einem eingetretenen Rückfall wesentlich heftiger mit unangenehmen Gefühlen wie Enttäuschung, Resignation oder Machtlosigkeit als Kollegen, die Rückfälle im Allgemeinen nicht als Misserfolge einschätzten (Körkel & Wagner, 1995, S. 135). Des Weiteren erlebten Mitarbeiter, die den Rückfall eines Klienten internal attribuierten, vermehrt den Selbstwert tangierende Gefühle als solche, die das Geschehen external zuordneten (ebd., S. 138).

2.1.3 Identifikation mit der Einrichtung

In Organisationen sind die Identifikation und das Engagement der Mitarbeiter wichtige Aspekte, weil sie Auswirkungen auf das Betriebsklima, die Arbeitszufriedenheit und die Leistung haben können. Identifikation bedeutet, dass „die Ziele, die mit der Arbeit verbunden, sind, jenen Zielen entsprechen, die der einzelne für wichtig hält" (von

Rosenstiel, 2000, S. 392). In diesem Zusammenhang spielt in der stationären Suchttherapie das Konzept eine wesentliche Rolle, da mit diesem festgelegt wird, mit welchen Mitteln bei den Klienten eine Veränderung bewirkt werden soll. Cherniss (1999, S. 198–201) fand in ihrer qualitativen Längsschnittstudie mit 26 Personen aus dem Sozialbereich, dass der „loss of commitment", der Verlust des Sinns der Arbeit, eine grosse Bedrohung darstellte. Die Folgen können vor allem Belastungsentwicklungen bis hin zum „Burn-out"-Syndrom sein. Cherniss und Krantz (1983, S. 203–206) schlossen, dass Mitarbeiter stärker involviert waren und zielorientierter arbeiteten, wenn sie ein kohärentes Einstellungssystem bezüglich der Ziele und Methoden der Behandlung aufwiesen. Auch Kleiber (1995, S. 81–82) erachtete die Identifikation mit der Einrichtung als wichtigen Faktor. In seiner Untersuchung mit 416 Mitarbeitern aus der Suchthilfe zeigte sich, dass die Identifikation vor allem durch Stressoren wie mangelnder Handlungsspielraum und Zeitdruck negativ und durch soziale Unterstützung von Vorgesetzten sowie Arbeitskollegen positiv beeinflusst wurde (ebd., S. 102–105).

2.1.4 Berufserfahrung

Die Dauer der Berufserfahrung könnte – neben einem grösseren aufgabenbezogenen Erfahrungsschatz – eine Erhöhung der Kompetenz im Umgang mit Belastungen zeitigen. In der Psychiatrie zeigte sich hingegen in einer Studie mit Psychotherapeuten, dass diese mit zunehmender Berufsdauer weniger gerne mit Patienten arbeiteten und sich weniger erfolgreich in der therapeutischen Tätigkeit fühlten (Pines & Maslach, 1978; zit. nach Farber, 1985, S. 110). Ein ähnliches Ergebnis beobachteten Körkel et al. (1995, S. 313) bei 163 Befragten, die in der stationären oder ambulanten Suchthilfe arbeiteten: Berufsanfänger waren von der Arbeit emotional und kognitiv weniger erschöpft als Mitarbeiter, die zwischen einem und fünf Jahren Erfahrung im Suchtbereich aufwiesen. Bei den anderen beiden „Burnout"-Subskalen, der eingeschränkten Leistungsfähigkeit und der entpersönlichten Behandlung von Klienten, ergaben sich aber keine statistisch signifikanten Differenzen hinsichtlich der Beurfserfahrung. Hingegen zeigte sich in der Untersuchung von Wettach et al. (2000,

S. 111) bei 402 Mitarbeitern aus stationären Therapieeinrichtungen für Drogenabhängige, dass die suchtbezogene Berufserfahrung vor der aktuellen Anstellung einen negativen Zusammenhang mit dem „Burn-out"-Niveau aufwies. Je länger also die Mitarbeiter vor der aktuellen Anstellung bereits in ambulanten oder stationären Institutionen der Suchthilfe gearbeitet hatten, desto schwächer ausgeprägt war ihr „Burn-out"-Syndrom. Insgesamt betrachtet scheinen die bisherigen Erkenntnisse über den Zusammenhang von Belastung und Berufserfahrung widersprüchlich zu sein. Dies könnte aber allenfalls durch die unterschiedlichen Arbeitsbereiche der Befragten erklärt werden.

2.1.5 Arbeitsumfeld

Im Folgenden werden ausgewählte Aspekte des Arbeitsumfeldes in stationären Suchttherapien betrachtet. Es handelt sich um das Betriebsklima, die Räumlichkeiten, die Gefässe zur Reflexion der Klientenentwicklung sowie die Personalentwicklung.

Das *Betriebsklima* ist ein Konzept, das sich auf objektive Bedingungen in einem Betrieb bezieht und „vor allem durch dessen soziale Strukturen und interpersonale Beziehungen bestimmt wird, zu denen Betriebsangehörige wertend Stellung nehmen, was wiederum ihr Verhalten beeinflusst" (von Rosenstiel, 2000, S. 341). Wesentliche Rollen nehmen das Verhältnis zu den Vorgesetzten sowie die Beziehungen zwischen den Mitarbeitern ein. Soziale Konflikte werden in der entsprechenden Literatur meist als negative Ereignisse gesehen, da eine Beeinträchtigung der Leistungen und des Betriebsklimas vermutet wird. Vereinzelt werden auch positive Aspekte von Konflikten hervorgehoben, wie beispielsweise die günstige Veränderung des sozialen Systems (ebd., S. 276).

Die Gruppenkohäsion sowie die gegenseitige soziale und fachliche Unterstützung haben innerhalb eines Teams eine wichtige Funktion. Wenn diese nicht mehr gewährleistet sind, ist es möglich, dass Belastungen auftreten und die Leistungsfähigkeit beeinträchtigt wird, indem beispielsweise der Absentismus zunimmt (ebd., S. 258). Unter Arbeitskollegen können verschiedene Verhaltensweisen und Situatio-

nen wie Neid, Rivalität, das Fehlen von Rückmeldungen oder über-
zogene zwischenmenschliche Ansprüche zu Belastungen führen
(Körkel, 1995, S. 62). In einer Studie bei 462 Mitarbeitern aus dem
Suchtbereich gaben die Befragten an, dass sie die Unterstützung
durch die Arbeitskollegen als wichtigste Entlastung und den fehlenden Rückhalt im Team als stärkste Belastung empfänden (Fengler,
1998, S. 89–90). Hingegen rangierte das Team in einer Untersuchung
bei 68 Mitarbeitern aus ambulanten Einrichtungen der Drogenhilfe
hinter anderen Belastungsaspekten (Rudorf & Körkel, 1995, S. 200).

Der Führungsstil und das Verhältnis zu den Vorgesetzten ist für
das Klima und die Leistungsfähigkeit eines Betriebs relevant. In orga-
nisationspsychologischen Studien zeigte sich, dass das Leistungsni-
veau einer Gruppe von der Einstellung der Mitarbeiter zum Vorgesetzten und zum Unternehmen abhängig war. Bei einer positiven
Haltung ergaben sich bessere Leistungsergebnisse als bei einer negativen Einstellung, wobei sich diese Resultate mit zunehmender Gruppenkohäsion noch weiter akzentuierten (von Rosenstiel, 2000, S. 260–
261). Auch im Bereich der Suchthilfe wurde durch empirische Untersuchungen gezeigt, dass die Beziehung zu den Vorgesetzten eine
wichtige Rolle spielt. In einer britischen Studie bei 60 Mitarbeitern
von ambulanten Suchthilfeeinrichtungen wurden siebzig potenzielle
Belastungsquellen untersucht. Drei Aspekte, die sich auf die Beziehungen zu den Vorgesetzten bezogen, rangierten unter den zehn
belastendsten Faktoren (Farmer, 1995, S. 117). Auch Burisch (1989,
S. 116) und Körkel (1995, S. 60) sahen das Führungsverhalten in
stationären Suchttherapien als einen wichtigen Belastungsfaktor. „Zu
den belastungsförderlichen Strukturen in manchen stationären Einrichtungen gehört die Art und Weise, wie in Leitungspositionen durch
die Einengung von Handlungs- und Entscheidungsspielräumen oder
die Verhinderung von Innovationen Mitarbeiterpartizipation beschnit-
ten wird", hielt Letzterer fest (ebd.). Das Verhältnis zu den Vorgesetzten hat zudem eine Verbindung mit dem Ausmass des „Burn-
out"-Syndroms: In der Untersuchung von Wettach et al. (2000,
S. 111) bei 402 Mitarbeitern aus stationären Langzeittherapieeinrichtungen für Drogenabhängige zeigte sich, dass die Beurteilung der
Probleme mit den Vorgesetzten einen mittelstarken Zusammenhang
mit dem „Burn-out"-Niveau aufwies.

Die Wichtigkeit von *Supervision* für die Mitarbeiter – sei es Fall-, Fach- oder Teamsupervision – kann nicht unterschätzt werden. Diese sollte „unter Gesichtspunkten der Psychohygiene von vornherein so angelegt sein, dass in ihr auch die eigenen Stärken und Kompetenzen wahrgenommen werden können und sie zum Ort sozialer Unterstützung werden kann", betonte Körkel (1995, S. 71). Aus der Sicht von 462 Suchttherapiemitarbeitern nimmt die Supervision den zweiten Rang unter den Entlastungsfaktoren ein (Fengler, 1998, S. 90). Die Relevanz von Supervision wurde auch in qualitativ analysierten Interviews mit sechs Experten aus dem Suchtbereich und zehn Leitern aus stationären Therapieeinrichtungen für Drogenabhängige unterstrichen (Wettach et al., 1997, S. 64). Gemäss der Studie sind Gefässe zur Reflexion ein zentraler Aspekt: Die Leitung einer Einrichtung sollte Zeit und Strukturen für Reflexionen über Team- und Klientenprozesse vorgeben. Neben Supervision, Fallbesprechungen und Fachberatungen wurden in diesem Zusammenhang auch Teamretraiten angesprochen. Die Vorteile sahen die Befragten in der Etablierung eines hierarchiefreien Gefässes und der Möglichkeit, anhand von Fallbesprechungen zu lernen, wie Heilungsprozesse in der Institution funktionieren. Stellvertretend sei das Zitat eines Einrichtungsleiters wiedergegeben: „Und dann sicher Supervision: Also diese Ausbalancierung von Supervision finde ich ein Muss, als einen externen Raum, der tendenziell herrschaftsfrei ist" (ebd.).

Dennoch scheint die regelmässige Durchführung von Supervision keine Selbstverständlichkeit zu sein. In einer gesamtschweizerischen Untersuchung bei 87 stationären Therapieeinrichtungen für Drogenabhängige zeigte sich, dass 84% beziehungsweise 73 Institutionen mit dem therapeutischen Personal obligatorische Supervision durchführten, während immerhin 14 Einrichtungen dies nur bei Bedarf oder gar nicht machten (Wettach et al., 2000, S. 47).

Die *Personalentwicklung* nimmt in Betrieben eine unterschiedliche Stellung ein. Von Rosenstiel (2000, S. 192–193) äusserte sich wie folgt dazu:

> Die Anpassung der Arbeit an den Menschen bzw. die Anpassung des Menschen an die Arbeit [sind] zwei unterschiedliche Wege zu einem ähnlichen Ziel [...]:

das Funktionieren der Organisation – gemessen am Grad der Zielerreichung – zu gewährleisten und zugleich die Bedürfnisse der Organisationsmitglieder zu berücksichtigen.

In der Suchttherapie kommt der Weiterbildung eine besondere Bedeutung zu, da soziale Interaktionen und die Kenntnis von Behandlungsmethoden wesentliche Elemente der Tätigkeit sind. Durch adäquate Weiterbildung können diese Fertigkeiten laufend verbessert sowie bestehende Methoden differenziert und neue Ansätze in die Behandlung integriert werden. Eine weitere Funktion der Weiterbildung kann auch in der „Burn-out"-Prophylaxe gesehen werden, indem sie einen vorübergehenden, kontrollierten Ausstieg aus der Arbeit und zugleich einen Neueinstieg in die Arbeit ermöglicht (Fengler, 1998, S. 241–242). So sah auch von Rosenstiel (2000, S. 95) in der sozialen und fachlichen Weiterbildung ein Mittel, um im Berufsleben die Interpretation belastender Situationen als „Bedrohungen" zu verringern.

Die *Infrastruktur* ist in Therapieeinrichtungen von einiger Bedeutung. Von befragten Experten der Suchthilfe wurde vor allem als wichtig erachtet, dass „genug und genügend grosse Zimmer zur Verfügung stehen und wenn möglich klare Auflagen hinsichtlich der Anzahl, Grösse und Ausstattung der Räume gemacht werden" (Wettach et al., 1997, S. 50). Die Wichtigkeit der Räumlichkeiten wird auch in einer Untersuchung mit 60 Mitarbeitern von ambulanten Suchthilfeeinrichtungen unterstrichen. Von siebzig potenziellen Belastungsfaktoren lag die Kategorie „Schlechte infrastrukturelle Bedingungen" unter den zehn belastendsten Faktoren (Farmer, 1995, S. 117). Zudem scheint ein Zusammenhang zwischen der Wahrnehmung der Infrastruktur und der Arbeitszufriedenheit zu bestehen: Je schlechter der „Komfort" der Einrichtung beurteilt wurde, desto unzufriedener waren 853 befragte Sozialarbeiter aus den USA mit ihrer Arbeit (Jayaratne & Chess, 1985, S. 136).

Zusammengefasst zeigen die obigen Ausführungen, dass die besprochenen Merkmale des Arbeitsumfeldes für die Tätigkeit und die Befindlichkeit der Mitarbeiter von Suchthilfeeinrichtungen relevant sind. Ein schlechtes Betriebsklima (Fengler, 1998, S. 89–90), ungenügende infrastrukturelle Bedingungen (Farmer, 1995, S. 117) sowie ein problematisches Führungsverhalten (z. B. Körkel, 1995, S. 60) stellen gravierende Belastungsquellen dar. Hingegen haben die Weiterbildung der Mitarbeiter (Fengler, 1998, S. 241–242) sowie die Durchführung von Supervision entlastende Wirkung für die Beschäftigten (ebd., S. 90).

2.2 Zufriedenheitskonzepte aus Konsumenten-, Arbeits- und Patientenforschung

Der Fokus der vorliegenden Arbeit ist auf die Therapiezufriedenheit von Personen gerichtet, die sich wegen Drogenabhängigkeit in stationärer Suchtbehandlung befinden. Es soll der Zusammenhang zwischen der Zufriedenheit und verschiedenen Aspekten untersucht werden. Obwohl keine theoretischen Annahmen oder Konzepte der Zufriedenheit geprüft oder weiterentwickelt werden, ist es für das Verständnis des in der vorliegenden Arbeit verwendeten Begriffs der Klientenzufriedenheit wichtig, dessen theoretische Grundlage zu erörtern. Im Folgenden werden zunächst die verschiedenen Zufriedenheitsbegriffe abgegrenzt, das Konstrukt „Zufriedenheit" eingegrenzt und Zufriedenheitskonzepte aus der Konsumentenforschung sowie der Arbeitspsychologie dargestellt. Darauf erfolgen die Besprechung von relevanten Modellen der Patientenzufriedenheit und die Formulierung einer Arbeitsdefinition der Klientenzufriedenheit.

2.2.1 Abgrenzung der Begriffe der Zufriedenheit

Der Begriff „Konsumentenzufriedenheit" fusst auf Konzepten, die den Kauf von privatwirtschaftlich angebotenen Gütern und Dienstleistungen zum Inhalt haben, umfasst aber in der hier verwendeten Konnotation nicht die Inanspruchnahme von Dienstleistungen aus dem Gesundheitsbereich. Die Arbeitszufriedenheit bezieht sich auf sämtliche Arbeitnehmer aus allen Bereichen der Lohnarbeit. Der Begriff

„Patientenzufriedenheit" hingegen wird für die Zufriedenheit von Personen, die Leistungen aus dem Gesundheitsbereich in Anspruch nehmen, verwendet. Darin eingeschlossen sind auch Patienten der Psychiatrie, in privaten Arztpraxen etc. In Abgrenzung zur Patientenzufriedenheit wird die Zufriedenheit von Personen, die eine stationäre Suchttherapie wegen Drogenabhängigkeit in Anspruch nehmen, „Klientenzufriedenheit" oder synonym „Therapiezufriedenheit" genannt.

2.2.2 Zufriedenheit: Eine Einstellung?

Gawellek (1987, S. 12) bemerkte in seiner Studie zur Arbeitszufriedenheit, dass ein „wesentlicher Fortschritt [...] darin gesehen werden [könnte], sich – unabhängig von möglichen Ursachen und Wirkungen – zunächst darauf zu einigen, auf welche psychischen und mentalen Zustände und Reaktionen man sich bezieht, wenn von Arbeitszufriedenheit die Rede ist." Diese Aussage scheint auch heute noch für die Forschung zur Zufriedenheit gültig zu sein. Sitzia und Wood (1997, S. 1832) kritisierten den Missstand ebenfalls: „Logically, discussion of conceptual and theoretical issues should come before measurement but the opposite has been the case with patient satisfaction." Das Konstrukt „Zufriedenheit" sei in der Forschung wenig reflektiert und eigentlich als „selbstevident" vorausgesetzt worden (Leimkühler & Müller, 1996, S. 766). Deshalb ist eine Beschäftigung mit den konzeptuellen Grundlagen des Begriffs Zufriedenheit angezeigt.

Gemäss der umfassenden Definition von Rosenberg und Hovland (1960, S. 3; zit. nach Stahlberg & Frey, 1990, S. 145) sind Einstellungen „predispositions to respond to some class of stimuli with certain classes of response." Diese Reaktionen können affektiv, kognitiv oder verhaltensmässig sein; man spricht in diesem Zusammenhang vom Dreikomponenten-Modell der Einstellung. Es scheint ein Konsens zu bestehen, dass Zufriedenheit ein Gefühl beziehungsweise ein emotionaler Zustand oder eine Einstellung sei (Gawellek, 1987, S. 12–13; Pascoe, 1983, S. 189; von Rosenstiel, 2000, S. 390–391). Einige Autoren betonten die affektive Komponente der Zufriedenheit und definierten sie als eindimensionale Einstellung (z. B. Linder-Pelz,

1982a, S. 578), während andere die Zufriedenheit als Einstellung mit mehreren Komponenten auffassten (z. B. Pascoe, 1983, S. 189). Daraus ergeben sich weitreichende Implikationen für die Forschung, da beispielsweise die Zufriedenheitsmessung von der zugrunde liegenden Definition abhängig ist und weil Zufriedenheitswerte, die aufgrund unterschiedlicher theoretischer Annahmen erhoben wurden, nur bedingt verglichen werden können.

Mit der Definition der *affektiven Komponente*, dem Konstrukt „Emotion", tut sich die Wissenschaft seit Jahrzehnten schwer. „Mit keinem Gegenstand hatte die Psychologie bisher so viele Schwierigkeiten wie mit den Emotionen [...]", fasste Ulich (1992, S. 128) die Bemühungen zusammen, und Leimkühler und Müller (1996, S. 768) kamen in ihrem Artikel zum Nutzen des Zufriedenheitsbegriffs für die Evaluationsforschung zum Schluss, dass „die Emotionstheorien in Sozialpsychologie und Psychologie [...] sich für unsere Fragestellung als nicht sehr ergiebig [erweisen]." Deshalb ist es nicht überraschend, dass in der Zufriedenheitsforschung die affektive Komponente meist auf die positive beziehungsweise negative Bewertung eines Objekts reduziert wurde (z. B. Linder-Pelz, 1982a, S. 578).

Im Generellen wurde davon ausgegangen, dass die Zufriedenheit auf der *kognitiven Ebene* aus einem Vergleich der aktuellen Situation mit einer gewünschten beziehungsweise erwarteten Situation entsteht, also einer Interaktion des Soll-Zustands mit dem Ist-Zustand (Gawellek, 1987, S. 20). Bereits Schopenhauer (1851/1973, S. 42) brachte dieses Konzept in seinen „Aphorismen zur Lebensweisheit" auf einen Nenner:

> Denn die Zufriedenheit eines jeden in dieser Hinsicht beruht nicht auf einer absoluten, sondern auf einer bloss relativen Grösse, nämlich auf dem Verhältnis zwischen seinen Ansprüchen und seinem Besitz; daher dieser letztere, für sich allein betrachtet, so bedeutungsleer ist wie der Zähler eines Bruches ohne den Nenner.

Damit liest sich Schopenhauers Formel der Zufriedenheit wie folgt: Zufriedenheit = Besitz / Erwartungen (vgl. Hofstätter, 1986, S. 123). Von den kognitiven Prozessen, die die Forscher bei der Interaktion von Erwartungen und der wahrgenommen Situation vermuten, wird in den nächsten beiden Kapiteln über die Modelle der Konsumenten-, Arbeits- sowie Patientenzufriedenheit die Rede sein.

Die *Verhaltenskompenente* einer Einstellung wurde in der Zufriedenheitsforschung oft nicht beachtet oder als Folge der Zufriedenheit betrachtet (z. B. Swan, Sawyer, Van Matre & McGee, 1985, S. 9). Solche Konzepte entsprechen somit dem Zweikomponenten-Modell der Einstellung, bestehend aus affektiven und kognitiven Anteilen.

Zusammenfassend kann festgehalten werden, dass in der Forschung ein Konsens zu bestehen scheint, dass Zufriedenheit eine Einstellung sei. Hingegen wurden in den Forschungsarbeiten unterschiedliche Komponenten oder Kombinationen von Komponenten dieser Einstellung in den Vordergrund gerückt – beispielsweise die kognitive Komponente –, während die jeweils anderen Anteile, also im Beispiel der affektive und der verhaltensmässige, nicht beachtet oder vernachlässigt wurden. Die unterschiedliche Definition von Zufriedenheit äusserte sich auch in der Heterogenität der Messung, beispielsweise indem häufig die Beurteilung verschiedener Aspekte der Behandlung als Mass der Patientenzufriedenheit erhoben wurde (s. Kapitel 2.3.1).

2.2.3 Modelle der Konsumenten- und Arbeitszufriedenheit

Für das Konstrukt „Zufriedenheit" sind bislang verschiedene theoretische Ansätze erarbeitet worden, indessen hat sich davon keiner allgemein durchgesetzt. Zudem sind die Motive für die Beschäftigung mit der Zufriedenheit sehr unterschiedlich. In der vorliegenden Arbeit interessiert lediglich ein Ausschnitt der Zufriedenheit: Die Zufriedenheit mit der stationären Langzeittherapie wegen Drogenabhängigkeit. Für das Verständnis des Konzepts der Klientenzufriedenheit ist aber ein Abriss der theoretischen Grundlagen aus anderen Bereichen hilfreich.

Die meisten Konzepte der Forschung zur Zufriedenheit stammen aus den Bemühungen zur Bestimmung der *Konsumentenzufriedenheit*. Das Motiv dieses Forschungszweigs ist in der Kundenbindung zu sehen: Zufriedene Kunden weisen eine höhere Wahrscheinlichkeit auf, weiterhin die Waren und Dienstleistungen eines bestimmten Produzenten zu erwerben (Meffert, 1992, S. 115). Bei den meisten Ansätzen handelt es sich um Erwartungsmodelle („Confirmation/Disconfirmation-Paradigma, Expectancy approach"; vgl. Day, 1977, S. 156; Homburg & Rudolph, 1998, S. 35). Gemäss diesen wird die Zufriedenheit als eine evaluative Reaktion verstanden, die aus einer Interaktion der Evaluation der Situation und der individuellen Erwartungen resultiert. Es bestehen drei grundsätzliche Modelle, die sich hinsichtlich der Interaktion von Erwartungen und Evaluation unterscheiden. Gemäss dem Kontrastmodell, das auf Helsons (1964) Adaptionstheorie basiert, werden kleine Unterschiede zwischen den Erwartungen und der wahrgenommenen Situation akzentuiert und die Zufriedenheit beziehungsweise Unzufriedenheit stärker erlebt, als aus der Differenz zu schliessen wäre. Demgegenüber wird beim Assimilationsmodell postuliert, dass kleine Differenzen zwischen den Erwartungen und der Evaluation der Situation aufgehoben werden, indem das Individuum seine Wahrnehmung modifiziert. Das Modell beruht auf den Überlegungen von Festinger (1957) zur kognitiven Dissonanz. Das Assimilations-Kontrast-Modell ist – wie es der Name nahelegt – eine Hybride zwischen den beiden vorherigen Modellen. Es wird angenommen, dass kleinere Differenzen zwischen Erwartungen und wahrgenommener Situation zu einer Angleichung dieser Perzeptionen führen, während bei grösseren Unterschieden diese im Sinne des Kontrastmodells verstärkt werden.

Erwartungen sind aber kein unproblematisches Konstrukt. „In many instances the notion of expectations is treated as unproblematic, as though there is a common and unifying definition of the concept", meinten Thompson und Sunol (1995, S. 127) in ihrer umfassenden Arbeit über Konzepte und Theorien von Erwartungen. Aufgrund einer Recherche unterschieden sie vier Formen von Erwartungen. Die *Idealerwartung* bezieht sich auf ein angestrebtes oder gewünschtes Ergebnis, das der Sicht des bestmöglichen Produkts beziehungsweise der bestmöglichen Dienstleistung entspricht. Die *praktische Erwartung* spiegelt das „realistische" oder antizipierte Ergebnis wider. Die *normative Erwartung* repräsentiert das Ergebnis, das sein sollte oder müsste. Schliesslich umfasst die *ungeformte Erwartung* alle Fälle, in denen keine Erwartung ausgedrückt wird; sei es, weil keine vorhanden ist, sei es, weil der Kunde sie nicht formulieren möchte oder kann (ebd., S. 130–131). Falls keine Erwartung vorhanden ist, wäre indes

24

denkbar, dass eine neue Erwartung generiert wird (vgl. Sudman, Bradburn & Schwarz, 1996, S. 56–58) und – quasi post hoc – in Interaktion mit der tatsächlichen Situation das Niveau der Zufriedenheit beeinflusst.

Die *Arbeitszufriedenheit* ist Gegenstand einer Vielzahl von Ansätzen, weshalb in diesem Zusammenhang provokativ auch von einem „fast babylonischen Begriffschaos" gesprochen wurde (Neuberger, 1974, S. 140). Mittelbares Interesse an der Bestimmung und Verbesserung der Arbeitszufriedenheit haben vor allem die Betriebe, da angenommen wird, dass eine höhere Arbeitszufriedenheit mit einer besseren Leistungsfähigkeit zusammenhängt (Fischer, 1989, S. 5; Gawellek, 1987, S. 2–3). Weitere Interessengruppen sind selbstverständlich die Arbeitnehmer selbst, aber auch die Gewerkschaften und der Staat (Gawellek, 1987, S. 2–4). Als Folge des Unternehmensziels, die Effektivität der Angestellten zu steigern, liegt der Schwerpunkt der Forschung auf dem Motivationsgeschehen. Lawler (1977, S. 99) unterteilte die verschiedenen Ansätze in Erfüllungstheorien („Fulfillement"), Diskrepanztheorien („Discrepancy"), die Ausgleichstheorie („Equity") und die Zwei-Faktoren-Theorie. Neuberger (1974, S. 141) hingegen unterschied bedürfnisorientierte, anreiztheoretische, kognitive und humanistische Konzeptionen. Beide Kategorisierungen haben den Nachteil der starken Vereinfachung, teilweise auf Kosten der adäquaten Wiedergabe der Konzepte (Gawellek, 1987, S. 10). Im Weiteren werden die relevanten theoretischen Ansätze der Arbeitszufriedenheit kurz umrissen. Motivationstheoretische Ansätze werden indessen für die im Zentrum stehende Therapiezufriedenheit als nicht relevant erachtet, da jene hauptsächlich auf die Motivation, „Selbstverwirklichung" (von Rosenstiel, 2000, S. 392) und Effektivitätssteigerung von Mitarbeitern abzielen, während die Zufriedenheit einen Nebeneffekt darstellt. Zu diesen Ansätzen zählen die Motivationstheorie von Maslow (1954), deren Anwendung und Anpassung durch McGregor (1960) und Barnes (1960) sowie die Zwei-Faktoren-Theorie (Herzberg, Mausner & Bloch Snyderman, 1959).

Mit Erfüllungstheorien wird nach Lawler (1977, S. 99–101) davon ausgegangen, dass die Zufriedenheit durch das Ausmass des Erhaltenen bestimmt wird. Individuelle Faktoren wurden dabei nicht berücksichtigt, was als Mangel der Theorie hervortrat und zur Ent-

25

wicklung der Diskrepanztheorie führte. Gemäss dieser resultiert die Zufriedenheit aus der Differenz zwischen der gewünschten Situation und der wahrgenommen Situation, wobei der gewünschten Situation verschiedene Formen von Erwartungen entsprechen (s. obige Ausführungen zur Konsumentenzufriedenheit).

Vroom (1964) entwickelte eine kognitive Verhaltenstheorie mit Bezug zur Arbeitszufriedenheit, die auch in der Literatur zur Patientenzufriedenheit Beachtung fand (Linder-Pelz, 1982a, S. 579). Die Theorie, die von Lawler (1977, S. 99) den Erfüllungstheorien zugeordnet wurde, beinhaltet drei wichtige Komponenten. Erstens entspricht die Valenz („Valence") der affektiven Orientierung einer Person zu den Konsequenzen eines Verhaltens. Zweitens spielt die Erwartung („Expectancy"), dass das Verhalten auch wirklich die angenommenen Konsequenzen hat, eine Rolle. Die dritte Komponente ist das Verhaltenspotenzial („Force"); es wird aus dem Produkt der Valenz und der Erwartung gebildet. In diesem Konzept entspricht die Arbeitszufriedenheit der Valenz der Arbeit, die eine Person ausführt. Die Bedeutung dieses Modells für die Patientenzufriedenheit wird bei der Besprechung des Ansatzes von Linder-Pelz (1982a) wieder aufgegriffen.

Im Modell von Bruggemann, Groskurth und Ulich (1975) liegt der Fokus auf verschiedenen Formen der Arbeitszufriedenheit. Sie berücksichtigten die Befriedigung von Bedürfnissen und Erwartungen, die Veränderung des Anspruchsniveaus der Individuen sowie den Umgang mit der Nichtbefriedigung von Bedürfnissen und definierten sechs Formen der Arbeitszufriedenheit: Die progressive, die stabilisierte und die resignative Arbeitszufriedenheit sowie die Pseudo-Arbeitszufriedenheit, des Weiteren die konstruktive und die fixierte Arbeitsunzufriedenheit. Arbeiten, die diesen Ansatz für die Patientenzufriedenheit aufnahmen, konnten keine gefunden werden.

Die „Equity-Inequity"-Theorie von Adams (1965) basiert auf Konzepten des Austausches und der Theorie der kognitiven Dissonanz (Festinger, 1957). Im weitesten Sinne wird das Verhältnis zwischen Arbeitgeber und -nehmer als Austausch betrachtet. Solange die „Inputs" und „Outcomes" sich für den Arbeitnehmer gemäss den Erwartungen verhalten, besteht ein Gleichgewicht und er ist zufrieden. Soziale Vergleichsprozesse spielen dabei ebenfalls eine Rolle, da angenommen wird, dass bei Ungleichheiten Unzufriedenheit entsteht.

26

Zusammengefasst zeigt sich, dass die meisten Zufriedenheitskonzepte aus der Konsumentenforschung stammen, wobei die Erwartungsmodelle dominieren. Gemäss diesen ist die Zufriedenheit als eine evaluative Reaktion, die aus der Interaktion der Evaluation der Situation und der persönlichen Erwartungen resultiert. Es wird unterschieden nach der Idealerwartung sowie der praktischen, der normativen und der ungeformten Erwartung.

Zur Arbeitszufriedenheit besteht eine grössere Zahl von Ansätzen und Kategorisierungen. Für die vorliegende Arbeit sind Erfüllungstheorien, Diskrepanztheorien und die Ausgleichstheorie relevant. Bei Erfüllungstheorien wird postuliert, dass die Zufriedenheit durch das Ausmass des Erhaltenen bestimmt wird (z. B. Vroom, 1964). Gemäss der Diskrepanztheorie resultiert die Zufriedenheit aus der Differenz zwischen der Erwartung und der wahrgenommenen Situation (z. B. Bruggemann et al., 1975). Die Ausgleichstheorie fusst auf Konzepten des Austausches und der kognitiven Dissonanz, wobei soziale Vergleichsprozesse ebenfalls eine Rolle spielen (Adams, 1975).

2.2.4 Modelle der Patientenzufriedenheit

Die Relevanz der oben dargelegten Modelle ist darin zu sehen, dass man sich in der Zufriedenheitsforschung im Gesundheitsbereich, sei es explizit oder implizit, auf diese bezog. Es wurden meistens empirische Untersuchungen zur Patientenzufriedenheit durchgeführt, während die Theoriebildung und -überprüfung vernachlässigt wurde (Aharony & Strasser, 1993, S. 63; Sitzia & Wood, 1997, S. 1832). Dieses Defizit wurde auch bereits in früheren Überblicksartikeln festgestellt (Locker & Dunt, 1978, S. 288; Ware, Davies-Avery & Stewart, 1978, S. 3). Die meisten empirischen Arbeiten zur Patientenzufriedenheit basierten auf dem Diskrepanzansatz (Sitzia & Wood, 1997, S. 1834), gemäss dem die Zufriedenheit eine Funktion der Erwartungen und der wahrgenommenen Situation ist.

Linder-Pelz (1982a) entwarf, ohne den Anspruch, alle determinierenden Aspekte zu integrieren, ein sozialpsychologisches Modell der Patientenzufriedenheit. Es beruht auf der Definition der Einstellung von Fishbein und Ajzen (1975), gemäss der eine Einstellung („Attitude") evaluativer oder affektiver Natur ist, während die Meinung („Belief") kognitiven Charakter hat. Die Einstellung wird somit als eindimensionales, auf die affektive Komponente beschränktes Konzept definiert. Den Zusammenhang zwischen Meinung und Einstellung beschreibt das Erwartungs-Wert-Modell: Die Einstellung ist demgemäss die Funktion der Bewertung aller Eigenschaften eines Objekts und der subjektiv wahrgenommenen Wahrscheinlichkeit, dass dieses Objekt diese Eigenschaften besitzt. Linder-Pelz (1982a) definierte die Patientenzufriedenheit als Einstellung affektiver Natur, also als eindimensionale Einstellung. Die Erwartungen hinsichtlich verschiedener Aspekte medizinischer Behandlung stellen solche im Sinne des Erwartungs-Wert-Modells dar, und die Bewertung der Aspekte medizinischer Behandlung entspricht der Bewertung der Objekte. Zudem wird das Verhältnis von Meinungen und Einstellungen demjenigen zwischen der Erwartung („Expectancy") und der Valenz („Valence") in Vrooms (1964) Modell des Verhaltenspotenzials gleichgesetzt. Die aus diesen Annahmen abgeleitete Hypothese, dass die Patientenzufriedenheit direkt der Summe aller Produkte von Erwartungen und Bewertungen entspricht, wurde überprüft – und konnte falsifiziert werden (Linder-Pelz, 1982b, S. 586). Pascoe (1983, S. 186) kommentierte dieses Ergebnis mit den treffenden Worten: „However, satisfaction with services an individual actually receives may be more influenced by the reaction of the patients to their immediate experience than by his or her general values and expectations regarding the medical enterprise."

Swan et al. (1985, S. 8–9) schlugen einen Ansatz auf der Grundlage der „Equity-Inequity"-Theorie (Adams, 1965) vor. Er enthält vier Basiskonstrukte: Erstens die Wahrnehmung der Leistungen, zweitens die Bestätigung der Erwartung hinsichtlich der Leistungen sowie die Wahrnehmungen von Gleichheit, drittens die globale Zufriedenheit und viertens die Absicht der Patienten, das Spital gegebenenfalls wieder zu besuchen. Die Analyse mit Strukturgleichungsmodellen ergab, dass die Leistungen des Spitals das Ausmass der Erfüllung der Erwartungen der Patienten und deren Wahrnehmung von Gleichbehandlung beeinflussten. Die Erfüllung der Erwartungen wiederum führte zu einer höheren globalen Zufriedenheit, was die Absicht, die Leistungen des Spitals gegebenenfalls nochmals in Anspruch zu nehmen, beeinflusste. Das Verdienst der Studie wurde in der Erkenntnis gesehen, dass das Gefühl des Patienten, gerecht und fair behandelt zu werden, einen wichtigen Teil des Prozesses darstellt (Aharony & Strasser, 1993, S. 64).

Pascoe (1983, S. 189) unterschied in seinem Modell, welches er auf der Basis von theoretischer Literatur der Konsumenten- und Patientenzufriedenheit entwarf, zwei Ebenen: „The first level is the definition of the psychological processes hypothesized to underlie satisfaction. This is followed by considering patient satisfaction at a broader level as a factor in modeling health-related behavior and treatment outcome." Der erwähnte psychologische Prozess entspricht dem Vergleich von internen Standards des Patienten mit der direkten Behandlungserfahrung, wobei zwei voneinander abhängige, psychische Aktivitäten vor sich gehen: Erstens eine kognitive Evaluation der Struktur, des Prozesses und des Ergebnisses der Behandlung, und zweitens eine affektive Reaktion auf die Struktur, den Prozess und das Ergebnis. Die Standards des Patienten können aus den verschiedenen, weiter oben besprochenen Arten von Erwartungen bestehen. Zudem treten Assimilations- und Kontrasteffekte gemäss den Modellen zur Konsumentenzufriedenheit auf. Auf der zweiten Ebene ist die Patientenzufriedenheit die unabhängige Variable, die einen Einfluss auf das Gesundheitsverhalten und das Behandlungsergebnis ausübt, indem beispielsweise das Engagement und die Befolgung der Behandlung beeinflusst werden.

Zusammenfassend kann festgehalten werden, dass man sich in der Forschung zur Patientenzufriedenheit explizit oder implizit auf Modelle der Konsumenten- und Arbeitszufriedenheit bezog. Die meisten empirischen Arbeiten zur Patientenzufriedenheit basierten auf der Diskrepanztheorie. Pascoe (1983, S. 189) fasste in seinem Modell verschiedene Aspekte zusammen, indem er zwei Ebenen einführte. Auf der ersten Ebene vergleicht der Patient seine Erwartungen mit der direkten Behandlungserfahrung, wobei zwei voneinander abhängige, psychische Aktivitäten vor sich gehen: Eine kognitive Evaluation der Struktur, des Prozesses und des Ergebnisses der Behandlung sowie eine affektive Reaktion auf dieselben Aspekte. Auf der zweiten Ebene beeinflusst die Patientenzufriedenheit als unabhängige Variable das Gesundheitsverhalten und das Behandlungsergebnis. Swan et al. (1985, S. 8–9) schlugen ein Modell vor, in welchem sie den Diskrepanzansatz mit der Ausglgeichstheorie verknüpften. Ein weiteres Modell, welches sich nicht des Diskrepanzansatzes bediente, stammt von Linder-Pelz (1982a). Sie entwarf ein auf der Einstellungsdefinition von Fishbein und Ajzen (1975) beruhendes Modell, das aber einer empirischen Überprüfung nicht stand hielt (Linder-Pelz, 1982b, S. 586).

2.2.5 *Arbeitsdefinition der Klientenzufriedenheit*

In der vorliegenden Arbeit wird die Klientenzufriedenheit in Anlehnung an das integrative Konzept von Pascoe (1983, S. 189) definiert. Sie wird als Einstellung betrachtet, die eine affektive, eine kognitive und eine verhaltensmässige Komponente aufweist. Die kognitiven Prozesse verlaufen gemäss dem Diskrepanzmodell unter Berücksichtigung von Assimilations- und Kontrasteffekten. Das heisst, die Differenz zwischen den Erwartungen und der wahrgenommenen Situation ist bestimmend für die Zufriedenheit, wobei abhängig von der individuellen Präferenz und Situation verschiedene Arten von Erwartungen – ideale, praktische sowie normative – gleichzeitig relevant sein können. Für den Fall, dass keine Erwartungen vorhanden wären, wird angenommen, dass eine neue, retrospektive Erwartung entwickelt wird und post hoc für die Entstehung der Zufriedenheitseinstellung relevant ist.

2.3 Befunde zur Zufriedenheit in Medizin und Suchthilfe

Die Forschung zur Patientenzufriedenheit hat in den letzten Jahren ein Ausmass angenommen, bei welchem es schwierig ist, den Überblick zu behalten. Allein im Jahre 1994 wurden über 1000 Artikel[12] zum Thema Patientenzufriedenheit publiziert (Sitzia & Wood, 1997,

---

12 Die Forschungsdatenbanken MEDLINE (Medizin) und CINAHL (Gesundheitssystem, Krankenpflege) wurden mit den Schlüsselwörtern „Patient satisfaction" und „Consumer satisfaction" durchsucht.

30

S. 1832). Im Folgenden sollen ausgewählte Themen der Patientenzufriedenheit und der Klientenzufriedenheit besprochen werden, wobei jeweils zunächst Studien aus dem medizinischen und psychiatrischen Bereich und darauf Untersuchungen aus der Suchthilfe berücksichtigt werden. Als Erstes stehen Aspekte der Messung und der Dimensionalität der Patientenzufriedenheit im Zentrum. Danach wird auf die Höhe der Zufriedenheit in den verschiedenen Behandlungsbereichen eingegangen. Als Letztes werden ausgewählte Korrelate der Patientenzufriedenheit betrachtet: Soziodemographische Variablen, Persönlichkeitsmerkmale und psychopathologische Aspekte, Charakteristika des Aufenthalts, verschiedene Elemente der Einrichtung sowie das Gesundheitsverhalten und das Behandlungsergebnis.

2.3.1 Messung der Patientenzufriedenheit

Die Messung der Patientenzufriedenheit fand gemäss Pascoe (1983, S. 189–192) auf zwei unterschiedliche Arten statt. Die eine bezog sich auf die Makroebene („Macro measures"), die andere auf die Mikroebene („Micro measures"). Erstere wurde als der indirekte Ansatz, Letztere als der direkte Ansatz bezeichnet. Beim indirekten Ansatz wird die Zufriedenheit mit Aspekten des *Gesundheitssystems im Allgemeinen* erfasst. Ein Beispiel eines Items ist: „Ärzte tun immer ihr Bestes um vorzubeugen, dass Patienten sich sorgen." Im Gegensatz dazu werden beim direkten Ansatz Instrumente bei Personen eingesetzt, die eine gesundheitliche Behandlung erhalten haben, und geprüft, wie sie auf diese spezifische Massnahme reagierten beziehungsweise wie zufrieden sie damit waren. Ein Beispiel eines Items des direkten Ansatzes ist: „Der Arzt hat mir die Sorgen wegen meiner Krankheit genommen." Obschon diese beiden Ansätze also unterschiedliche Aspekte des Gesundheitssystems erfassen, wurde argumentiert, dass der indirekte Ansatz für die Evaluation von konkreten Behandlungen angemessen sei. In Analysen erwies sich indessen der direkte Ansatz im Bereich der Erfassung der Zufriedenheit von Behandlungen als überlegen (z. B. Pascoe, Attkisson & Roberts, 1983, S. 367–368).

Die Messung der Patientenzufriedenheit erfolgte häufig, indem nicht nach der Zufriedenheit, sondern nach der Bewertung beziehungsweise der Beurteilung eines Aspekts der Behandlung oder der gesamten Behandlung gefragt wurde. Dieses Vorgehen soll am weitest verbreiteten Instrument exemplifiziert werden. Von den acht Fragen der Kurzform des „Client Satisfaction Questionnaire (CSQ)", der von Larsen, Attkisson, Hargreaves und Nguyen (1979) entwickelt wurde, beziehen sich lediglich zwei konkret auf die Zufriedenheit, wie beispielsweise: „Wie zufrieden sind Sie mit dem Ausmass der Hilfe, welche Sie hier erhalten haben?"[13] Die Antwortkategorien lauten „ziemlich unzufrieden; leidlich oder leicht unzufrieden; weitgehend zufrieden; sehr zufrieden." Die übrigen Items beziehen sich beispielsweise auf die Empfehlung der Therapieeinrichtung oder die Beurteilung der Qualität der Behandlung: „Wie würden Sie die Qualität der Behandlung, welche Sie erhalten haben, beurteilen? (ausgezeichnet; gut; weniger gut; schlecht)." Zusammen mit Leimkühler und Müller (1996, S. 771) ist festzuhalten, dass die Zufriedenheit mit einer Behandlung und die Bewertung beziehungsweise Beurteilung einer Behandlung in der Forschung nicht konsequent getrennt wurden. Sie warfen die Frage nach der Validität dieses Vorgehens auf: „Es ist zu bezweifeln, ob die Zufriedenheit von Patienten und die Bewertung medizinischer Versorgung durch die Patienten tatsächlich identische Phänomene sind [...]" (ebd.). Implizit wurde bei vielen Instrumenten angenommen, dass eine positive Beurteilung der gesamten Behandlung oder eines Aspektes der Behandlung identisch mit Zufriedenheit sei, oder dass diese Bewertung unmittelbar einen solchen Zustand der Zufriedenheit hervorrufe. Diese Konfusion von Zufriedenheit und Bewertung kann als Folge des weiter oben festgestellten Defizits in der Entwicklung und Überprüfung von theoretischen Konzepten der Zufriedenheit gesehen werden.

2.3.2 Mehrdimensionalität der Patientenzufriedenheit

Die Dimensionalität der Patientenzufriedenheit wird beinahe in jeder Untersuchung zur Zufriedenheit angesprochen. Es geht um die Frage, ob zur Messung der Zufriedenheit eine Dimension, die globale Zu-

---

13 Die deutsche Übersetzung stammt von Schmidt, Lamprecht und Wittmann (1989).

friedenheit, ausreichend ist, oder ob die Zufriedenheit nicht vielmehr durch mehrere Dimensionen zu messen sei (Lebow, 1983a, S. 221). Die Ergebnisse zu dieser Frage sind nicht völlig konsistent.

Einen grossen Einfluss auf die Durchführung von Studien im Gesundheitsbereich hatten Ware et al. (1978), die *acht verschiedene Dimensionen* aus der Durchsicht von 111 Untersuchungen zur Patientenzufriedenheit sowie einer Inhaltsanalyse von 200 daraus entnommenen Fragebogenitems und von 700 Antworten zu offenen Fragen ableiteten. Es handelte sich dabei um folgende Aspekte: Persönliche Interaktionen, technische Qualität, Zugang/Komfort, finanzielle Aspekte, Effizienz/Behandlungsergebnis, Kontinuität der Behandlung, Umgebung und Verfügbarkeit (ebd., S. 4–5). Die persönliche Interaktion zwischen den Patienten und den Leistungserbringern wurde am häufigsten untersucht (ebd., S. 4) und im Allgemeinen auch als die wichtigste Dimension der Zufriedenheit betrachtet (Pascoe & Attkisson, 1983, S. 343; Sitzia & Wood, 1997, S. 1838). Verschiedene Autoren haben Kombinationen oder Varianten dieser Dimensionen als relevant identifiziert (z. B. Abramowitz, Coté & Berry, 1987, S. 123), aber es wurden keine grundsätzlich anderen Dimensionen eingeführt.

Quantitative statistische Analysen stellen einen weiteren Zugang zur Dimensionalität der Patientenzufriedenheit dar. Es wurde versucht, mittels Faktorenanalysen die Zahl der Dimensionen zu verringern. Pascoe (1983, S. 193) berichtete von einer Sekundäranalyse eines Datensatzes (Pascoe et al., 1983), der mit einem 43 Items umfassenden Instrument erstellt wurde („Patient Satisfaction Questionnaire (PSQ)"; Ware & Snyder, 1975). Der PSQ enthält mit einer Ausnahme – die Dimension „Behandlungsergebnis/Effizienz" wurde durch die globale Zufriedenheit ersetzt – die oben erwähnten Dimensionen von Ware et al. (1978). Es konnten zwei Faktoren identifiziert werden: Der erste erklärte 42%, der zweite 14% der Varianz. Auf den ersten Faktor luden die Dimensionen der globalen Zufriedenheit, der persönlichen Interaktion sowie der technischen Qualität. Der zweite Faktor bestand aus den Dimensionen „Zugänglichkeit" und „Verfügbarkeit". Pascoe (1983, S. 193–194) kam in seinem umfassenden Überblicksartikel zum Schluss, dass die Zufriedenheit nach sechs Dimensionen reliabel unterschieden werden kann, wobei diese sich wiederum auf zwei Dimensionen reduzieren liessen: Erstens das Verhalten der Leistungserbringer und die globale Zufriedenheit sowie zweitens die Zugänglichkeit und Verfügbarkeit der Behandlung.

2.3.3 Ausmass der Zufriedenheit mit der Behandlung

Die Zufriedenheit der Patienten mit ihrer Behandlung ist generell hoch. Angesichts der grossen Zahl von Untersuchungen ist der Bedarf an einer zusammenfassenden Wertung ausgewiesen. Die Metaanalyse von Hall und Dornan (1988a), die 221 Studien aus dem medizinischen Bereich berücksichtigten, ist in diesem Zusammenhang nützlich. Sie untersuchten die durchschnittliche Zufriedenheit sowie den relativen Anteil der Zufriedenen, wobei die Items beziehungsweise Skalen auf einen Bereich von null (tiefe Zufriedenheit) bis eins (hohe Zufriedenheit) umgerechnet wurden[14]. Mit 108 Studien, die genügende Daten aufwiesen, ergab sich eine durchschnittliche globale Zufriedenheit von .76 und eine Standardabweichung von .13, (ebd., S. 641; Tabelle 2.1.). Das Maximum lag bei .98, während das Minimum .43 betrug. Zudem wurden 68 weitere Untersuchungen analysiert, bei denen lediglich angegeben wurde, wie gross der Anteil der Zufriedenen war. Dabei ergab sich, wiederum auf einer Skala von null bis eins, ein Wert von .81 (ebd.; Tabelle 2.1.). Mit anderen Worten ausgedrückt: Im Mittel waren 81% der Patienten mit der erhaltenen medizinischen Behandlung zufrieden. Die Standardabweichung betrug ebenfalls .13. Das Maximum lag bei .99 und das Minimum bei .43. Das Niveau der Patientenzufriedenheit im Gesundheitsbereich ist also gemäss dieser Metaanalyse hoch. Obschon die Studie 1988 publiziert wurde, scheint sich gemäss neueren Studien an den hohen Zufriedenheitsangaben nichts geändert zu haben (vgl. Keith, 1998, S. 1127).

In einer weiteren Metaanalyse untersuchten Hall und Dornan (1988b) die Patientenzufriedenheit mit spezifischen Aspekten der Be-

---

14 Die Formel für die Umrechnung lautete bei Skalen, deren tiefste Antwortkategorie den Wert eins hatte: $((a \,/\, b) - 1) \,/\, (c - 1)$, wobei a dem durchschnittlichen summativen Zufriedenheitswert aller Items entspricht, b der Anzahl Items und c der Anzahl Antwortkategorien. Wenn die Antwortkategorien beim Wert null begannen, lautete die Formel: $a \,/\, b \,/\, c$ (Hall & Dornan, 1988a, S. 638).

handlung. Von den 221 gesichteten Studien beinhalteten 107 mehr als eine Dimension der Zufriedenheit. Die verschiedenen Dimensionen wurden wiederum in einen Bereich von null (tiefe Zufriedenheit) bis eins (hohe Zufriedenheit) umgerechnet. Die tiefste Zufriedenheit war mit .15 bei der Aufmerksamkeit gegenüber psychosozialen Problemen der Patienten zu beobachten (ebd., S. 937; Tabelle 2.1.). Demgegenüber war die Zufriedenheit mit der generellen Qualität (.69), der persönlichen Interaktion mit den Leistungserbringern (.66) sowie der Kompetenz (.63) am höchsten.

Tabelle 2.1. *Metaanalyse der Ergebnisse zur Patientenzufriedenheit im Gesundheitsbereich (Quellen: Hall & Dornan, 1988a, S. 641; Hall & Dornan, 1988b, S. 937)*

Zufriedenheitsaspekt		Durch-schnitt	Stand.-abw.
Globale Zufriedenheit	Durchschnitt	.76	.13
	Anteil „Zufriedene"	.81	.13
Spezifische Zufriedenheit	Generelle Qualität	.69	
	Persönliche Interaktion	.66	
	Kompetenz	.63	
	Behandlungsergebnis	.60	
	Umgebung	.52	
	Kontinuität der Behandlung	.48	
	Zugang zur Behandlung	.42	
	Vermittlung von Informationen	.40	
	Finanzen, Kosten	.28	
	Bürokratie, Administration	.24	
	Aufmerksamkeit für psychosoziale Probleme	.15	

Der Wertebereich erstreckt sich von null (tiefe Zufriedenheit) bis eins (hohe Zufriedenheit)

Im Suchtbereich wurden mehrere Untersuchungen zur Klientenzufriedenheit durchgeführt. Deren Anzahl ist aber überschaubarer als in der oben besprochenen Gesundheitsversorgung. Im Folgenden werden Studien erörtert, in denen die Zufriedenheit mit stationären Therapieangeboten für Drogenabhängige direkt gemessen worden ist.

Chan et al. (1997, S. 373) stellten bei 109 Drogenabhängigen mit einer Sechs-Item-Adaption des „Client Satisfaction Questionnaire (CSQ)" (Larsen et al., 1979) eine durchschnittliche Zufriedenheit von 19.4 Punkten fest. Die Skala reichte von minimal 6 bis maximal 24 Punkten und die Befragung fand ein halbes Jahr nach dem Eintritt in ein stationäres Therapieprogramm statt. Extrapoliert auf die originale Acht-Item-Skala des CSQ mit einer Bandbreite von 8 bis 32 Punkten würde dies einem Durchschnitt von 25.9, umgerechnet auf einen Bereich zwischen null (tiefe Zufriedenheit) und eins[15] (hohe Zufriedenheit) einem Wert von .74 entsprechen.

Auch in der Untersuchung eines vierwöchigen, stationären Programms war die durchschnittliche Zufriedenheit von 119 Drogenabhängigen – bei einem Wertebereich von einem bis maximal vier Punkten – mit einem Durchschnitt von 3.3 pro Einzelfrage hoch (Cernovsky, O'Reilly & Pennington, 1997b, S. 781). Es wurde eine auf 11 Fragen erweiterte Version des CSQ verwendet; gerechnet auf den Acht-Item-CSQ ergab sich ein Mittelwert von 26.4 Punkten sowie ein Wert von .77, wenn man auf einen Bereich zwischen null und eins standardisiert.

Herbst und Hanel (1989) untersuchten die Therapiezufriedenheit von 302 Drogenabhängigen aus 13 stationären Therapieeinrichtungen in Deutschland. Sie erhoben die Klientenzufriedenheit mit einem aus 22 Fragen bestehenden Instrument. Die durchschnittliche Zufriedenheit betrug einen Monat nach Eintritt 69.4 von 110 möglichen Punkten (ebd., S. 243). Dieser Wert war tiefer als diejenigen der obigen zwei Studien: Umgerechnet auf den acht Items umfassenden CSQ betrug er 23.1 Punkte und standardisiert auf den Bereich von null bis eins .63.

Moos und Moos (1998) führten eine grössere Studie mit 3228 Klienten aus 15 stationären Therapieeinrichtungen für Drogenabhängige durch. Die Programme waren auf Interventionsdauern von drei bis vier Wochen ausgerichtet. Die Klientenzufriedenheit wurde ebenfalls mit einer elf Items umfassenden Version des CSQ erhoben und betrug auf der von 0 bis 33 Punkten reichenden Skala im Mittel 26.4 (ebd., S. 48). Die Umrechnung auf vergleichbare Werte ergab 27.2 für den Acht-Item-CSQ und .80 für die Standardisierung zwischen null und eins.

Lediglich in einer der gefundenen Untersuchungen wurde die Zufriedenheit mit einzelnen Dimensionen der stationären Suchttherapie be-

---

15 Die Formel entspricht dem von Hall und Dornan (1988a, S. 638) verwendeten Algorithmus (vgl. S. 34).

handelt. Herbst und Hanel (1989) gaben die relativen Anteile von Klienten an, die einzelne Bereiche mit den zwei höchsten Zufriedenheitsstufen bewerteten. Die Antwortskala war sechsstufig und wies die Pole „Sehr zufrieden" und „Sehr unzufrieden" auf. Es zeigte sich, dass 83% der Befragten mit dem Therapeuten, 76% mit dem Arbeits- und Beschäftigungstherapeuten, 63% mit der Gleichbehandlung gegenüber anderen Klienten und 50% mit dem Therapieangebot zufrieden waren (ebd., S. 243–244). Tiefere Anteile an zufriedenen Probanden ergaben sich hinsichtlich der zu leistenden Arbeit (32%), des Belohnungs- und Bestrafungssystems (25%) und des Freizeitangebots (23%).

Fasst man diese Ergebnisse zusammen, so wird ersichtlich, dass sich die globale Klientenzufriedenheit in stationären Therapieprogrammen für Drogenabhängige mit einer Bandbreite von .63 bis .80 in ähnlich hohen Bereichen bewegte wie die Patientenzufriedenheit in der oben besprochenen Metaanalyse aus der Medizin (Tabelle 2.1.; Hall & Dornan, 1988a, S. 641). Der Wert war in der Untersuchung von Herbst und Hanel (1989) mit .63 zwar erheblich tiefer als der nächsthöhere (.74; Chan et al., 1997), aber die Vergleichbarkeit wurde durch die Verwendung eines anderen Instruments, welches eine stärkere Betonung der spezifischen Zufriedenheit mit einzelnen Programmelementen enthielt, eingeschränkt.

2.3.4 Korrelate der Patienten- und Klientenzufriedenheit

Die Forschung hat eine Vielzahl von Merkmalen der Behandelten, der Behandelnden und der Behandlung herausgearbeitet, die – oft unregelmässig – einen Zusammenhang mit der Patientenzufriedenheit aufwiesen. Im Folgenden werden ausgewählte Korrelate der Patientenzufriedenheit, die für die Fragestellung der vorliegenden Arbeit relevant sind, besprochen.

2.3.4.1 Soziodemographische Merkmale

Die Zusammenhänge des Geschlechts und des Alters mit der Patientenzufriedenheit sind gut erforscht. Im medizinischen Bereich besteht eine Metaanalyse, in welcher die Ergebnisse aus mehreren Studien zusammengefasst wurden (Hall & Dornan, 1990). Mehrere Arbeiten zur stationären Suchthilfe enthalten ebenfalls Ergebnisse zu diesen Fragestellungen.

Geschlecht und Zufriedenheit

Hall und Dornan (1990, S. 814) kamen in ihrem dritten Artikel, der eine Metaanalyse des Zusammenhangs zwischen soziodemographischen Variablen und der Patientenzufriedenheit enthielt, zum Schluss, dass in der medizinischen Behandlung zwischen dem Geschlecht und der Patientenzufriedenheit kein Zusammenhang besteht ($r = -.01$, $p = .22$). Aus einer Gesamtheit von 221 Untersuchungen enthielten aber gerade deren 19 genügend Informationen für die Analysen. Das Ergebnis stand zwar im Widerspruch zu früheren Überblicksartikeln, in denen ein Zusammenhang zwischen dem Geschlecht und der Patientenzufriedenheit angenommen wurde (Pascoe, 1983, S. 197; Ware et al., 1978, S. 11). Aber Hall und Dornan (1990) kontrollierten die dort zitierten Studien und stellten überrascht fest, dass diese im Grunde widersprüchliche Ergebnisse beinhalteten und resümierten: „Thus, it seems that our meta-analysis reached the appropriate conclusion regarding patient sex" (S. 816). Dennoch wurde diese Metaanalyse in neueren Überblicksartikeln zum Teil nicht rezipiert und auf die älteren Zusammenfassungen Bezug genommen (z. B. Aharony & Strasser, 1993, S. 39).

In den Studien zur stationären Suchttherapie, in denen der Zusammenhang von Geschlecht und Klientenzufriedenheit betrachtet wurde, konnte jeweils keine solche Assoziation gefunden werden (Cernovsky et al., 1997b, S. 782; Chan et al., 1997, S. 373). Diese Ergebnisse stehen im Einklang mit der Metaanalyse von Hall und Dornan (1990) für den medizinischen Bereich.

Alter und Zufriedenheit

Gemäss Pascoes (1983, S. 197) Überblicksartikel zur Patientenzufriedenheit in der Gesundheitsversorgung zeigte das Alter systematisch einen Zusammenhang mit der Patientenzufriedenheit. Ältere Menschen waren in den meisten Studien zufriedener. Hall und Dornan (1990, S. 814) konnten diesen Befund in ihrer Metaanalyse bestätigen: Das Alter wies bei den 27 einbezogenen Studien einen durchschnittlichen Korrelationskoeffizienten von .13 auf ($p < .001$). Indessen scheint man dieses Ergebnis differenzieren zu müssen. Beispielsweise waren in einer älteren Untersuchung Menschen über 60 Jahren unzufriedener mit der Behandlung als Befragte unter 60 Jahren (Hulka, Krupper, Daly, Cassel & Schoen, 1975; zit. nach Aharony & Strasser, 1993, S. 59). Und Carmel (1985; zit. nach Aharony & Strasser, 1993, S. 59) betrachtete den Zusammenhang verschiedener Dimensionen der Zufriedenheit mit dem Alter und fand heraus, dass die Korrelation wohl bei der Zufriedenheit mit den Ärzten und den unterstützenden Dienstleistungen bestand, nicht aber bei der Zufriedenheit mit der Krankenpflege.

In den beiden Studien im stationären Suchtbereich lassen sich widersprüchliche Ergebnisse finden. Chan et al. (1997, S. 373) beobachteten diesen Zusammenhang: Je älter die Befragten bei Eintritt waren, desto höher war die von ihnen berichtete Zufriedenheit ($r = .14$, $p < .05$). Hingegen war bei Cernovsky et al. (1997b) keine solche Korrelation zu finden. Das Alter war lediglich mit zwei Aspekten der Zufriedenheit assoziiert, jedoch nicht mit der Gesamtzufriedenheit (ebd., S. 782).

Zusammengefasst zeigt sich, dass gemäss einer Metaanalyse zwischen der Zufriedenheit mit medizinischer Behandlung und dem Geschlecht kein Zusammenhang zu bestehen scheint (Hall & Dornan, 1990, S. 814). Dieses Ergebnis war im Bereich der stationären Behandlung wegen Drogenproblemen ebenfalls zu beobachten (Cernovsky et al., 1997b, S. 782; Chan et al., 1997, S. 373). Indessen wurde in derselben Metaanalyse ein Zusammenhang zwischen dem Alter und der Patientenzufriedenheit gefunden: Je älter die Befragten waren, desto zufriedener äusserten sie sich zur Behandlung. In denselben zwei Studien aus dem Suchtbereich wurde hingegen von widersprüchlichen Ergebnissen zum Zusammenhang zwischen Alter und Klientenzufriedenheit berichtet.

2.3.4.2 Persönlichkeitsmerkmale und psychopathologische Symptomatik

Der Einfluss von Persönlichkeitsmerkmalen und psychopathologischen Symptomen auf die Patientenzufriedenheit ist in der Praxis im Grunde „unerwünscht", da im Gesundheitswesen die Ziele von Zufriedenheitserhebungen der Gewinn von Informationen über die Bedürfnisse der Patienten, die Rückmeldung von Stärken und Schwächen einer Dienstleistung als Ganzes, die Evaluation und Planung von Behandlungsprogrammen sowie die Verwendung zur Qualitätssicherung sind (Aharony & Strasser, 1993, S. 51). Naturgemäss wurde dem Thema in der Psychiatrie besondere Aufmerksamkeit zuteil, und es konnten erhebliche Korrelationen zwischen der psychopathologischen Symptomatik und der Patientenzufriedenheit festgestellt werden (vgl. Gruyters & Priebe, 1994, S. 91; Lebow, 1983a, S. 220). Im Weiteren werden ausgewählte Persönlichkeitsmerkmale und psychopathologische Symptome besprochen. Es handelt sich dabei um das Selbstwertgefühl, die soziale Erwünschtheit und die Depressivität.

Häufig wurde vermutet, dass das Ausmass an *Depressivität* einen Zusammenhang mit der Patientenzufriedenheit aufweisen würde. Diese Hypothese konnte in mehreren Studien bestätigt werden, von denen zwei stellvertretend erwähnt werden. LeVois et al. (1981) ermittelten bei 92 Patienten einer psychiatrischen Tagesklinik Korrelationswerte zwischen einer modifizierten 18-Item-Version des CSQ und einer abgekürzten Variante der „Symptom Checklist (SCL-90)" (Derogatis, Lipman & Covi, 1973). Die Koeffizienten waren bei fünf Skalen des SCL-90 hoch: −.44 für die Subskala „Paranoia", −.38 für „Depressivität" sowie für „Psychose", −.30 für „Somatisierung" und −.25 für „Ärger" (LeVois et al., 1981, S. 147). In einer anderen Arbeit wurden 366 Patienten aus zehn medizinischen Kliniken mit einer modifizierten psychiatrischen Skala[16] befragt, welche Depressivität und Ängstlichkeit misst. Es konnte festgestellt werden, dass zwischen dieser Skala und drei Dimensionen der Patientenzufriedenheit – der

---

16 Die für das psychiatrische Screening konzipierte, 22 Items umfassende Skala von Langner (1962) wurde von Crandall und Dohrenwend (1967) analysiert und darauf eine zehn Items enthaltende Subskala gebildet. Mit dieser können primär psychische Probleme erfasst werden.

persönlichen Interaktion, der Kompetenz und der generellen Qualität – ein signifikanter Zusammenhang auftrat, wenn die Patienten zwar hohe psychopathologische Werte aufwiesen, die eigenen psychischen Probleme aber nicht anerkannten oder nicht darüber sprechen wollten (Greenley, Young & Schoenherr, 1982, S. 374).

Im Suchtbereich ergaben sich andere Resultate hinsichtlich der Depressivität. Chan et al. (1997) befragten 216 Klienten einer stationären Suchttherapie und einer Tagesklinik zwei Wochen nach Eintritt und nochmals sechs Monate nach Beginn der Behandlung. Während beim ersten Interview die Symptomliste „Beck Depression Inventory (BDI)" (Beck, Ward, Medelson, Mock & Erbaugh, 1961) mit der Klientenzufriedenheit *positiv* korrelierte ($r = .18$, $p < .01$), war bei der zweiten Befragung nach einem halben Jahr kein Zusammenhang mehr vorhanden. Dieselbe Abfolge ergab sich auch hinsichtlich der Symptomliste SCL-90-R ($r = .19$, $p < .01$; Chan et al., 1997, S. 373–374). Auch Cernovsky et al. (1997a, S. 278) fanden keinen signifikanten Zusammenhang zwischen der Subskala „Depression" des „Minnesota Mulitphasic Personality Inventory II (MMPI-2)" (vgl. Butcher, 1990) und der Therapiezufriedenheit von 50 Klienten nach einem vierwöchigen stationären Programm für Drogenabhängige ($r = .13$). Die Zufriedenheit wurde dabei mit einem an den CSQ angelehnten, elf Items umfassenden Instrument erhoben.

Das *Selbstwertgefühl* ist eine wichtige Dimension des Selbstkonzepts. Mit diesem Begriff wird die Gestimmtheit bezeichnet, inwiefern sich ein Mensch als Träger eines Wertes empfindet, während dessen Verneinung das Minderwertigkeitsgefühl darstellt (vgl. Dorsch, Häcker & Stapf, 1992, S. 603; Stahlberg, Gothe & Frey, 1992, S. 682). Lediglich in einer der gefundenen Untersuchungen wurde das Selbstwertgefühl thematisiert: Cernovsky et al. (1997a, S. 278) fanden keine signifikante Korrelation zwischen der Subskala „Tiefes Selbstwertgefühl (,Low self esteem')" des MMPI-2 und der Zufriedenheit ($r = .18$).

Unter dem Begriff „Artefakte" werden verschiedene psychosoziale Merkmale und methodische Aspekte subsummiert, die potenziell einen Einfluss auf die Patientenzufriedenheit aufweisen könnten (LeVois et al., 1981, S. 1). Insbesondere die *soziale Erwünschtheit* wurde in diesem Zusammenhang hervorgehoben (Gruyters & Priebe, 1994,

S. 92; Lebow, 1983a, S. 195; Sitzia & Wood, 1997, S. 1836). Bei der sozialen Erwünschtheit, deren ursprüngliche Konzeption von Edwards (1957) entwickelt wurde, handelt es sich um eine Antworttendenz, bei der sich der Befragte nicht nach der eigenen Selbstbeurteilung richtet, sondern nach der Einschätzung, welche Antworten sozial gebilligt oder erwünscht sind. Bei der Erfassung der Patientenzufriedenheit könnte diese Antworttendenz dazu führen, dass die Befragten weniger angeben, unzufrieden zu sein, da diese Einstellung sozial sanktioniert werden könnte, und annehmen, dass positivere Kommentare von den Erhebungsverantwortlichen besser akzeptiert würden. Trotz der Relevanz der sozialen Erwünschtheit für die Forschung zur Patientenzufriedenheit scheint sie gemäss dem Überblicksartikel von Sitzia und Wood (1997, S. 1840–1841) selten untersucht worden zu sein. Es konnte nur eine entsprechende Arbeit gefunden werden, in welcher bei 50 Drogenabhängigen nach einem vierwöchigen stationären Programm kein Zusammenhang zwischen der Subskala „Soziale Erwünschtheit" des MMPI-2 und der Klientenzufriedenheit (11-Item-Version des CSQ) beobachtet wurde (Cernovsky et al., 1997a, S. 280). Die Autoren machten keine statistischen Angaben zu diesem Resultat.

Zusammenfassend ist Folgendes festzuhalten: Der Einfluss von Persönlichkeitsmerkmalen und psychopathologischen Symptomen auf die Patientenzufriedenheit ist in der Praxis im Grunde „unerwünscht", da dies den Zielen von Zufriedenheitserhebungen entgegenläuft. In der Psychiatrie wurden aber signifikante Korrelationen zwischen Depressivität und Patientenzufriedenheit festgestellt (z. B. LeVois et al., 1981, S. 147), während im Suchtbereich keine solcher Zusammenhang beobachtet werden konnte (Cernovsky et al., 1997a, S. 278; Chan et al., 1997, S. 373–374). Das Selbstwertgefühl und die soziale Erwünschtheit scheinen gemäss einer der obigen Studien aus dem Suchtbereich ebenfalls nicht mit der Klientenzufriedenheit assoziiert zu sein (Cernovsky et al., 1997a, S. 278–280).

2.3.4.3 Aspekte des Aufenthalts

Es sollen drei spezifische Aspekte der Aufenthalts betrachtet werden: Die Aufenthaltsdauer, die Behandlungserfahrung und die Freiwilligkeit des Aufenthalts. Letzteres Thema ist spezifisch für die Therapie mit Drogenabhängigen, da diese beispielsweise in der Schweiz angesichts von gerichtlich verfügten Strafen die Möglichkeit haben, stattdessen eine stationäre Therapie zu absolvieren (sogenannte Massnahmen).

In den Studien aus dem medizinischen Bereich sind die Ergebnisse zum Zusammenhang der *Aufenthaltsdauer* mit der Patientenzufriedenheit nicht konsistent. Während in mehreren Studien ein positiver Zusammenhang gefunden wurde (vgl. Tanner, 1981, S. 283), ergab sich in anderen keine Korrelation oder gar eine negative (vgl. Pascoe, 1983, S. 202). Sicherlich spielten beim Zustandekommen dieser Resultate die Art der Behandlung sowie die geplante durchschnittliche Länge des Aufenthalts eine Rolle.

Im Suchtbereich sind ebenfalls widersprüchliche Ergebnisse zu beobachten. Chan et al. (1997) untersuchten gleichzeitig ein stationäres Programm und eine Tagesklinik für Drogenabhängige. Sie stellten bei der aus 216 Klienten bestehenden Gesamtgruppe einen signifikanten Zusammenhang zwischen der Aufenthaltsdauer und der Zufriedenheit fest ($r = .40$, $p < .001$; ebd., S. 373). In dieser Stichprobe waren aber auch diejenigen Klienten einbezogen, die die Behandlung bereits abgebrochen hatten und ebenfalls ein halbes Jahr nach Eintritt befragt wurden. Falls die Klientenzufriedenheit der Behandlungsabbrecher tiefer gewesen war als diejenige der Befragten, die im Programm geblieben waren, so könnte dies die Korrelation zumindest teilweise erklären. Auch Herbst und Hanel (1989) untersuchten den Zusammenhang zwischen der Aufenthaltsdauer und der Therapiezufriedenheit. Sie erhoben die Zufriedenheit von 302 Klienten aus 13 stationären Therapieeinrichtungen zu vier verschiedenen Zeitpunkten. Sie konnten aber keinen Trend der Werte über die Zeit feststellen (ebd., S. 245).

Die *Freiwilligkeit des Aufenthalts* spielt im medizinischen Bereich nur in der Psychiatrie eine Rolle, während die übrigen Behandlungen freiwillig erfolgen. Es zeigte sich, dass Patienten, die die psychiatrische Klinik freiwillig aufgesucht hatten, zufriedener mit der Behandlung waren als Befragte, die unfreiwillig eingetreten waren (vgl. Lebow, 1983a, S. 220; Spiessl, Cording & Klein, 1995, S. 158).

Im Suchtbereich nimmt eine grössere Zahl der Drogenabhängigen die Therapie im Rahmen einer gerichtlichen Massnahme auf, das heisst, sie wählen nach einer Verurteilung statt der Strafe die Alternative einer stationären Behandlung. Beispielsweise erfolgte ein Drittel der 773 Eintritte, die 1998 bei 82 schweizerischen stationären Langzeittherapieeinrichtungen erfasst wurden, unfreiwillig (34.3%; KOFOS, 1999, S. T79). Obwohl also im Suchtbereich unfreiwillige Therapien häufig sind, wurde keine Studie gefunden, die den Zusammenhang mit der Klientenzufriedenheit zum Inhalt hatte. Hingegen wurde bei einer Stichprobe von 226 Klienten untersucht, ob unfreiwillig in eine stationäre Therapie eingetretene Drogenabhängige nach dem Austritt einen anderen Verlauf aufwiesen als solche, die die Therapie freiwillig begonnen hatten. Bei der Befragung ein Jahr nach Austritt zeigte sich, dass kein Zusammenhang zwischen dem Eintrittsmodus und dem Drogenkonsum, der Arbeitssituation sowie dem Legalverhalten bestand (Dobler-Mikola et al., 1998, S. 82).

Die Anzahl der *vorangegangenen Behandlungen* in derselben Klinik oder ähnlichen Institutionen wurde in der Psychiatrie untersucht. Während in mehreren Studien kein Zusammenhang der Anzahl vorheriger Eintritte und der Patientenzufriedenheit gefunden wurde (Friedman, Paolino, Hinko, Graham & Lilly, 1974; Jones & Kahn, 1964; zit. nach Spiessl et al., 1995, S. 158), ergab sich in anderen Untersuchungen eine negative Korrelation, das heisst, je häufiger sich die Patienten bereits in einer psychiatrischen Klinik befunden hatten, desto unzufriedener waren sie mit der aktuellen Behandlung (Spensley, Edwards & White, 1980; zit. nach Lebow, 1983a, S. 220). Für den stationären Suchtbereich konnte keine Studie gefunden werden, die sich mit dieser Thematik auseinandersetzte.

Fasst man die Studien zu den ausgewählten Aspekten des Aufenthalts zusammen, so zeigt sich Folgendes. Die Ergebnisse zum Zusammenhang der Aufenthaltsdauer mit der Patientenzufriedenheit sind sowohl im medizinischen Bereich (vgl. Pascoe, 1983, S. 202; Tanner, 1981, S. 283) wie auch in der Behandlung von Drogenabhängigen (Chan et al., 1997, S. 373; Herbst & Hanel, 1989, S. 245) widersprüchlich. Für das Zustandekommen dieser unterschiedlichen Befunde waren die Art der Behandlung, die geplante Aufenthaltsdauer und der Einbezug von

Behandlungsabbrechern in der Stichprobe sicherlich nicht unerheblich. Während für den Suchtbereich hinsichtlich der Bedeutung der Freiwilligkeit des Eintritts keine Untersuchung gefunden werden konnte, zeigte sich in Studien in der Psychiatrie, dass zur Behandlung gezwungene Personen sich unzufriedener äusserten als solche, die freiwillig eingetreten waren (vgl. Lebow, 1983a, S. 220; Spiessl et al., 1995, S. 158). Auch bezüglich der Anzahl bereits erfolgter Behandlungen lagen nur Arbeiten für den medizinischen Bereich vor. In diesen ergab sich entweder kein (vgl. Spiessl et al., 1995, S. 158) oder ein negativer Zusammenhang (vgl. Lebow, 1983a, S. 220). Bei Letzterem ging also eine geringere Anzahl Behandlungen mit einer grösseren Patientenzufriedenheit einher.

2.3.4.4 Institutionsvariablen

Im medizinischen und psychiatrischen Bereich sind Studien zum Zusammenhang von Institutions- und Behandlungsmerkmalen mit der Patientenzufriedenheit Legion. Deshalb werden im Folgenden die zusammengefassten Erkenntnisse aus vier Überblicksartikeln wiedergegeben (Keith, 1998, S. 1124–1125; Lebow, 1983a, S. 217–219; Pascoe, 1983, S. 199–204; Sitzia & Wood, 1997, S. 1838–1840). Im Suchtbereich wurden drei Untersuchungen gefunden, in denen die Thematik behandelt wurde (Chan et al., 1997, S. 373; Moos & Moos, 1998, S. 46–48; Wettach et al., 2000, S. 144–151).

Der Zusammenhang zwischen Institutionsmerkmalen und der Patientenzufriedenheit „is complicated by the mixture of organizational and patient factors" (Keith, 1998, S. 1124). Stationäre Patienten haben andere Bedürfnisse sowie Erkrankungen und machen andere Erfahrungen als Personen, die ambulant behandelt werden. Im Weiteren werden Erkenntnisse aus dem medizinischen oder psychiatrischen Bereich besprochen. Diese lassen sich grob in drei Kategorien einteilen: Organisation und Merkmale des Betriebs, Organisation und Merkmale der Behandlung sowie Fähigkeiten und Merkmale der Leistungserbringer.

Hinsichtlich der *Organisation und Merkmale des Betriebs* konnten verschiedene Zusammenhänge mit der Patientenzufriedenheit regelmässig beobachtet werden. So zeigte sich, dass die Zugänglichkeit zum Ort der Behandlung positiv mit der Zufriedenheit verknüpft war (Pascoe, 1983, S. 200). Darin eingeschlossen waren die Verfügbarkeit von Parkplätzen, die Anbindung an den öffentlichen Verkehr und die Wartezeiten (Sitzia & Wood, 1997, S. 1838). Auch eine hohe Verfügbarkeit der Behandlung und ein angemessener Komfort erhöhte die Zufriedenheit (Pascoe, 1983, S. 200). Bezüglich der Gefälligkeit von Ausstattung und Umgebung ergab sich ein positiver Zusammenhang mit der Patientenzufriedenheit, und hinsichtlich der Grösse der Organisation wurde beobachtet, dass Patienten in kleineren Spitälern zufriedener waren. In Ländern, in denen die Finanzierung in der Verantwortung der Patienten lag, zeigte sich ein inverser Zusammenhang: Je teurer die Behandlung war, desto geringer war die Zufriedenheit, wobei bei diesen Ergebnissen der sozioökonomische Status einen zusätzlichen Einfluss aufwies (ebd., S. 200–201). Des Weiteren schien die Kommunikation zwischen verschiedenen Institutionen der Gesundheitsversorgung eine Rolle zu spielen. Je häufiger eine Organisation mit externen Instanzen Informationen austauschte, desto zufriedener waren die Patienten. Die innerbetriebliche Kommunikationsfrequenz wies ebenfalls eine Korrelation mit der Zufriedenheit auf (Greenley & Schoenherr, 1981, S. 9–11).

Der Zusammenhang zwischen der Patientenzufriedenheit und der *Organisation sowie den Merkmalen der Behandlung* wurde vor allem in der Psychiatrie intensiv erforscht. So zeigte sich, dass Patienten, die sich in ambulanter Behandlung befanden, tendenziell zufriedener waren als Personen, die sich in einer psychiatrischen Klinik aufhielten (Lebow, 1983a, S. 218). Indessen waren diese Ergebnisse nicht vollständig konsistent. Bei folgendem Thema ist wegen inkonsistenten Resultaten ebenfalls nur eine Tendenz festzustellen: Patienten, die Therapie in Gruppen erhielten, wiesen eine höhere Zufriedenheit auf als solche, die einzeln behandelt wurden. Hinsichtlich der Arbeitsmethode der Therapeuten zeigte sich, dass die Patienten angaben, zufriedener zu sein, wenn der Therapeut direkt lösungsorientiert arbeitete und wenn in der Behandlung Zielsetzungen entwickelt wurden. Widersprüchliche Resultate ergaben sich auch zum Zusammenhang der Patientenzufriedenheit mit dem Grad an direktivem Verhalten durch den Therapeuten. In mehreren Studien waren die Befragten zufriedener, wenn der Behandelnde direktiv vorging. Aber in zusätzlichen Untersuchungen konnte dieses Ergebnis nicht wiederholt werden. Wenn die Patienten vor oder während dem Eintritt speziell auf die Behandlung vorbereitet wurden, so hatte dies einen Effekt auf die Zufriedenheit. Dieser war aber nicht von langer Dauer, sodass gefolgert wurde, dass eine spezifische Vorbereitung lediglich kurzfristig auf die Patientenzufriedenheit wirke, indessen keine längerfristigen Effekte zu erwarten seien (ebd., S. 218–219). Ein anderer, wesentlicher Aspekt scheint im gesamten medizinischen Bereich die Kontinuität der Leistungserbringer zu sein. Patienten, die immer oder meistens mit denselben Personen Kontakt hatten, berichteten über höhere Zufriedenheit als Befragte, bei denen die Behandelnden häufig wechselten (Pascoe, 1983, S. 202).

Die *Fähigkeiten und Merkmale der einzelnen Leistungserbringer* weisen eine nicht zu unterschätzende Bedeutung für die Patientenzufriedenheit auf. Als gewichtiger Einflussfaktor wurde die persönliche Interaktion zwischen dem Patienten und dem Leistungserbringer identifiziert. Verschiedene Aspekte der Kommunikation hatten einen positiven Zusammenhang mit der Patientenzufriedenheit: Eine klare und verständliche Sprache, zusammenfassende Erläuterungen zur Behandlung, genügend zur Verfügung stehende Zeit für Erläuterungen (Keith, 1998, S. 1125) sowie eine dem Patienten zugewandte, nonverbale Kommunikation (Sitzia & Wood, 1997, S. 1839). Der Affekt des Arztes gegenüber dem Patienten wies ebenfalls eine positive Beziehung zur Patientenzufriedenheit auf (Hall, Milburn & Epstein, 1993, S. 85). In der Psychiatrie zeigte sich zudem, dass die emotionale Intensität der Behandlung, das Wahrnehmen einer Allianz mit dem Therapeuten sowie die Einschätzung des Interesses des Leistungserbringers am Patienten mit einer höheren Zufriedenheit zusammenhingen (Lebow, 1983a, S. 218–219). Aber nicht nur der Kontakt zwischen dem Behandelnden und dem Patienten war wichtig. Auch die technische Kompetenz der einzelnen Mitarbeiter und die Qualität von deren Leistung wies einen Zusammenhang mit der Zufriedenheit auf (Keith, 1998, S. 1125; Pascoe, 1983, S. 201–202). Hingegen waren die Resultate zum Einfluss der Erfahrung des Leistungserbringers auf die Patientenzufriedenheit zumindest in den psychiatrischen Studien inkonsistent: Während in einigen Untersuchungen eine längere Erfahrung mit einer höheren Zufriedenheit zusammenhing, war in anderen keine Korrelation zu beobachten (Keith, 1998, S. 1125; Lebow, 1983a, S. 218).

Im Suchtbereich konnten nur drei Studien gefunden werden, die sich mit dem Zusammenhang von Institutionsmerkmalen und der Klientenzufriedenheit beschäftigten. Moos und Moos (1998) untersuchten 15 stationäre Therapieprogramme für Drogenabhängige, welche gemäss dem Konzept zwischen drei und vier Wochen dauerten. Sie befragten 329 Mitarbeiter und 3228 Klienten. Das Ziel der Untersuchung war, die Zusammenhänge des Arbeitsumfelds sowie der Einstellungen der Mitarbeiter mit dem Therapieengagement und -verlauf der Klienten zu analysieren. Die Zufriedenheit mit der Behandlung wurde anhand einer elf Items umfassenden Version des CSQ erhoben, die von 0 bis 33 Punkten reichte, wobei ein höherer Wert einer grösseren Zufriedenheit entsprach. Aufgrund der Angaben der Mitarbeiter ergaben sich drei Gruppen von Einrichtungen. Die erste Gruppe nannten die Autoren „Uninvolved and demanding"; sie ist durch hohe Anforderungen und starken Druck sowie gleichzeitig wenig Arbeitsklarheit und -engagement gekennzeichnet. Die zweite Gruppe – als „Clear, but nonsupportive" bezeichnet – wies als Charakteristika zwar klar festgelegte Aufgaben, aber wenig Unterstützung und Autonomie der Mitarbeiter auf. Die dritte und letzte Gruppe, die „Supportive and goal-directed" genannt wurde, hatte folgende Merkmale: Aufgabenorientiertes Arbeiten, hohe Klarheit der Aufgaben, wenig Druck sowie hohe Autonomie und starke Unterstützung der Mitarbeiter. Es zeigte sich, dass die Klientenzufriedenheit in der letztgenannten Gruppe mit 27.4 Punkten am höchsten war (ebd., S. 48); sie entsprach auf einer Skala von null bis eins einem Wert von .83. Die geringste Zufriedenheit ergab sich mit 25.7 Punkten (.78) in der Gruppe „Clear, but nonsupportive", während der Wert in der Gruppe „Uninvolved and demanding" mit 26.4 (.80) in der Mitte lag. Die Werte unterschieden sich jeweils signifikant voneinander ($p < .01$).

Wettach et al. (2000) untersuchten den Zusammenhang von mehreren Institutionsmerkmalen mit der Therapiezufriedenheit von 257 Klienten aus 22 stationären Behandlungseinrichtungen für Drogenabhängige[17]. Die Programme waren auf eine Dauer von acht Monaten bis zwei Jahren ausgerichtet. Die Klientenzufriedenheit wurde mit der deutschen Version der Acht-Item-Version des CSQ an einem Stichtag

---

17 Die Studie von Wettach et al. (2000) basierte auf demselben Datensatz wie die vorliegende Arbeit.

während des Aufenthalts erhoben. Die Klienten befanden sich demzufolge zum Zeitpunkt der Befragung unterschiedlich lange in der Behandlung; der Durchschnitt betrug acht Monate. Zudem wurden bei 402 Mitarbeitern der Institutionen Informationen zu deren „Burnout"-Niveau erhoben, wofür das an das „Maslach Burnout Inventory (MBI)" (Maslach & Jackson, 1986) angelehnte und für den Suchtbereich veränderte Instrument „Checkliste Burnout-Merkmale (CBM)" (Gehring & Körkel, 1995, S. 141–144) verwendet wurde. Die Analyse umfasste insgesamt 24 Institutionsmerkmale aus den Bereichen Grundangaben, Belegungsgrad, Abstinenzorientierung, Regelungen, Konzeptmerkmale, Therapieangebot, personelle Ressourcen, „Burnout"-Syndrom und Supervision. Die hierarchische Analyse ergab zwei signifikante Aspekte, mit denen 19% der Varianz der globalen Klientenzufriedenheit erklärt werden konnte: Das Ausmass des „Burn-out"-Syndroms bei den Mitarbeitern sowie deren Berufserfahrung im Suchtbereich. Die übrigen Institutionsmerkmale waren in dieser Analyse nicht signifikant (Wettach et al., 2000, S. 150).

Chan et al. (1997) verglichen mit einer Sechs-Item-Version des CSQ die globale Zufriedenheit in einer Tagesklinik für Drogenabhängige und in einem stationären Programm. Es ergab sich aber kein signifikanter Unterschied zwischen der Zufriedenheit der 107 Klienten der Tagesklinik und den 109 Befragten, die sich im stationären Programm aufhielten (ebd., S. 373).

Zusammengefasst kann zur Assoziation von Patientenzufriedenheit und Institutionsmerkmalen Folgendes festgehalten werden. Im medizinischen und psychiatrischen Bereich existiert eine grosse Anzahl Untersuchungen zu diesem Thema. Hinsichtlich der Organisation und Merkmale des Betriebs ergaben sich verschiedene Zusammenhänge mit der Patientenzufriedenheit (z. B. die Zugänglichkeit der Institution). Aspekte der Organisation sowie Merkmale der Behandlung wurden vor allem in der Psychiatrie intensiv erforscht, wobei sich häufig widersprüchliche Befunde ergaben (z. B. Einzel- vs. Gruppentherapie). Eine nicht zu unterschätzende Bedeutung für die Patientenzufriedenheit wiesen die Fähigkeiten und Merkmale der einzelnen Leistungserbringer auf. Besonders zu erwähnen sind hierbei die Kommunikationsfähigkeit, die affektive Haltung, die technische Kompetenz und die Qualität der Arbeit (vgl. Hall et al., 1993, S. 85; Keith,

1998, S. 1125; Pascoe, 1983, S. 201–202; Sitzia & Wood, 1997, S. 1839).

Im Bereich der Behandlung von Drogenabhängigkeit konnten drei Studien gefunden werden, die sich mit dem Zusammenhang von Institutionsaspekten und der Klientenzufriedenheit beschäftigten. Es zeigte sich, dass Mitarbeitermerkmale wie „Burn-out"-Niveau und Berufserfahrung (Wettach et al., 2000, S. 150) sowie zielorientierte Vorgaben und die Unterstützung der Mitarbeiter mit einer höheren Klientenzufriedenheit zusammenhingen (Moos & Moos, 1998, S. 48). Ein unterschiedliches Zufriedenheitsniveau von Klienten in ambulanten und stationären Angeboten konnte hingegen nicht beobachtet werden (Chan et al., 1997, S. 373).

2.3.4.5 Gesundheitsverhalten und Behandlungsergebnis

Es ist naheliegend nicht nur zu untersuchen, welche Individuums- und Institutionsvariablen mit der Patientenzufriedenheit zusammenhängen, sondern auch zu fragen, welchen Nutzen und welche Folgen eine hohe Patientenzufriedenheit hat. Im medizinischen Bereich wurde teilweise beobachtet, dass zufriedene Patienten später häufiger medizinische Dienste benutzten (vgl. Aharony & Strasser, 1993, S. 51; Keith, 1998, S. 1124). Die Ergebnisse waren aber nicht vollständig konsistent, und es wurden sogar negative Korrelationen gefunden (Pascoe, 1983, S. 197–198). Der Zusammenhang zwischen der Nutzung von medizinischen Dienstleistungen und der Zufriedenheit mit vorherigen Erfahrungen ist also nicht ausreichend abgestützt. Hingegen scheint eine Verknüpfung der Patientenzufriedenheit mit der „Compliance" – der Befolgung von Verordnungen, Ratschlägen und Massnahmen – nachgewiesen zu sein. Je grösser die Zufriedenheit der Patienten war, desto besser leisteten sie den Anweisungen Folge (Aharony & Strasser, 1993, S. 51; Gruyters & Priebe, 1994, S. 91-92; Ley, 1982, S. 242; Pascoe, 1983, S. 199). In der stationären Psychiatrie wurde zudem der vorzeitige Abbruch der Behandlung untersucht. Dabei ergaben sich zwar Korrelationen zwischen dem frühen Austritt und der Patientenzufriedenheit, aber sie waren tief und klärten nur wenig Varianz auf (Lebow, 1983a, S. 224–225). Die Zufriedenheit mit der Behandlung scheint für die Erklärung des Behandlungsabbruchs nur ein – nicht sehr wichtiger – Faktor unter mehreren zu sein. Indessen war in der Psychiatrie ein Zusammenhang zwischen dem Therapieerfolg und der Patientenzufriedenheit zu beobachten: Je zufriedener die Befragten mit der Behandlung waren, desto besser war ihr weiterer Verlauf (Gruyters & Priebe, 1994, S. 92; Lebow, 1983b, S. 242–243).

Im Bereich der stationären Suchttherapie waren lediglich zwei Studien mit dem Thema des Behandlungsergebnisses in Verbindung zu bringen, wobei aufgrund der Datenlage keine Schlüsse auf den Zusammenhang der Klientenzufriedenheit mit dem Therapieverlauf gezogen werden können. In der Arbeit von Chan et al. (1997) wurde der anhand des „Addiction Severity Index (ASI)" (McLellan, Luborsky, Woody & O'Brien, 1980) gemessene Drogenkonsum von Klienten eines stationären Therapieprogrammes und einer Tagesklinik für Drogenabhängige erhoben und mit der Zufriedenheit in Verbindung gebracht. Letztere wurde mit einer Sechs-Item-Adaption des CSQ erfasst. Anhand der sechs Monate nach dem Beginn der Behandlung gesammelten Daten, in denen auch Informationen von Therapieabbrechern enthalten waren, wurde festgestellt, dass die Zufriedenheit eine geringe, aber positive Korrelation mit dem Konsum von Drogen aufwies ($r = .14$, $p < .05$; Chan et al., 1997, S. 373–374). Mit anderen Worten ausgedrückt: Eine höhere Klientenzufriedenheit ging mit einem grösseren Konsum von Drogen einher. Da sich aber die Befragten auf ein stationäres Programm sowie eine Tagesklinik verteilten und eine Gruppe noch in Behandlung war, während die übrigen Drogenabhängigen die Behandlung abgebrochen hatten, kann diese Untersuchung nur sehr eingeschränkt zur Bestimmung des Zusammenhangs von Behandlungserfolg und Klientenzufriedenheit verwendet werden. In einer anderen Studie wurde am Ende der Behandlung der Zusammenhang zwischen der Therapiezufriedenheit und dem Vertrauen der Klienten, dass sie abstinent von Drogen und Alkohol bleiben würden, untersucht (Cernovsky et al., 1997b). Zur Erhebung der Zufriedenheit wurde eine 11-Item-Version des CSQ verwendet. Es ergab sich aber keine signifikante Korrelation zwischen der Klientenzufriedenheit und dem Vertrauen, abstinent bleiben zu können (ebd., S. 782).

Zusammengefasst ist festzustellen, dass sich in medizinischen beziehungsweise psychiatrischen Studien Zusammenhänge zwischen einer höheren Patientenzufriedenheit und einer besseren Compliance, weniger Behandlungsabbrüchen und einer erfolgreicheren Behandlung ergaben (Aharony & Strasser, 1993, S. 51; Gruyters & Priebe, 1994, S. 91–92; Lebow, 1983a, S. 224–225, 1983b, S. 242–243). Für den stationären Suchtbereich konnten hingegen keine Arbeiten gefunden werden, in denen der Zusammenhang von Klientenzufriedenheit und Gesundheitsverhalten sowie Therapieerfolg in einer Weise untersucht wurde, dass stichhaltige Schlüsse möglich wären.

2.4 Fragestellung und Hypothesen

Im Folgenden werden die Fragestellungen und die Alternativhypothesen der vorliegenden Arbeit formuliert, während die Nullhypothesen sich daraus ergeben, da „die Nullhypothese [...] eine Negativhypothese [ist], mit der behauptet wird, dass die zur Alternativhypothese komplementäre Aussage richtig sei" (Bortz, 1999, S. 109).

2.4.1 Hypothesen zu soziodemographischen Variablen

Die Ergebnisse zum Zusammenhang von Therapiezufriedenheit und soziodemographischen Variablen sind sowohl in Untersuchungen im allgemeinen medizinischen Bereich als auch in der Psychiatrie sehr heterogen (Hall & Dornan, 1990, S. 813–815; Lebow, 1983a, S. 220–221; Pascoe, 1983, S. 197). In den Studien im stationären Suchtbereich konnte kein Zusammenhang zwischen dem Geschlecht und der Klientenzufriedenheit gefunden werden (Cernovsky et al., 1997b, S. 782; Chan et al., 1997, S. 373), und hinsichtlich des Alters war nur in einer Studie ein Zusammenhang zu beobachten (Chan et al., 1997, S. 373). Es sollen deshalb die folgenden Hypothesen hinsichtlich der globalen Therapiezufriedenheit und der verschiedenen Kriterien der spezifischen Zufriedenheit geprüft werden.

Alternativhypothese 1
Männer und Frauen unterscheiden sich in Bezug auf die globale Zufriedenheit.

Alternativhypothese 2a
Männer und Frauen unterscheiden sich in Bezug auf die spezifische Zufriedenheit mit der Einrichtung allgemein.

Alternativhypothese 2b
Männer und Frauen unterscheiden sich in Bezug auf die spezifische Zufriedenheit mit der allgemeinen Betreuung.

Alternativhypothese 2c
Männer und Frauen unterscheiden sich in Bezug auf die spezifische Zufriedenheit mit der persönlichen Betreuung.

Alternativhypothese 2d
Männer und Frauen unterscheiden sich in Bezug auf die spezifische Zufriedenheit mit der therapeutischen Behandlung.

Alternativhypothese 2e
Männer und Frauen unterscheiden sich in Bezug auf die spezifische Zufriedenheit mit dem Arbeitsbereich.

Alternativhypothese 2f
Männer und Frauen unterscheiden sich in Bezug auf die spezifische Zufriedenheit mit dem sozialen Kontakt mit den anderen Klienten.

Alternativhypothese 3
Das Alter und die globale Zufriedenheit weisen einen Zusammenhang auf.

Alternativhypothese 4a
Das Alter und die spezifische Zufriedenheit mit der Einrichtung allgemein weisen einen Zusammenhang auf.

Alternativhypothese 4b
Das Alter und die spezifische Zufriedenheit mit der allgemeinen Betreuung weisen einen Zusammenhang auf.

Alternativhypothese 4c
Das Alter und die spezifische Zufriedenheit mit der persönlichen Betreuung weisen einen Zusammenhang auf.

Alternativhypothese 4d
Das Alter und die spezifische Zufriedenheit mit der therapeutischen Behandlung weisen einen Zusammenhang auf.

Alternativhypothese 4e
Das Alter und die spezifische Zufriedenheit mit dem Arbeitsbereich weisen einen Zusammenhang auf.

Alternativhypothese 4f
Das Alter und die spezifische Zufriedenheit mit dem sozialen Kontakt mit den anderen Klienten weisen einen Zusammenhang auf.

2.4.2 Hypothesen zur multivariaten Analyse des Zusammenhangs individueller Merkmale mit der globalen Therapiezufriedenheit

Alter und Geschlecht sollen zusätzlich in eine multivariate Analyse einbezogen werden. Diese beinhaltet als weitere unabhängige Variablen ausgewählte Aspekte des Therapieaufenthalts, die Depressivität sowie ausgewählte Persönlichkeitskonstrukte. Erstere umfassen die Aufenthaltsdauer, die Freiwilligkeit der Therapie sowie das Vorhandensein früherer stationärer Therapieaufenthalte wegen Drogenabhängigkeit. Als Kriterium der Depressivität soll eine Symptomliste untersucht werden. Die erwähnten Persönlichkeitskonstrukte sind die Kontrollüberzeugung, das Selbstwertgefühl und die soziale Erwünschtheit.

Die Ergebnisse zum Zusammenhang der *Aufenthaltsdauer* mit der Therapiezufriedenheit sind nicht konsistent (Chan et al., 1997, S. 373; Herbst & Hanel, 1989, S. 245). Es soll an dieser Stelle geprüft werden, ob in der vorliegenden Stichprobe die Zufriedenheit mit zunehmender Behandlungsdauer kontinuierlich zunimmt.

„Zwangstherapien" und das Konzept „Therapie statt Strafe" sind kontrovers diskutierte Themen. In der Psychiatrie wurde beobachtet, dass die Patienten mit der Behandlung weniger zufrieden waren, wenn sie sie unfreiwillig angetreten hatten (Lebow, 1983a, S. 220; Spiessl et al., 1995, S. 158). An anderer Stelle konnte gezeigt werden, dass Drogenabhängige, die im Rahmen einer gerichtlichen

Massnahme eine Therapie unfreiwillig begonnen hatten, sich ein Jahr nach dem Austritt in keiner schlechteren oder besseren Lebenssituation befanden als diejenigen, die freiwillig in die Behandlung eingetreten waren (Dobler-Mikola et al., 1998, S. 82). In dieser Arbeit wird nun untersucht, ob die *Freiwilligkeit des Eintritts* einen Zusammenhang mit der globalen Therapiezufriedenheit aufweist.

Während *früheren Aufenthalten in stationären Drogentherapieinstitutionen* könnten Klienten Erfahrungen gemacht haben, die sie vor falschen Erwartungen und Frustrationen in der aktuellen Institution bewahren. Anderseits können solche Befragte auch besonders unzufrieden sein, da sie „bereits wieder" in Behandlung sind oder weil sie sich von dieser neuen Therapie mehr erhofft hatten als von vorangegangenen. In der Psychiatrie waren die Ergebnisse zu diesem Thema inkonsistent: Es bestand entweder keine oder dann eine negative Korrelation zwischen der Patientenzufriedenheit und der früheren Behandlungserfahrung (vgl. Lebow, 1983a, S. 220; Spiessl et al., 1995, S. 158). Es soll deshalb geprüft werden, ob die frühere stationäre Therapieerfahrung einen Zusammenhang mit der Therapiezufriedenheit aufweist.

Alternativhypothese 5
Die Aufenthaltsdauer weist einen Zusammenhang mit der globalen Therapiezufriedenheit auf.

Alternativhypothese 6
Es besteht ein Zusammenhang zwischen der globalen Therapiezufriedenheit der Klienten und dem Kriterium, ob der Eintritt in die Behandlung freiwillig oder unfreiwillig erfolgt ist.

Alternativhypothese 7
Es besteht ein Zusammenhang zwischen der globalen Therapiezufriedenheit und dem Kriterium, ob der Klient sich bereits früher wegen Drogenproblemen in einer stationären Behandlung aufgehalten hat.

Das Ausmass an *Depressivität* wies im psychiatrischen Bereich regelmässig einen Zusammenhang mit der Behandlungszufriedenheit auf: Eine höhere Belastung ging jeweils mit einer tieferen Zufriedenheit einher (LeVois et al., 1981, S. 147; Spiessl et al., 1995, S. 158). Hingegen waren die Ergebnisse im stationären Suchtbereich jeweils nicht signifikant (Cernovsky et al., 1997a, S. 278; Chan et al., 1997,

S. 373–374). Es soll deshalb untersucht werden, ob der Zusammen-hang zwischen Depressivität und Klientenzufriedenheit in einer weite-ren Stichprobe von stationär behandelten Drogenabhängigen zu be-obachten ist.

Mehrere Autoren forderten, dass Persönlichkeitskonstrukte ver-stärkt in die Erklärung der Therapiezufriedenheit einbezogen werden (z. B. Aharony & Strasser, 1993, S. 69; Sitzia & Wood, 1997, S. 1840–1841). Deshalb sollen in dieser Arbeit die Bedeutung der *Kontrollüberzeugung* und des *Selbstwertgefühls* für die Therapie-zufriedenheit betrachtet werden. Die Fragen, die dem Konstrukt „Kontrollüberzeugung" zugrunde liegen, sind: Haben Menschen die Wahrnehmung, dass sie Erfolge und Misserfolge selbst bewirken? Glauben sie, die Kontrolle über ihr Leben zu besitzen? In der theore-tischen Literatur wird das Konstrukt unterschiedlich bezeichnet: Pear-lin (1981) nannte es „Sense of mastery", Rotter (1975) „Locus of control" und Bandura (1977) „Self efficacy". Es wird davon ausge-gangen, dass eine hohe Kontrollüberzeugung sowie ein hohes Selbst-wertgefühl dazu führen, dass sich diese Klienten auch in der Therapie besser zurecht finden und in der Folge höhere Zufriedenheitswerte aufweisen. Zudem ist auch möglich, dass ein positives Grundgefühl, zu welchem die Kontrollüberzeugung und das Selbstwertgefühl bei-tragen können, mit einer erhöhten, allgemeinen Zufriedenheit zu-sammenhängt (z. B. LeVois et al., 1981, S. 147). Während zum Zu-sammenhang der Kontrollüberzeugung mit der Klientenzufriedenheit keine Studie gefunden wurde, ist ein Befund hinsichtlich des Selbst-wertgefühls vorhanden: Es bestand keine Korrelation mit der Zufrie-denheit (Cernovsky et al., 1997a, S. 278).

Seit längerer Zeit steht auch die Forderung im Raum, Verzer-rungseffekte wie die *soziale Erwünschtheit* zu untersuchen und zu kontrollieren (LeVois et al., 1981, S. 149). Dennoch wurde lediglich eine Studie gefunden, in der diese Antworttendenz einbezogen war. Es konnte kein Zusammenhang zwischen der sozialen Erwünschtheit und der Klientenzufriedenheit beobachtet werden (Cernovsky et al., 1997a, S. 280). Die soziale Erwünschtheit wird deshalb ebenfalls in die Analyse einbezogen, um zu prüfen, ob Klienten, bei denen eine Tendenz zu sozial akzeptierten Antworten festgestellt werden kann, doch dazu neigen, zufriedener zu sein.

Alternativhypothese 8
Die Depressivität hat einen Zusammenhang mit der globalen Therapiezufriedenheit.

Alternativhypothese 9
Es besteht ein Zusammenhang zwischen der Kontrollüberzeugung
und der globalen Therapiezufriedenheit.

Alternativhypothese 10
Das Selbstwertgefühl weist einen Zusammenhang mit der globalen
Therapiezufriedenheit auf.

Alternativhypothese 11
Es besteht ein Zusammenhang zwischen der sozialen Erwünschtheit
und der globalen Therapiezufriedenheit.

2.4.3 Hypothesen zum Einfluss der negativen Selbsteinschätzung und Affektivität sowie der Behandlungsbeurteilung auf die spezifische Therapiezufriedenheit

Der Transfer von betriebswirtschaftlichen Konzepten und Methoden
zur Drogentherapie, insbesondere der Qualitätssicherung und der
Kundenorientierung, führte unter anderem dazu, dass die Erhebung
der Klientenzufriedenheit Verbreitung fand. Es stellt sich bei dieser
speziellen Kundengruppe, den Drogenabhängigen – es gibt in diesem
Zusammenhang selbstverständlich noch weitere wie beispielsweise die
Angehörigen oder die Kostenträger –, die Frage, inwieweit deren
Zufriedenheitsangaben für die Bewertung und Modifikation des
Therapieprogramms herangezogen werden sollen. Gründen jene Äus-
serungen auf einer „objektiven" Wahrnehmung und Beurteilung der
Behandlung, oder sind sie zu grossen Teilen von Aspekten der Per-
sönlichkeit beeinflusst, die nichts mit dem Therapieprogramm zu tun
haben? Dieselbe Frage wurde auch in der Psychiatrie von verschiede-
nen Autoren aufgeworfen (z. B. Gruyters & Priebe, 1994, S. 91;
Spiessl et al., 1995, S. 158).

Anhand von Strukturgleichungsmodellen soll in der vorliegenden Arbeit geprüft werden, wie stark sich die spezifische Therapiezufriedenheit durch die Beurteilung von entsprechenden Programm-

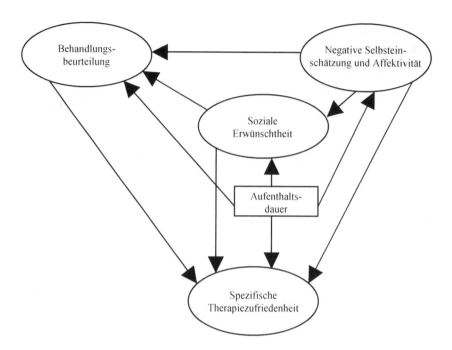

Abbildung 2.1. *Grundmodell der Strukturgleichungsmodelle zur Bestimmung des*
Einflusses der negativen Selbsteinschätzung und Affektivität sowie
der Behandlungsbeurteilung auf die spezifische Therapiezufrieden-
heit

aspekten und wie stark sie sich durch die negative Selbsteinschätzung
und Affektivität der Klienten – nämlich durch die Persönlichkeitskonstrukte „Kontrollüberzeugung" und „Selbstwertgefühl" sowie die
Depressivität – aufklären lässt (Abbildung 2.1.). Zudem soll auch
geprüft werden, ob die Persönlichkeitsaspekte allenfalls indirekt, über
die Behandlungsbeurteilung, auf die Therapiezufriedenheit wirken.
Des Weiteren wird zur Kontrolle die soziale Erwünschtheit eingeführt,
die einen Wirkpfad auf die Behandlungsbeurteilung sowie die Zufriedenheit aufweist, während sie selbst von der negativen Selbsteinschätzung und Affektivität beeinflusst wird. Die Aufenthaltsdauer wiederum wirkt auf alle erwähnten Merkmale, da diese sich im Verlauf der
Therapie verändern können.

Da sich die Fragestellung auf den prädiktiven Wert der Persönlichkeitsmerkmale und der Behandlungsbeurteilung konzentriert –

also nicht, wie oft üblich, auf die Etablierung eines möglichst datengetreuen Modells –, stehen bei den vorliegenden Analysen nicht die Passung des Modells an erster Stelle, sondern die Grösse und die Vorzeichen der Pfadkoeffizienten (Boomsa, 2000, S. 474; Mueller, 1997, S. 361; s. auch Kapitel 3.6.5).

Es sollen separate Strukturgleichungsmodelle für sechs verschiedene Therapiebereiche erstellt werden, nämlich für die Infrastruktur und Organisation, die allgemeine Betreuung, die persönliche Betreuung, die Einzeltherapie und -gespräche sowie die Gruppentherapie und -gespräche, den Arbeitsbereich sowie den sozialen Kontakt mit den anderen Klienten. Es sind zu jedem einzelnen Therapiebereich die spezifische Zufriedenheit und gesonderte Behandlungsbeurteilungen erhoben worden, die in den folgenden Hypothesen aufgeführt sind.

Hypothesen zur Zufriedenheit mit der Infrastruktur und Organisation

Alternativhypothese 12
Die Beurteilung von Wohnraum, Privatsphäre, Zeitplan, Informationsvermittlung und Strukturiertheit der Einrichtung hat einen Einfluss auf die spezifische Zufriedenheit mit der Infrastruktur und Organisation.

Alternativhypothese 13
Die negative Selbsteinschätzung und Affektivität hat einen Einfluss auf die spezifische Zufriedenheit mit der Infrastruktur und Organisation.

Alternativhypothese 14
Die negative Selbsteinschätzung und Affektivität hat einen Einfluss auf die Beurteilung von Wohnraum, Privatsphäre, Zeitplan, Informationsvermittlung und Strukturiertheit der Einrichtung.

Alternativhypothese 15
Die soziale Erwünschtheit hat einen Einfluss auf die spezifische Zufriedenheit mit der Infrastruktur und Organisation sowie auf die Beurteilung von Wohnraum, Privatsphäre, Zeitplan, Informationsvermittlung und Strukturiertheit der Einrichtung.

Alternativhypothese 16

Die Aufenthaltsdauer hat einen Einfluss auf die soziale Erwünschtheit, auf die negative Selbsteinschätzung und Affektivität, auf die spezifische Zufriedenheit mit der Infrastruktur und Organisation sowie auf die Beurteilung von Wohnraum, Privatsphäre, Zeitplan, Informationsvermittlung und Strukturiertheit der Einrichtung.

Hypothesen zur Zufriedenheit mit der allgemeinen Betreuung

Alternativhypothese 17

Die Beurteilung der Inkonsistenz der Betreuer und der Häufigkeit von Streit zwischen Betreuern und Klienten hat einen Einfluss auf die spezifische Zufriedenheit mit der allgemeinen Betreuung.

Alternativhypothese 18

Die negative Selbsteinschätzung und Affektivität hat einen Einfluss auf die spezifische Zufriedenheit mit der allgemeinen Betreuung.

Alternativhypothese 19

Die negative Selbsteinschätzung und Affektivität hat einen Einfluss auf die Beurteilung der Inkonsistenz der Betreuer und der Häufigkeit von Streit zwischen Betreuern und Klienten.

Alternativhypothese 20

Die soziale Erwünschtheit hat einen Einfluss auf die spezifische Zufriedenheit mit der allgemeinen Betreuung sowie auf die Beurteilung der Inkonsistenz der Betreuer und die Häufigkeit von Streit zwischen Betreuern und Klienten.

Alternativhypothese 21

Die Aufenthaltsdauer hat einen Einfluss auf die soziale Erwünschtheit, auf die negative Selbsteinschätzung und Affektivität, auf die spezifische Zufriedenheit mit der allgemeinen Betreuung sowie auf die Beurteilung der Inkonsistenz der Betreuer und der Häufigkeit von Streit zwischen Betreuern und Klienten.

Hypothesen zur Zufriedenheit mit der persönlichen Betreuung

Alternativhypothese 22
Die Beurteilung der Konstanz und der personellen Wechsel der persönlichen Betreuung hat einen Einfluss auf die spezifische Zufriedenheit mit der persönlichen Betreuung.

Alternativhypothese 23
Die negative Selbsteinschätzung und Affektivität hat einen Einfluss auf die spezifische Zufriedenheit mit der persönlichen Betreuung.

Alternativhypothese 24
Die negative Selbsteinschätzung und Affektivität hat einen Einfluss auf die Beurteilung der Konstanz und der personellen Wechsel der persönlichen Betreuung.

Alternativhypothese 25
Die soziale Erwünschtheit hat einen Einfluss auf die spezifische Zufriedenheit mit der persönlichen Betreuung sowie auf die Beurteilung der Konstanz und der personellen Wechsel der persönlichen Betreuung.

Alternativhypothese 26
Die Aufenthaltsdauer hat einen Einfluss auf die soziale Erwünschtheit, auf die negative Selbsteinschätzung und Affektivität, auf die spezifische Zufriedenheit mit der persönlichen Betreuung sowie auf die Beurteilung der Konstanz und der personellen Wechsel der persönlichen Betreuung.

Hypothesen zur Zufriedenheit mit Einzeltherapie und -gesprächen sowie Gruppentherapie und -gesprächen

Alternativhypothese 27
Die Beurteilung des Therapieprozesses (Grenzüberschreitungen, Respektierung der Selbständigkeit des Klienten, vertrauensvolle Beziehung zum Therapeuten, Eingehen auf Bedürfnisse des Klienten) und des bisherigen Therapieergebnisses (Fortschritte, Angemessenheit der Therapie, Ausmass an Therapie) hat einen Einfluss auf die spezifische Zufriedenheit mit Einzeltherapie und -gesprächen sowie Gruppentherapie und -gesprächen.

Alternativhypothese 28
Die negative Selbsteinschätzung und Affektivität hat einen Einfluss auf die spezifische Zufriedenheit mit Einzeltherapie und -gesprächen sowie Gruppentherapie und -gesprächen.

Alternativhypothese 29
Die negative Selbsteinschätzung und Affektivität hat einen Einfluss auf die Beurteilung des Therapieprozesses (Grenzüberschreitungen, Respektierung der Selbständigkeit des Klienten, vertrauensvolle Beziehung zum Therapeuten, Eingehen auf Bedürfnisse des Klienten) und des bisherigen Therapieergebnisses (Fortschritte, Angemessenheit der Therapie, Ausmass an Therapie).

Alternativhypothese 30
Die soziale Erwünschtheit hat einen Einfluss auf die spezifische Zufriedenheit mit Einzeltherapie und -gesprächen und Gruppentherapie und -gesprächen sowie auf die Beurteilung des Therapieprozesses (Grenzüberschreitungen, Respektierung der Selbständigkeit des Klienten, vertrauensvolle Beziehung zum Therapeuten, Eingehen auf Bedürfnisse des Klienten) und des bisherigen Therapieergebnisses (Fortschritte, Angemessenheit der Therapie, Ausmass an Therapie).

Alternativhypothese 31
Die Aufenthaltsdauer hat einen Einfluss auf die soziale Erwünschtheit, auf die negative Selbsteinschätzung und Affektivität, auf die spezifische Zufriedenheit mit Einzeltherapie und -gesprächen und Gruppentherapie und -gesprächen sowie auf die Beurteilung des Therapieprozesses (Grenzüberschreitungen, Respektierung der Selbständigkeit des Klienten, vertrauensvolle Beziehung zum Therapeuten, Eingehen auf Bedürfnisse des Klienten) und des bisherigen Therapieergebnisses (Fortschritte, Angemessenheit der Therapie, Ausmass an Therapie).

Hypothesen zur Zufriedenheit mit dem Arbeitsbereich

Alternativhypothese 32
Die Beurteilung der Überforderung durch die Arbeit, der Unterstützung durch den Vorgesetzten und der Probleme mit dem Vorgesetzten hat einen Einfluss auf die spezifische Zufriedenheit mit dem Arbeitsbereich der Einrichtung.

Alternativhypothese 33
Die negative Selbsteinschätzung und Affektivität hat einen Einfluss auf die spezifische Zufriedenheit mit dem Arbeitsbereich der Einrichtung.

Alternativhypothese 34
Die negative Selbsteinschätzung und Affektivität hat einen Einfluss auf die Beurteilung der Überforderung durch die Arbeit, der Unterstützung durch den Vorgesetzten und der Probleme mit dem Vorgesetzten.

Alternativhypothese 35
Die soziale Erwünschtheit hat einen Einfluss auf die spezifische Zufriedenheit mit dem Arbeitsbereich der Einrichtung sowie auf die Beurteilung der Überforderung durch die Arbeit, der Unterstützung durch den Vorgesetzten und der Probleme mit dem Vorgesetzten.

Alternativhypothese 36
Die Aufenthaltsdauer hat einen Einfluss auf die soziale Erwünschtheit, auf die negative Selbsteinschätzung und Affektivität, auf die spezifische Zufriedenheit mit dem Arbeitsbereich der Einrichtung sowie auf die Beurteilung der Überforderung durch die Arbeit, der Unterstützung durch den Vorgesetzten und der Probleme mit dem Vorgesetzten.

Hypothesen zur Zufriedenheit mit dem sozialen Kontakt mit den anderen Klienten

Alternativhypothese 37
Die Beurteilung der Stimmung unter den Klienten und des Ausmasses an Konflikten mit anderen Klienten hat einen Einfluss auf die spezifische Zufriedenheit mit dem sozialen Kontakt mit den anderen Klienten.

Alternativhypothese 38
Die negative Selbsteinschätzung und Affektivität hat einen Einfluss auf die spezifische Zufriedenheit mit dem sozialen Kontakt mit den anderen Klienten.

Alternativhypothese 39
Die negative Selbsteinschätzung und Affektivität hat einen Einfluss auf die Beurteilung der Stimmung unter den Klienten und des Ausmasses an Konflikten mit anderen Klienten.

Alternativhypothese 40
Die soziale Erwünschtheit hat einen Einfluss auf die spezifische Zufriedenheit mit dem sozialen Kontakt mit den anderen Klienten sowie auf die Beurteilung der Stimmung unter den Klienten und des Ausmasses an Konflikten mit anderen Klienten.

Alternativhypothese 41
Die Aufenthaltsdauer hat einen Einfluss auf die soziale Erwünschtheit, auf die negative Selbsteinschätzung und Affektivität, auf die spezifische Zufriedenheit mit dem sozialen Kontakt mit den anderen Klienten sowie auf die Beurteilung der Stimmung unter den Klienten und des Ausmasses an Konflikten mit anderen Klienten.

2.4.4 Hypothesen zur hierarchischen Analyse der Mitarbeitermerkmale und der globalen Therapiezufriedenheit

In ihrem Artikel fordern Aharony und Strasser (1993, S. 73) den Einbezug von Institutionsvariablen, um die Therapiezufriedenheit umfassender zu erklären. Wettach et al. (2000) untersuchten den Zusammenhang von verschiedenen Institutionsmerkmalen, vom Alter der Einrichtung bis hin zu drei Mitarbeitervariablen, mit der Klientenzufriedenheit. Es zeigte sich, dass zwei Mitarbeitermerkmale beachtliche 19% der Varianz der Therapiezufriedenheit erklärten, nämlich das „Burn-out"-Niveau des Teams und die durchschnittliche Berufserfahrung im Suchtbereich (ebd., S. 150). Die Relevanz des Behandlungsteams zeigten auch Moos und Moos (1998) auf. Sie untersuchten aber nicht die Zufriedenheit, sondern den Zusammenhang zwischen drei verschiedenen „Teamkulturen" und dem Therapieverlauf der Klienten.

Angesichts der herausragenden Bedeutung der Behandelnden für die Klientenzufriedenheit sollen in der vorliegenden Arbeit weitere Merkmale der Mitarbeiter einerseits auf ihre direkte Assoziation und anderseits auf ihre Moderatoreffekte hin untersucht werden, um zu prüfen, ob noch weitere, wichtige Zusammenhänge bestehen. Dabei wird auf der Individualebene dieselbe abhängige Variable wie bei Wettach et al. (2000) benutzt – also die globale Therapiezufriedenheit der Klienten –, während auf der Institutionsebene zusätzliche, bei den Mitarbeitern erhobene Variablen verwendet werden. Es handelt sich um Informationen, Einstellungen sowie Beurteilungen der Mitarbeiter aus den Bereichen soziodemographische Variablen, Berufserfahrung, „Burn-out"-Syndrom, Rückfall von Klienten, Einrichtungskonzept, Betriebsorganisation sowie Teamklima.

Damit diese Zusammenhänge berechnet werden können, ist es notwendig, dass sich die durchschnittliche Therapiezufriedenheit zwischen den einzelnen Einrichtungen unterscheidet, beziehungsweise dass die Institutionsebene einen signifikanten Anteil der Varianz der Therapiezufriedenheit erklärt. Falls dies nicht der Fall ist, können keine weiteren Analysen vorgenommen werden, weshalb zunächst die folgende Hypothese geprüft werden soll.

Alternativhypothese 42
Die Institutionsebene erklärt einen von null signifikant verschiedenen Anteil an der Varianz der globalen Therapiezufriedenheit.

Der Zusammenhang zwischen der *soziodemographischen Variablen* „Alter der Mitarbeiter" und der Therapiezufriedenheit soll geprüft werden. Es wird angenommen, dass ältere Mitarbeiter über mehr Lebenserfahrung verfügen und dadurch gelassener und umsichtiger mit den Klienten umgehen, was wiederum zu einer höheren Therapiezufriedenheit führen könnte.

Alternativhypothese 43
Das Alter der Mitarbeiter hat einen Zusammenhang mit der globalen Therapiezufriedenheit der Klienten.

Es wird vermutet, dass zwischen der *Berufserfahrung im Suchtbereich* und der Therapiezufriedenheit der Klienten ein Zusammenhang besteht. Möglich wäre beispielsweise, dass die Mitarbeiter mit zunehmender Erfahrung Fertigkeiten entwickeln, mit denen sie den Herausforderungen und Belastungen ihrer Arbeit besser gewachsen sind und einen ausgeglichenen Umgang mit den Klienten haben. Zwar wurden in der Psychiatrie inkonsistente Befunde zu diesem Thema festgestellt (vgl. Keith, 1998, S. 1125; Lebow, 1983a, S. 218), aber in der Untersuchung von Wettach et al. (2000, S. 150–151) ergab sich ein Zusammenhang zwischen der Klientenzufriedenheit und der Berufserfahrung der Mitarbeiter im allgemeinen Suchtbereich. In der vorliegenden Arbeit soll dieses Resultat weiter ausdifferenziert werden, indem die Berufserfahrung im stationären Suchtbereich einschliesslich der jetzigen Anstellung am aktuellen Arbeitsort sowie ohne die aktuelle Anstellung untersucht wird.

Alternativhypothese 44
Die Berufserfahrung der Mitarbeiter im gesamten Suchtbereich hat einen Zusammenhang mit der globalen Therapiezufriedenheit der Klienten.

Alternativhypothese 45
Die Berufserfahrung der Mitarbeiter im stationären Suchtbereich hat einen Zusammenhang mit der globalen Therapiezufriedenheit der Klienten.

Alternativhypothese 46
Die Anstellungsdauer der Mitarbeiter am aktuellen Arbeitsort hat einen Zusammenhang mit der globalen Therapiezufriedenheit der Klienten.

Alternativhypothese 47
Die Berufserfahrung der Mitarbeiter im stationären Suchtbereich vor dem aktuellen Anstellungsort hat einen Zusammenhang mit der globalen Therapiezufriedenheit der Klienten.

Mitarbeiter in sozialen Diensten im Allgemeinen und in der stationären Suchttherapie im Speziellen scheinen besonders anfällig für das *„Burn-out"-Syndrom* zu sein (Elman & Dowd, 1997, S. 57; Kleiber, 1995, S. 92; Körkel, 1995, S. 42–45; Körkel et al., 1995, S. 312). Da gezeigt werden konnte, dass die Affekte von Ärzten – verbal oder nonverbal ausgedrückt – die Zufriedenheit der Patienten beeinflussten (Hall et al., 1993, S. 85), kann vermutet werden, dass das „Burn-out"-Niveau der Mitarbeiter eine Wirkung auf deren Affekt und Verhalten gegenüber den Klienten und somit auf die Therapiezufriedenheit ausübt. Bereits früher wurde an dem in der vorliegenden Arbeit verwendeten Datensatz aufgezeigt, dass die „Burn-out"-Gesamtskala einen Zusammenhang mit der Klientenzufriedenheit aufwies (Wettach et al., 2000, S. 150–151). Dieses Ergebnis soll nun mit der Prüfung des Zusammenhangs der drei „Burn-out"-Subskalen mit der Zufriedenheit weiter differenziert werden.

Alternativhypothese 48
Die „Burn-out"-Subskala „Eingeschränkte persönliche Zielerreichung und Leistungsfähigkeit" der Mitarbeiter hat einen Zusammenhang mit der globalen Therapiezufriedenheit der Klienten.

Alternativhypothese 49
Die „Burn-out"-Subskala „Emotionale, kognitive und geistige Erschöpfung" der Mitarbeiter hat einen Zusammenhang mit der globalen Therapiezufriedenheit der Klienten.

Alternativhypothese 50
Die „Burn-out"-Subskala „Entpersönlichte Behandlung der Klienten" hat einen Zusammenhang mit der globalen Therapiezufriedenheit der Klienten.

Der *Rückfall* während und vor allem nach der Therapie ist bei Klienten in schweizerischen Studien (Dobler-Mikola et al., 1998, S. 64–65; KOFOS, 1999, S. T98–T107), aber auch in internationalen Untersuchungen (Condelli & Hubbard, 1994, S. 29; Küfner et al., 1994, S. 155–160; Sells et al., 1976, S. 553), häufig anzutreffen. Rückfälle werden von Mitarbeitern oft als Scheitern ihrer Arbeit, als Misserfolg, betrachtet und sind häufig mit „anteilnehmenden Gefühlen für den rückfälligen Klienten, wie Besorgnis, Mitgefühl und Trauer" verbunden (Gehring & Herder, 1991, S. 73). Dies wiederum beeinflusst die Einstellung und das Verhalten der Mitarbeiter gegenüber den Klienten. Es soll deshalb geprüft werden, ob die Haltung zu Rückfallen einen Zusammenhang mit der Therapiezufriedenheit aufweist.

Alternativhypothese 51
Die Einstellung der Mitarbeiter, dass das Hauptziel ihrer Arbeit die Abstinenz der Klienten von harten Drogen ist, hat einen Zusammenhang mit der globalen Therapiezufriedenheit der Klienten.

Alternativhypothese 52
Die Einstellung der Mitarbeiter, dass ein Rückfall mit harten Drogen ausschliesslich negativ ist, hat einen Zusammenhang mit der globalen Therapiezufriedenheit der Klienten.

Alternativhypothese 53
Die Einstellung der Mitarbeiter, dass es nach einem Rückfall mit harten Drogen immer bergab gehe, hat einen Zusammenhang mit der globalen Therapiezufriedenheit der Klienten.

Alternativhypothese 54
Die Einstellung der Mitarbeiter, dass nach einem Rückfall eines Klienten die eigene Arbeit keinen Sinn gehabt habe, hat einen Zusammenhang mit der globalen Therapiezufriedenheit der Klienten.

Alternativhypothese 55
Die Einstellung der Mitarbeiter, dass sie selbst am Rückfall eines Klienten schuld sind, hat einen Zusammenhang mit der globalen Therapiezufriedenheit der Klienten.

Das *Konzept der Einrichtung* beinhaltet die grundlegende theoretische und praktische Ausrichtung der Behandlung. In sozialen Diensten wurde beobachtet, dass Mitarbeiter involvierter und aufgabenorientierter waren sowie eine klarere Arbeitsstruktur aufwiesen, wenn ihre Einstellungen ein kohärentes System bezüglich der Ausübung und den Zielen der Therapie darstellten (Cherniss & Krantz, 1983, S. 203–206). Moos und Moos (1998, S. 47–48) zeigten auf, dass Klienten in stationären Suchttherapieinstitutionen zufriedener waren, wenn das Team zielorientiert arbeitete. Es wird deshalb in der vorliegenden Arbeit untersucht, ob einerseits Schwierigkeiten der Mitarbeiter bei der Umsetzung des Einrichtungskonzepts und anderseits die Identifikation mit dem Konzept und der Einrichtung einen Zusammenhang mit der Klientenzufriedenheit aufweisen.

Alternativhypothese 56
Die Umsetzung des Einrichtungskonzepts durch die Mitarbeiter hat einen Zusammenhang mit der globalen Therapiezufriedenheit der Klienten.

Alternativhypothese 57
Die Identifikation der Mitarbeiter mit dem Konzept und der Einrichtung hat einen Zusammenhang mit der globalen Therapiezufriedenheit der Klienten.

Die Relevanz von *Gefässen zur Reflexion über Klientenprozesse* kann im Suchtbereich nicht überschätzt werden. So wurde die Supervision von befragten Mitarbeitern als wichtiger Entlastungsfaktor bezeichnet (Fengler, 1998, S. 90). Und im Rahmen von Interviews mit Leitern von stationären Suchthilfeeinrichtungen zeigte sich, dass solche Gefässe einen zentralen Aspekt darstellen, weil dort in einem hierarchiefreien Raum gelernt und diskutiert werden kann, wie Heilungsprozesse in einer Institution ablaufen (Wettach et al., 1997, S. 64). Deshalb wird überprüft, ob die für die Reflexion über Klientenprozesse eingeräumte Zeit – im Rahmen von Supervision, Fallbesprechungen etc. – mit der Klientenzufriedenheit zusammenhängt.

Alternativhypothese 58
Die Beurteilung der den Mitarbeitern zur Verfügung stehenden Zeit für die Reflexion von Klientenprozessen hat einen Zusammenhang mit der globalen Therapiezufriedenheit der Klienten.

Das Arbeitsumfeld stellt einen gewichtigen, potenziellen Belastungsfaktor dar, dem im Bereich der Suchttherapie besondere Bedeutung beigemessen werden muss. In einer Untersuchung zu Belastungsfaktoren bei Mitarbeitern von Suchthilfeeinrichtungen rangierte die Beziehung zu den Vorgesetzten an vorderer Stelle (Farmer, 1995, S. 117). Auch Körkel (1995, S. 60–61) sah im Führungsverhalten einen Belastungsfaktor, und aus der Organisationspsychologie ist bekannt, dass die Einstellung gegenüber den Vorgesetzten einen Einfluss auf das Leistungsverhalten aufweist (von Rosenstiel, 2000, S. 260–261). In der vorliegenden Arbeit werden zwei spezifische Aspekte des Arbeitsumfeldes in Hinblick auf den Zusammenhang mit der globalen Therapiezufriedenheit geprüft: Einerseits das von den Mitarbeitern wahrgenommene *Verhältnis zu den Vorgesetzten* und anderseits die Beurteilung der Übereinstimmung der formellen mit der informellen *Führungsstruktur*.

In der Studie von Greenley und Schoenherr (1981, S. 11) ging die *interne Kommunikationsstruktur* in sozialen Stellen und Gesundheitsdiensten mit einer höheren Zufriedenheit der Klienten einher, aber der Befund war nicht eindeutig. Deshalb soll der Zusammenhang zwischen der Wahrnehmung der Kommunikationsstruktur durch die Mitarbeiter und der globalen Klientenzufriedenheit untersucht werden.

Der Personalentwicklung durch *Weiter- und Fortbildung* – im weiteren Sinne „die Anpassung des Menschen an die Aufgabe" (von Rosenstiel, 2000, S. 193) – kommt in der Suchttherapie eine grosse Bedeutung zu. Einerseits sollen damit Berufsanfänger mit Wissen und Fertigkeiten ausgestattet werden, anderseits können neue Methoden in die Therapie integriert und bestehende Methoden differenziert sowie verbessert werden. Nicht zuletzt dient die Weiterbildung auch der „Burn-out"-Prophylaxe (Fengler, 1998, S. 241–242). Es soll deshalb untersucht werden, ob die Beurteilung der Weiterbildung einen Zusammenhang mit der globalen Klientenzufriedenheit aufweist.

Zu kleine oder schlecht angelegte *Räumlichkeiten* können die Therapiedurchführung erschweren und die allgemeine Stimmung beeinflussen, beispielsweise wegen fehlenden Aufenthaltszimmern oder kleinen Privaträumen. Schlechte infrastrukturelle Bedingungen gehörten bei einer Befragung in ambulanten Suchthilfeeinrichtungen zu den zehn belastendsten Merkmalen (Farmer, 1995, S. 117). Es wird deshalb untersucht, ob die Beurteilung der Räumlichkeiten durch die Mitarbeiter einen Zusammenhang mit der globalen Klientenzufriedenheit hat.

Alternativhypothese 59
Die Beurteilung der Führungsstruktur der Einrichtung durch die Mitarbeiter hat einen Zusammenhang mit der globalen Therapiezufriedenheit der Klienten.

Alternativhypothese 60
Die Beurteilung des Verhältnisses zum beziehungsweise zu den Vorgesetzten hat einen Zusammenhang mit der globalen Therapiezufriedenheit der Klienten.

Alternativhypothese 61
Die Beurteilung der Kommunikationsstruktur durch die Mitarbeiter hat einen Zusammenhang mit der globalen Therapiezufriedenheit der Klienten.

Alternativhypothese 62
Die Beurteilung des Weiterbildungsbereichs der Einrichtung durch die Mitarbeiter hat einen Zusammenhang mit der globalen Therapiezufriedenheit der Klienten.

Alternativhypothese 63
Die Beurteilung der Räumlichkeiten durch die Mitarbeiter hat einen Zusammenhang mit der globalen Therapiezufriedenheit der Klienten.

Die *Gruppenkohäsion* sowie die *soziale und fachliche Unterstützung* haben innerhalb eines Teams eine wichtige Funktion inne. Wenn diese nicht mehr gewährleistet sind, können Belastungen auftreten sowie die Leistungsfähigkeit gemindert werden (von Rosenstiel, 2000, S. 260–262). Das Team wird von Mitarbeitern häufig als wichtiger Belastungsfaktor genannt (Fengler, 1998, S. 89–90), wobei dieses Ergebnis indessen nicht überall beobachtet wurde (Rudorf & Körkel, 1995, S. 205). Bei Moos und Moos (1998, S. 47–48) zeigte sich, dass in einem stationären Suchttherapieprogramm, in welchem das Teamklima unterstützend war und zielorientiert gearbeitet wurde, die Zufriedenheit der Klienten höher war als in Institutionen, in denen diese Arbeitsmerkmale nicht gegeben waren. Es wird deshalb in der vorliegenden Studie geprüft, ob die Beurteilung des Verhältnisses zu den Arbeitskollegen einen Zusammenhang mit der globalen Klientenzufriedenheit aufweist.

Alternativhypothese 64
Die Beurteilung des Verhältnisses mit den Arbeitskollegen hat einen Zusammenhang mit der globalen Therapiezufriedenheit der Klienten.

Der Zusammenhang von *Depressivität* und *Therapiezufriedenheit* wurde in der Psychiatrie durch mehrere Studien belegt (z. B. Larsen et al., 1979, S. 205; LeVois et al., 1981, S. 147). Hingegen ergaben sich im stationären Suchtbereich widersprüchliche Resultate (Cernovsky et al., 1997a, S. 278; Chan et al., 1997, S. 373–374). Sofern in dieser Arbeit ein solcher Zusammenhang beobachtet wird (vgl. Alternativhypothese 8), soll untersucht werden, ob Merkmale der Mitarbeiter, deren „Burn-out"-Niveau eine zentrale Bedeutung für die Therapiezufriedenheit der Klienten gezeigt hat (Wettach et al., 2000, S. 150–151), eine moderierende Wirkung auf den Zusammenhang zwischen der Depressivität und der Zufriedenheit aufweisen. Es wird vermutet, dass die Depressivität um so weniger Zufriedenheit senkende Wirkung hat, je besser die Situation des Teams ist, das heisst, je tiefer beispielsweise das „Burn-out"-Niveau ist. Untersucht werden die Moderatoreffekte der obigen, in den Alternativhypothesen 43 bis 64 besprochenen Mitarbeitermerkmale aus den Bereichen soziodemographische Variablen, Berufserfahrung, „Burn-out"-Syndrom, Rückfall von Klienten, Einrichtungskonzept, Betriebsorganisation sowie Teamklima. Für diese Analysen ist indes wiederum notwendig, dass die Stärke des Zusammenhangs der Depressivität und der Klientenzufriedenheit zwischen den einzelnen Therapieeinrichtungen genügend variiert.

Alternativhypothese 65
Die Institutionsebene erklärt einen von null signifikant verschiedenen Anteil an der Varianz des Einflusses der Depressivität auf die globale Therapiezufriedenheit der Klienten.

3. Methodik

3.1 Studiendesign

Zur Beantwortung der Fragestellungen wurden im Rahmen einer Feldstudie Querschnittserhebungen bei Klienten und Mitarbeitern von 23 Einrichtungen der Deutschschweiz durchgeführt, die stationäre Langzeittherapien für Drogenabhängige anbieten. Die Klienten wurden jeweils bei Eintritt in die Behandlung im Rahmen der Datensammlung des Forschungsverbundes stationäre Suchttherapie (FOS) ausführlich befragt, wobei ein instruierter Mitarbeiter der Therapieeinrichtung das direkte Interview mit einem strukturierten Fragebogen führte (vgl. dazu KOFOS, 2001). Die Erhebung der Therapiezufriedenheit fand darauf im Rahmen von Stichtagserhebungen im Mai und Juni 1999 statt, wobei nach der Einführung durch eine Forschungsmitarbeiterin alle Klienten einer Einrichtung den strukturierten Fragebogen gleichzeitig, selbständig und unter Aufsicht ausfüllten. Die für die hierarchischen Fragestellungen notwendigen Informationen der Mitarbeiter der entsprechenden Therapieeinrichtungen wurden vor den Zufriedenheitsbefragungen im März 1999 mittels eines postalisch an die Privatadresse gesandten, strukturierten Fragebogens erhoben.

Bei den Klienten wurden soziodemographische Daten, Informationen zu ihrem Therapieaufenthalt, das Ausmass an depressiven Symptomen, Persönlichkeitsmerkmale, Informationen zur sozialen Erwünschtheit, die Zufriedenheit mit der Therapie sowie die Beurteilung der Behandlung erhoben. Die Mitarbeiter gaben Auskunft zu soziodemographischen Daten, ihrer Belastetheit durch die Arbeit („Burn-out"-Syndrom) sowie ihrer Beurteilung verschiedener Arbeitsaspekte.

Auf der Ebene der Klienten werden zunächst Unterschiede der verschiedenen Zufriedenheitsindizes bezüglich des Geschlechts geprüft. Zusammenhänge werden einerseits zwischen dem Alter und der Therapiezufriedenheit der Klienten, anderseits zwischen den verschiedenen Aspekten der Zufriedenheit untereinander berechnet. Mit Aspekten des Therapieaufenthalts sowie Persönlichkeitsmerkmalen der Klienten wird darauf versucht, die globale Therapiezufriedenheit zu erklären. Danach stehen Strukturgleichungsmodelle im Zentrum des Interesses, mit denen die differenzielle Bedeutung der Persönlichkeitsmerkmale und der Behandlungsbeurteilung für die spezifische Therapiezufriedenheit untersucht werden soll.

Im Rahmen von hierarchischen Analysen wird der Einfluss von verschiedenen Merkmalen der Einrichtungsmitarbeiter – Informationen, Einstellungen sowie Beurteilungen aus den Bereichen soziodemographische Variablen, Berufserfahrung, „Burn-out"-Syndrom, Rückfall von Klienten, Einrichtungskonzept, Betriebsorganisation sowie Mitarbeiterteam – auf die globale Therapiezufriedenheit der Klienten geprüft.

3.2 Beschreibung der Stichprobe

Im Folgenden werden zunächst die Grundgesamtheiten und die Stichproben der Klienten- und der Mitarbeiterbefragung definiert. Danach werden ausgewählte Merkmale der beteiligten Institutionen, der Klienten und der Mitarbeiter beschrieben.

3.2.1 Grundgesamtheit und Stichprobe

Es sollte bei den 28 stationären Langzeittherapieeinrichtungen, die gleichzeitig an der Nachbefragungsstudie des FOS teilnahmen (vgl. dazu Dobler-Mikola et al., 2000), eine Vollerhebung *aller in Behandlung befindlichen Klienten* durchgeführt werden. Zwei Einrichtungen mussten indessen vor dem Interviewtermin ihre Türen schliessen, eine Institution entschied nicht teilzunehmen und eine war eher als teilstationäre Nachsorgeeinrichtung zu betrachten. Infolgedessen ergab sich eine Stichprobe von 330 Klienten[18] aus 24 Institutionen. Schlussendlich sind von 269 Klienten beziehungsweise von 81.5% gültige Fragebogen eingegangen (Tabelle 3.1.). 35 Klienten verweigerten die Teilnahme an der Erhebung (10.6%), wobei von einer Einrichtung gar keine Fragebogen vorhanden sind, sodass letztendlich von 23 Institutionen Informationen zur Therapiezufriedenheit der Klienten vorhanden sind. Weitere 7.9% blieben aus anderen Gründen wie Krankheit oder Entweichung der Befragung fern.

Tabelle 3.1.   Klientenstichprobe der Befragung zur Therapiezufriedenheit

Befragungsstatus	Anzahl	%
Krankheit	2	.61
kurzfristiger Termin	15	4.55
Flucht/Entweichung	6	1.82
Nicht deutschsprachig	2	.61
Neueintritt	1	.30
Befragung verweigert	35	10.61
Fragebogen vorhanden	269	81.52
Total	330	100.00

Bei den einzelnen Analysen ergeben sich folgende Fallzahlen: Im Rahmen der Strukturgleichungsmodelle müssen vier Befragte wegen fehlenden Daten in einer der relevanten Variablen ausgeschlossen werden, sodass sich die Stichprobe auf 265 beläuft. Bei den hierarchischen Analysen zum direkten Einfluss der Mitarbeitermerkmale auf die Therapiezufriedenheit mussten sechs Klienten aus der Stichprobe genommen werden, weil die Therapiezufriedenheit fehlende Werte aufweist (N = 263). Die Skala „Depressivität" zweier weiterer Befragter ist unvollständig, sodass die Stichprobe für die hierarchischen Analysen zum Moderatoreffekt der Mitarbeitermerkmale auf

---

18   In der Studie von Wettach et al. (2000, S. 130), die auf denselben Daten beruht, ist eine Stichprobe von 326 Klienten angegeben. Darin waren indessen fünf Befragte enthalten, die sich bereits in der teilstationären Aussenwohngruppe befanden, aber fälschlicherweise einen Fragebogen retrospektiv für den stationären Bereich ausfüllten. Diese fünf Interviews sind hier ausgeschlossen. Zudem wurde bei jener Stichprobenberechnung die Verweigerung aller neun Klienten einer Institution nicht berücksichtigt.

den Zusammenhang der Depressivität und der Therapiezufriedenheit aus 261 Klienten besteht.

Es war beabsichtigt, in einer Vollerhebung alle *Mitarbeiter* derjenigen 28 Therapieeinrichtungen zu befragen, welche gleichzeitig an der Nachbefragungsstudie des FOS teilnahmen (s. dazu Dobler-Mikola et al., 2000). Mit eingeschlossen waren gegebenenfalls externe Therapeuten und Lehrpersonen sowie Teammitglieder von Aussenwohngruppen und Nachsorgestellen. Letztere zwei Gruppen werden aber bei den hierarchischen Analysen nicht berücksichtigt. Kurzfristig beschäftigte Praktikanten nahmen an der Erhebung nicht teil.

Eine Institution sah von der Teilnahme an der Befragung ab. Es hätten also insgesamt 483 Mitarbeiter aus 27 Institutionen beziehungsweise 450 Angestellte aus denjenigen 23 Einrichtungen, bei denen auch Informationen zur Therapiezufriedenheit der Klienten vorhanden waren, befragt werden sollen (Tabelle 3.2.). Sieben Mitarbeiter stellten ihre Adresse nicht zur Verfügung beziehungsweise wollten nicht an der Umfrage teilnehmen. Von den Institutionen, bei denen die Therapiezufriedenheit erhoben wurde, nahmen 379 Mitarbeiter beziehungsweise 84.2% an der Befragung teil. 64 Personen sandten den Fragebogen nicht zurück (14.2%). Von den 379 Antwortenden sind 321 beziehungsweise 84.7% im stationären Bereich beschäftigt, während die übrigen in den teilstationären Aussenwohngruppen oder ambulanten Nachsorgestellen arbeiten. In den hierarchischen Analysen werden nur die Daten der 321 Mitarbeiter aus dem stationären Bereich der 23 Therapieeinrichtungen verwendet.

Die hohe Rücklaufquote kann auf die Motivation der Mitarbeiter durch die Verantwortlichen der Therapieeinrichtungen, die Verbindung der Erhebung mit einer umfassenden Qualitätserhebung bei den

Tabelle 3.2. Stichprobe der Mitarbeitererhebung

Befragungsstatus	Institutionen mit Zufriedenheitsdaten		Alle Institutionen	
	Anz. Mitarb.	%	Anz. Mitarb.	%
Adresse nicht zur Verfügung gestellt	7	1.56	7	1.45
Fragebogen nicht zurückgesandt	64	14.22	74	15.32
Informationen vorhanden	379	84.22	402	83.23
Total	450	100.00	483	100.00

stationären Institutionen sowie auf die geplante Rückmeldung der Ergebnisse zurückgeführt werden.

3.2.2 Merkmale der Institutionsstichprobe

Alle 24 Institutionen, bei denen die Therapiezufriedenheit der Klienten erhoben werden sollte, bieten stationäre, abstinenzorientierte Behandlungen im Rahmen von therapeutischen Gemeinschaften an. Ihre Zielgruppen bestehen aus Personen, die von Heroin und/oder Kokain abhängig sind, wobei vier Einrichtungen zusätzlich auch Alkoholabhängige aufnehmen. Die in den Konzepten festgelegte Therapiedauer variiert von 8 bis zu 24 Monaten, mit einem Durchschnitt von 14.3 Monaten. Die Therapieeinrichtungen sind unterschiedlich gross: Eine weist weniger als sechs Betten auf, fünf zwischen sieben und elf Plätzen, elf zwischen 12 und 25 Plätzen und sechs Institutionen verfügen über mehr als 25 Betten; eine Einrichtung machte keine Angaben über die Anzahl Plätze. Als wichtigsten theoretischen Bezug geben 17 der 24 Institutionen sozialtherapeutische Konzepte an. Drei weitere Einrichtungen berufen sich auf einen milieutherapeutischen Ansatz, während sich die übrigen vier auf einen sozialpädagogischen, einen psychologischen oder spirituellen Ansatz verteilen. 19 der 24 Therapieinstitutionen weisen eine oder mehrere der folgenden psychotherapeutischen Methoden als Schwerpunkt auf: Tiefenpsychologische/psychoanalytische, humanistische, verhaltenstherapeutische/kognitive und systemische/familientherapeutische Methoden.

3.2.3 Merkmale der Klientenstichprobe

Unter den 269 Klienten sind 55 Frauen (20.4%) und 214 Männer (79.6%). Das Durchschnittsalter beträgt 27.8 Jahre (Tabelle 3.3.). Der Anteil der Bürger der Schweiz sowie des Fürstentums Liechtenstein beläuft sich auf insgesamt 77.3% (208 Klienten). Neun von zehn Befragten sind ledig (235 Befragte, 89.4%), während zwölf Klienten verheiratet (4.6%), drei getrennt (1.1%) und 13 geschieden (4.9%) sind. Von sechs Befragten sind keine Angaben zum Zivilstand vorhanden.

77

Die durchschnittliche Aufenthaltsdauer zum Zeitpunkt der Erhebung der Therapiezufriedenheit beträgt 226.3 Tage, also etwas mehr als sieben Monate (Tabelle 3.3.). Die längste Aufenthaltsdauer beläuft sich auf 844 Tage, was circa zwei Jahren und drei Monaten entspricht. Knapp jeder fünfte Klient trat von einer anderen therapeutischen Einrichtung in die aktuelle Institution über (51 Klienten, 19.7%). Zwei Drittel der Befragten geben an, sich noch nie in einer stationären Suchttherapieeinrichtung befunden zu haben (181 Probanden, 67.3%). Hingegen waren 40 bereits einmal (15.6%), 23 zweimal (8.9%), sechs dreimal (2.3%), sieben das vierte (2.7%) und einer gar das fünfte Mal (.4%) in einer solchen Behandlung. Von elf Klienten konnten keine Informationen zur früheren Therapieerfahrung erhoben werden.

Ungefähr je ein Drittel der Klienten haben als höchste Schulbildung die Sekundarschule beziehungsweise die Realschule besucht

Tabelle 3.3. *Alter, Aufenthaltsdauer und Konsumbeginn der Klienten*

	N / md	Mittel-wert	Stand.-abw.	Min.	Max.
Alter (Jahre)	269 / 0	27.84	5.35	17	45
Alter: Erstmals Opiate und/oder Kokain	253 / 16	18.17	3.59	13	37
Alter: Opiate und/oder Kokain vier Wochen tägl.	242 / 27	19.69	4.29	13	37
Aufenthaltsdauer (Tage)	269 / 0	226.32	185.78	1	844

md = missing data

Tabelle 3.4. *Schulbildung und Berufsausbildung der Klienten*

Schulbildung			Berufsausbildung		
	Anz.	%		Anz.	%
Keine Ausbildung	7	2.70	Keine Ausbildung	98	37.84
Hilfs-, Sonderschule	6	2.32	Kurze 1–2-jährige Ausbildung	2	.77
Primar-, Oberschule	63	24.32	Berufswahlschule, Werkjahr, etc.	23	8.88
Realschule	89	34.36	Lehre	127	49.03
Sekundarschule	82	31.66	Kunstgewerbeschule, Konservatorium	1	.39
Mittelschule/Gymn.	7	2.70	Höhere Fach-/Berufsschule	4	1.54
In Ausbildung	1	.39	Universität, ETH, Hochschule	1	.39
Andere Ausbildung	4	1.54	Andere Ausbildung	3	1.16
Total	259	100.00	Total	259	100.00
Missing data	10		Missing data	10	

(Tabelle 3.4.). Einen Abschluss an der Mittelschule oder am Gymnasium haben lediglich 2.7% der Befragten. Ebenfalls 2.7% weisen keine Schulbildung auf, während ein knappes Viertel als höchste Schulstufe die Primar- beziehungsweise Oberschule besucht hat. Knapp die Hälfte der Klienten weist als höchste Berufsausbildung eine Lehre auf (Tabelle 3.4.). Auffällig ist, dass ein erheblicher Teil der Befragten, nämlich 37.8%, keine Berufsausbildung aufweist.

Im Durchschnitt konsumierten die Klienten mit 18.2 Jahren das erste Mal Opiate oder Kokain (Tabelle 3.3.). Mit dem täglichen Konsum von Opiaten und/oder Kokain über einen Zeitraum von vier Wochen begannen die Befragten im Mittel mit 19.7 Jahren (Tabelle 3.3.).

Beinahe drei Viertel der Klienten geben an, im Jahr vor dem Eintritt in die Therapie mindestens über einen Zeitraum von vier Wochen täglich oder beinahe täglich Opiate konsumiert zu haben (Tabelle 3.5.). Weitere 14.7% berichten, dies immerhin noch gelegentlich getan zu haben. Der tägliche oder fast tägliche Konsum von Kokain und/oder Crack ist mit einem Anteil von 39.5% in der Stichprobe weit verbreitet. Der Gebrauch von Halluzinogenen ist ebenfalls häufig: Ein Drittel der Klienten gibt an, täglich oder beinahe täglich solche Substanzen zu sich genommen zu haben. Seltener ist die Einnahme von Amphetaminen und/oder Ecstasy, denn immerhin geben 56.3% an, im Jahr vor dem Eintritt keine solchen Stimulanzien konsumiert zu haben.

Tabelle 3.5. *Drogenkonsum der Klienten im Jahr vor dem Therapieeintritt*

	Halluzinogene		Ecstasy, Amphetamine		Kokain, Crack		Opiate	
	Anz.	%	Anz.	%	Anz.	%	Anz.	%
Kein Konsum	51	19.84	143	56.30	31	12.02	17	6.59
Selten	55	21.40	61	24.02	52	20.16	14	5.43
Gelegentlich	66	25.68	44	17.32	73	28.29	38	14.73
(Fast) täglich	85	33.07	6	2.36	102	39.53	189	73.26
Total	257	100.00	254	100.00	258	100.00	258	100.00
Missing data	12		15		11		11	

Anhand des Vergleichs der 269 Befragten mit den 61 Klienten, welche nicht an der Erhebung teilgenommen haben, können systematische Selektionseffekte erkannt werden. Geprüft werden Selektionseffekte bezüglich Geschlecht, Alter, Aufenthaltsdauer, Schulbildung, Berufsausbildung, Freiwilligkeit der Therapie, Behandlungserfahrung, polytoxikomanem Konsummuster, Alter beim ersten Konsum von Opiaten und/oder Kokain sowie Alter beim ersten täglichen Konsum von Opiaten und/oder Kokain über einen Zeitraum von vier Wochen hinweg. Die Analysen ergeben keine signifikanten Unterschiede beziehungsweise Zusammenhänge. Es kann also gefolgert werden, dass keine systematische Selektion der Stichprobe besteht.

3.2.4 Merkmale der Mitarbeiterstichprobe

Im Folgenden werden die Merkmale der Mitarbeiterstichprobe besprochen. Die Grundlage bilden die 321 Befragten, die im stationären Bereich einer der 23 Einrichtungen arbeiten, bei denen auch Informationen zur Therapiezufriedenheit der Klienten vorhanden sind.

Tabelle 3.6.   Alter der Mitarbeiter

	N / md	Mittel-wert	Stand.-abw.	Min.	Max.
Alter (Jahre)	319 / 2	40.77	7.63	23	70

md = missing data

Tabelle 3.7.   Bildung der Mitarbeiter

	Anzahl	%
Keine Ausbildung	7	2.70
Primarschule	12	3.75
Real-, Sekundar-, Oberschule	136	42.50
Mittelschule, Gymnasium	11	3.44
Fachhochschule	100	31.25
Universität, ETH, Hochschule	61	19.06
Total	320	100.00
Missing data	1	

Zwei von fünf beziehungsweise 128 Befragte sind Frauen (39.9%), und 193 Mitarbeiter sind Männer (60.1%). 15 Probanden beziehungsweise 4.7% sind nicht fest angestellt, sondern arbeiten in einem Auftragsverhältnis mit der Therapieeinrichtung zusammen. Das durchschnittliche Alter der Mitarbeiter beträgt knapp 41 Jahre (Tabelle 3.6.).

Gut zwei von fünf Mitarbeitern haben als höchsten Schulabschluss die Real-, Sekundar- oder Oberschule besucht (Tabelle 3.7.). Die Anteile der akademischen Abschlüsse mit 19.1% und Fachhochschulabschlüsse mit 31.3% sind als hoch zu bezeichnen. Lediglich sieben Mitarbeiter haben keine Ausbildung (2.7%).

3.3 Datenerhebung

Durchführung der Datenerhebung bei den Klienten

Die Datenerhebung bei den Klienten fand zu zwei verschiedenen Zeitpunkten statt: Einerseits beim Eintritt und anderseits an einem Stichtag während der Therapie. Beim Eintritt in die Behandlung wurde von einem Mitarbeiter der Therapieeinrichtung im Rahmen der Basisdokumentation des FOS innerhalb der ersten zwei Wochen ein strukturiertes Interview durchgeführt (vgl. KOFOS, 2001).

Die Erfassung der Therapiezufriedenheit fand im Juni 1999 während des Behandlungsaufenthalts der Klienten statt. Etwa einen Monat vor der Befragung erhielten sie ein Informationsblatt, in welchem die wichtigsten Aspekte der Befragung erklärt wurden, insbesondere auch der Hinweis auf die Freiwilligkeit der Teilnahme (s. Anhang B1). Mit der Durchführung der Befragungen waren die langjährige Leiterin des Interviewbereichs des Forschungsinstituts und zwei Studentinnen der Sozialpsychologie betraut, welche am Institut für Suchtforschung, Zürich, im Rahmen eines Forschungspraktikums arbeiteten. Die Leiterin schulte und begleitete die Studentinnen anfangs. Die Befragungsdurchführenden waren angehalten, sich nach der Interviewanleitung zu richten (s. Anhang B2). Die Leiterin des Interviewbereichs führte sieben, die Studentinnen zehn beziehungsweise elf Befragungen durch. Ein Termin wurde wegen Zeitproblemen vom Autor wahrgenommen.

An einem mit der Einrichtung vereinbarten Stichtag ging die Mitarbeiterin der Forschungsstelle mit den Fragebogen in die Therapieeinrichtung. Waren besonders viele Teilnehmer zu erwarten, waren zwei Forschungspraktikantinnen zugegen, in diesem Fall wurde in zwei Gruppen vorgegangen. Die Klienten versammelten sich in einem genügend grossen Raum, in dem zwischen zwei Befragten jeweils ein Platz frei bleiben konnte. Es wurde besonders darauf geachtet, dass keine Mitarbeiter der Therapieeinrichtung zugegen waren, um Verzerrungen durch Gefährdung der Anonymität, soziale Beeinflussung und Angst vor negativen Konsequenzen weitgehend auszuschliessen.

Die Klienten erhielten die Fragebogen in einer bestimmten Reihenfolge. Zunächst wurde Teil A verteilt, mit den Fragen nach der globalen Therapiezufriedenheit und der spezifischen Zufriedenheit bezogen auf den gesamten Aufenthalt sowie mit den Items der Skala „Soziale Erwünschtheit" und den Beurteilungen verschiedener Aspekte der Behandlung, ebenfalls bezogen auf die gesamte Therapiezeit. Die Klienten wurden gebeten, jeweils auf jeden Bogen ihre Probandennummer zu notieren. Nachdem der Teil A eingesammelt war, erhielten die Klienten den Teil B, welcher Fragen nach der spezifischen Zufriedenheit sowie Beurteilungen verschiedener Merkmale der Therapie umfasst, jeweils bezogen auf die letzte Woche. Zudem enthielt dieser Teil auch die Skala zur Erhebung der Depressivität, die ebenfalls für die letzte Woche beantwortet werden sollte. Danach wurde der letzte Teil C ausgehändigt. Dieser beinhaltet Fragen nach Erwartungen an die Behandlung, die die Klienten vor dem Eintritt hatten, sowie die Skalen „Selbstwertgefühl" und „Kontrollüberzeugung". Die Befragungen dauerten etwa eine Stunde. Danach nahm die Mitarbeiterin der Forschungsstelle die Fragebogen direkt mit, worüber die Klienten bereits vor der Befragung informiert worden waren.

Durchführung der Datenerhebung bei den Mitarbeitern

Die Erhebung der Mitarbeiterdaten fand im März und April 1999 mit einem postalisch an die Privatadresse gesandten Fragebogen statt. Dem Brief war ein Schreiben und ein frankiertes Antwortcouvert beigelegt (s. Anhang B3). Auf der letzten Seite enthielt der Fragebogen eine eindeutige Identifikationsnummer. Somit konnten diejenigen Probanden gezielt gemahnt werden, von denen noch keine Antwort eingetroffen war. Den Befragten wurde aber freigestellt, ob sie die letzte Seite abreissen und der Forschungsinstitution zusammen mit dem Fragebogen oder mit einer separaten Sendung zustellen wollten, um die Anonymität sicherzustellen. Die Identifikationsnummer wurde nach Erhalt des Fragebogens sofort entfernt und separat verarbeitet, sodass Befragungsdaten und Mitarbeiterinformationen nicht mehr zuordbar waren. Die Antwortfrist betrug eine Woche. Eine Woche nach Ablauf der Frist wurde eine Erinnerung an alle Mitarbeiter gesandt, von denen keine Identifikationsnummer eingegangen war. Sie wurden gebeten, den Bogen innerhalb von fünf Tagen zu retournieren (s. Anhang B3).

Bei zwei Institutionen wurde das Erhebungsverfahren leicht verändert. Da in einer Einrichtung sämtliche Mitarbeiter ihre Adressen nicht zur Verfügung stellen wollten, wurden die frankierten Briefumschläge mit den Fragebogen und den Schreiben der Administration der Institution zugestellt. Diese wiederum versah die Briefumschläge mit den jeweiligen Adressen und sandte sie an die Mitarbeiter. In einer weiteren Einrichtung mussten die Fragebogen den Teammitgliedern von einem Mitarbeiter in das Behandlungszentrum gebracht werden, wobei betont wurde, dass die Bogen selbständig und in einer ruhigen Stunde ausgefüllt werden sollten. Nach ungefähr zwei Wochen wurden die Bogen wieder abgeholt.

3.4 Gütemasse

Im Folgenden werden für die vorliegende Arbeit relevante Aspekte der Objektivität, der Reliabilität und der Validität ausführlich besprochen.

3.4.1 Objektivität

Zur Verbesserung der Durchführungsobjektivität der Erhebung bei den Klienten wurden den Befragungsleiterinnen ausführliche Instruktionen zum Ablauf abgegeben und erklärt (s. Anhang B2). Sie waren angehalten, diese an den Interviewterminen zu befolgen. Bei der Befragung der Mitarbeiter wurden die Bogen nach Hause geschickt, sodass mindestens Verzerrungen durch gemeinsames Ausfüllen und gegenseitige Beeinflussung vorgebeugt wurden.

3.4.2 Reliabilität

In dieser Untersuchung werden die Reliabilitätswerte der einzelnen Skalen gemäss der Methode der internen Konsistenz nach Cronbach (1951) berechnet und der standardisierte Alpha-Wert angegeben. Diese Koeffizienten werden jeweils in Kapitel 3.5, im Rahmen der Darstellung der Instrumente, angegeben. Bereits „etablierte" Skalen mit Reliabilitätswerten, die tiefer als .80 sind (vgl. Weise, 1975, S. 219; zit. nach Bortz, 1995, S. 184), werden unter Berücksichtigung der Trennschärfe und der Dimensionalität kritisch besprochen, wobei Skalen mit Alpha-Werten knapp unter .80 gegebenenfalls auch einbezogen werden können. Neuere Skalen, die teilweise zum ersten Mal angewendet werden, sollten Koeffizienten von .70 oder höher aufweisen (vgl. Nunnally, 1978, S. 245). Bei einer Unterschreitung dieses Wertes werden auch bei diesen die Trennschärfe und die Dimensionalität in das Urteil einbezogen.

Gemäss Manstead und Semin (1990, S. 80–81) stellt die Mehrdeutigkeit der Fragen die grösste Bedrohung dar. Die Reliabilität des Klientenfragebogens wurde deshalb mit den folgenden, von Atteslander (1991, S. 340) sowie Manstead und Semin (1990, S. 80) vorgeschlagenen Massnahmen gesteigert: 1) Die sprachliche sowie die inhaltliche Verständlichkeit der Fragen wurde mit einer Vorbefragung bei sieben Klienten geprüft. In der darauf folgenden, eine Stunde dauernden Sitzung konnten alle Items besprochen und in wenigen Fällen angepasst werden. 2) Es wurde darauf geachtet, dass die Antwortkategorien den Kriterien der Eindeutigkeit, Ausschliesslichkeit und Vollständigkeit genügen. Für den Mitarbeiterfragebogen konnte keine Vorbefragung durchgeführt werden, hingegen entsprechen die Antwortkategorien ebenfalls den Kriterien von Eindeutigkeit, Ausschliesslichkeit und Vollständigkeit.

3.4.3 Validität

Während die Inhalts- und Kriteriumsvalidität gegebenenfalls bei der Operationalisierung der einzelnen Instrumente besprochen werden, steht im Folgenden die Konstruktvalidität im Zentrum. Letztere ist in dieser Studie verschiedenen Bedrohungen ausgesetzt. Es sind dies die soziale Erwünschtheit (Bortz & Döring, 1995, S. 210; Manstead & Semin, 1990, S. 74), der Versuchsleitereffekt („Rosenthal-Effekt"; Rosenthal, 1966) und Antworttendenzen (Bortz & Döring, 1995, S. 215–216). Spezifisch für Zufriedenheitserhebungen sind zudem der Wunsch, sich bei den Mitarbeitern zu „bedanken"; hohe Bewertungen, um ein persönlich gewünschtes Programm beibehalten zu können; Verhinderung von dissonanten Kognitionen, da die Teilnahme an der Behandlung weitergeführt wird; Verzerrung durch eine Verbindung des Versuchsleiters mit der Therapieeinrichtung (Pascoe, 1983, S. 195–196). Im Folgenden wird auf diese Aspekte der Validität, unter Berücksichtigung der vorgenommenen Gegenmassnahmen, eingegangen.

Soziale Erwünschtheit

Bortz (1995, S. 213–215) schlägt folgende fünf Massnahmen vor, um Verzerrungen durch soziale Erwünschtheit zu mindern: Ausbalancierte Antwortvorgaben, Kontrollskalen, „objektive Tests", Aufforderung zu korrektem Testverhalten und die „Random-response"-Technik. Manstead und Semin (1990, S. 81) fügen hinzu, dass die Betonung der Anonymität der Erhebung und die Erwähnung, dass es keine richtigen oder falschen Antworten gebe, Verzerrungen durch soziale Erwünschtheit senken können.

Mit *ausbalancierten Antwortvorgaben* wird versucht, sozial möglichst gleich erwünschte beziehungsweise kulturell neutrale Antwortmöglichkeiten zu entwickeln (Bortz & Döring, 1995, S. 213). Dies ist in dieser Studie nicht möglich, da von Klienten und Mitarbeitern verlangt wird, die Einrichtung zu beurteilen.

Mit dem Einsatz von *Kontrollskalen* beziehungsweise Lügenskalen können Verzerrungen durch soziale Erwünschtheit überprüft werden. Bortz (1995, S. 214) erwähnt, dass die Skala von Crowne und Marlowe (1960) besonders bekannt ist und in einer deutschen Übersetzung vorliegt (Lück & Timaeus, 1969). Diese Skala wird deshalb in vorliegender Arbeit zur Kontrolle der Zufriedenheitsäusserungen der Klienten angewandt.

Bei *„objektiven Tests"* wird das wahre Untersuchungsziel verschleiert, sodass die Befragten keine Anhaltspunkte zur systematischen Testverzerrung erhalten. Diese Gegenmassnahme war in der vorliegenden Untersuchung nicht anwendbar, da die Ziele bekannt und ersichtlich waren.

Die *Aufforderung zu korrektem Testverhalten* wird bei der Erhebung der Daten der Mitarbeiter und Klienten angewendet. Zudem wird das Interesse der Befragten an der Untersuchung hervorgehoben, aufgrund derer negativ beurteilte Bereiche des Arbeitsumfeldes beziehungsweise der Einrichtung verbessert werden sollen.

Die *„Random-response"-Technik*, bei der eine Stichprobe mit teilweise zufälligen Antworten mit einer Stichprobe mit normalen Antworten verglichen wird, kann in der vorliegenden Untersuchung nicht angewendet werden, da dies den zeitlichen und finanziellen Rahmen der Studie überschritten hätte.

In der Erhebung bei den Mitarbeitern und den Klienten wurde die *Anonymität* besonders betont, da sich im Rahmen von Zufriedenheitserhebungen im Gesundheitsbereich gezeigt hat, dass bei zugesicherter Anonymität tiefere Zufriedenheitswerte resultierten, als wenn keine Anonymität gegeben war (Soelling & Newell, 1983, S. 330–331). Die Klienten wurden darauf hingewiesen, dass ihre Daten nach dem Termin von der Mitarbeiterin der Forschungsstelle wieder mitgenommen werden und kein Mitglied der Therapieeinrichtung von ihren individuellen Antworten je erfahren werde. Es wurde zudem darauf geachtet, dass bei der Datenerhebung kein Mitglied der Behandlungsinstitution anwesend war. Bei den Mitarbeitern war das Verfahren so gestaltet, dass vollständige Anonymität gewährleistet war.

Die Klienten wurden in der Instruktion darauf hingewiesen, dass es *keine richtigen oder falschen Antworten* gebe. Damit sollte ebenfalls der Verzerrung durch soziale Erwünschtheit vorgebeugt werden.

Versuchsleitereffekt (Rosenthal-Effekt)

Drei von Bortz (1995, S. 85) sowie Manstead und Semin (1990, S. 75) empfohlene Gegenmassnahmen sollen der Verminderung des Versuchsleitereffekts bei der Erhebung der Klientenzufriedenheit dienen: Es wurden insgesamt drei Forschungsmitarbeiterinnen eingesetzt, sodass der Einfluss einer einzelnen Befragungsleiterin abnahm; sie erhielten ausführliche, schriftliche Instruktionen und waren angehalten, sich nach diesen zu richten; die Versuchsleiterinnen wurden über die Fragestellung der Untersuchung nicht aufgeklärt, sodass sie keine Erwartungen im Sinne der Hypothesen bilden konnten.

Antworttendenz

Im Rahmen von Zufriedenheitserhebungen im Gesundheitswesen konnte beobachtet werden, dass 40% bis 60% der Befragten eine leichte Tendenz zu positiven Antworten hatten; 2% bis 10% wiesen sogar eine starke Tendenz auf (Ware, 1978, S. 333–335). Bortz (1995, S. 216) empfiehlt, dieser Art von Verzerrung durch eine abwechselnde Richtung der Fragen vorzubeugen. Beinahe alle in dieser Studie verwendeten Skalen entsprechen dieser Empfehlung.

Spezifische Bedrohungen der Validität bei Zufriedenheitserhebungen

Die von Pascoe (1983, S. 195–196) angeführten spezifischen Bedrohungen der Validität bei Zufriedenheitserhebungen – also Dankbarkeit gegenüber dem Team, Schutz des Programms, dissonante Kognitionen sowie eine mögliche Verbindung des Versuchsleiters mit der Therapieeinrichtung – können auch bei der vorliegenden Untersuchung angeführt werden. Im Folgenden soll auf diese Punkte eingegangen werden.

Hohe Zufriedenheitsäusserungen und positive Beurteilungen als Ausdruck der „Dankbarkeit" der Klienten gegenüber dem Team sind nicht auszuschliessen. Indem die Befragten darauf hingewiesen wurden, dass ihre Aussagen zur *Verbesserung der Behandlung* verwendet werden, wovon neben ihnen selbst auch die Mitarbeiter profitieren würden, wurde versucht, möglichst authentische Bewertungen zu erhalten.

Durch den Hinweis, dass die auf der Einrichtungsebene aggregierten Informationen ausschliesslich der eigenen Institution zugänglich gemacht werden, sollten die Klienten davon abgehalten werden, die Therapieeinrichtung mit günstigen Bewertungen schützen zu wollen.

Da beinahe alle Klienten zum Zeitpunkt der Befragung die Therapie fortsetzten, ist die Frage nach einer Verzerrung durch dissonante Kognitionen gerechtfertigt. Wenn ein Klient das Programm eigentlich negativ beurteilt, die Behandlung aber weiterführt, kann diese dissonante Kognition aufgelöst werden, indem die Bewertung günstig verändert wird. Eine mögliche Verzerrung durch solche Mechanismen kann in dieser Studie nicht kontrolliert werden. Der Hinweis auf das Ziel der Umfrage – die Verbesserung der Behandlung – könnte aber auch diesem Effekt entgegenwirken, indem kritische Bewertungen als „Investition" in die (bessere) Zukunft der Therapieeinrichtung aufgefasst werden und zur Entscheidung beitragen können, in der Behandlung zu verbleiben.

Eine Befangenheit der Versuchsleiter war nicht gegeben, da die Befragungsdurchführenden keine früheren oder aktuellen Verbindungen zu den untersuchten Therapieeinrichtungen aufwiesen.

3.5 Operationalisierung

In diesem Kapitel werden die Operationalisierungen der Variablen und Skalen besprochen. Zunächst sind die Klientenmerkmale dargestellt, darauf folgen die Mitarbeitervariablen.

Beinahe alle Skalen sind als Likert-Skalen konzipiert (s. dazu Bortz & Döring, 1995, S. 203–205). Die ursprüngliche Likert-Skala ist fünfstufig. Es ergaben sich indessen häufig Probleme mit der Mittelantwort, da die Befragten sich bei dieser nicht entscheiden müssen und sie deshalb oft gewählt wird. Deshalb sind die Skalen in dieser Arbeit entweder vier- oder sechsstufig angelegt. Die einzelnen Skalen werden auf die Trennschärfe der Items geprüft. Dazu wird die Korrelation der einzelnen Items mit der Skala geprüft. Der Vergleich der Extremgruppen der Skala bezüglich der Ausprägungen jedes einzelnen Items ergibt weitere Hinweise über die Trennschärfe (ebd., S. 201). Die Dimensionalität der Skalen wird ebenfalls untersucht. Bei den meisten Skalen ist angestrebt, dass die Items nur *einen* gemeinsamen Faktor aufweisen. Für die Prüfung wird deshalb eine explorative Faktorenanalyse verwendet (ebd.).

Bei der Skalenbildung stellen fehlende Werte ein Problem dar. Oft fehlt in einer Skala aus zehn Items nur ein Wert, dennoch muss die ganze Skala als fehlender Wert kodiert werden, obschon von neun der zehn Variablen Informationen vorhanden sind. Das Problem wird deshalb wie folgt angegangen: Wenn 20% der Werte oder weniger fehlen, wird die Skala extrapoliert, indem den fehlenden Werten der Durchschnitt der vorhandenen Daten zugewiesen wird. In den Übersichtstabellen beziehen sich die Fallzahlen und die Werte der Skalen jeweils auf die extrapolierten Informationen, während bei den einzelnen Items die ursprünglichen Daten angegeben sind.

3.5.1 Klientenmerkmale

3.5.1.1 Soziodemographische Merkmale

Das Alter wird in Jahren erhoben.

Das Geschlecht wird erfasst.

Der Zivilstand umfasst die Kategorien „verheiratet", „ledig", „wiederverheiratet", „getrennt", „geschieden", „verwitwet" und „unbekannt".

Die Nationalität wird nach Ländern erfasst und in den Kategorien „Schweiz/Liechtenstein" sowie „Andere" zusammengefasst.

Bei der Schulbildung wird jeweils die höchste abgeschlossene Ausbildung angegeben. Die Reihenfolge lautet „keine Angaben", „Andere Ausbildung", „Hilfs-, Sonderschule", „Primar-, Oberschule", „Realschule", „Sekundarschule", „Mittelschule/Gymnasium".

Hinsichtlich der Berufsausbildung wird unterschieden nach „Keine Ausbildung", „Andere Ausbildung", „Kurze 1–2-jährige Ausbildung", „Berufswahlschule", „Werkklasse/-jahr...", „Lehre", „Kunstgewerbeschule", „Konservatorium", „Höhere Fach-/Berufsschule", „Uni, ETH, Hochschule", wobei jeweils die „höchste" Ausbildung in vorliegender Reihenfolge gilt.

3.5.1.2 Drogenkonsum

Der Konsum von Opiaten, Kokain, Amphetaminen und Ecstasy sowie Halluzinogenen wurde entweder bezogen auf die zwölf Monate vor der letzten körperlichen Entzugsbehandlung von Opiaten erhoben, falls eine solche stattgefunden hatte, oder auf die vergangenen zwölf Monate vor dem Eintritt in die Therapie, falls vorher kein Entzug gemacht wurde.

Für jede Substanz konnte angegeben werden, ob kein oder seltener Konsum stattfand (bis drei Tage je Monat), ob gelegentlich (ein bis drei Tage je Woche) oder (fast) täglich (vier bis sieben Tage je Woche) konsumiert wurde. Die Fragen nach den Substanzen „Heroin", „andere Opiate (Opium, Morphium)", „illegale Opiatersatzmittel (Methadon o. ä.)", „Cocktails (Heroin+Kokain+...)" werden in die Kategorie „Opiate" zusammengefasst; diejenigen nach „Kokain" und „Crack/Freebase" werden in „Kokain" und diejenigen nach „Cannabis, Marihuana, Haschisch" und „Halluzinogene (LSD, u. a.)" werden in „Halluzinogene" zusammengefasst. Der jeweils häufigste Konsum in einer Kategorie ist für deren Ausprägung bestimmend.

Der erstmalige Konsum in der Kategorie „Opiate und/oder Kokain" wird in Altersjahren erfasst.

Der erstmalige tägliche Konsum in der Kategorie „Opiate und/oder Kokain" über einen Zeitraum von vier Wochen wird in Altersjahren erhoben.

3.5.1.3 Allgemeine Therapieaspekte

Die Aufenthaltsdauer wird in Anzahl Tagen ab Eintritt erhoben. Unterbrüche der Therapie, beispielsweise wegen Entweichung, werden abgezogen.

Die Anzahl der Eintritte in stationäre Suchttherapien wird erhoben.

Es wird erfasst, ob ein direkter Übertritt von einer anderen stationären Therapieeinrichtung in die aktuelle stattfindet (0 für „nein", 1 für „ja").

3.5.1.4 Beurteilung der Therapiebereiche

Im Folgenden wird die Operationalisierung der Beurteilung folgender Therapiebereiche dargestellt: Einrichtung allgemein, allgemeine Betreuung, persönliche Betreuung, therapeutische Behandlung, Arbeitsbereich sowie sozialer Kontakt mit den anderen Klienten. Die Items und Skalen basieren auf dem Instrument „Klientenbefragung zur Suchtbehandlung (KLIBS)" (Wettach et al., 1997, S. 91–98). Auf einer sechsstufigen Antwortskala können die Klienten ihre Zustimmung beziehungsweise Ablehnung bezüglich verschiedener Aussagen ausdrücken. Die Aussagen beziehen sich je nach Inhalt auf die gesamte Therapiezeit oder auf die letzte Woche vor der Befragung.

Für die Bereiche „Infrastruktur und Organisation", „Therapeutische Behandlung" und „Arbeit" wird im Rahmen von Strukturgleichungsmodellen die Bildung der latenten Variablen „Beurteilung", die jeweils aus mindestens zwei Bewertungen besteht, ausgeführt. In den übrigen Bereichen kann die latente Variable „Beurteilung" nicht dargestellt werden, da nur zwei Indikatorvariablen vorhanden sind und somit das Modell wegen zu wenig Freiheitsgraden nicht identifizierbar ist.

Beurteilung der Einrichtung allgemein

Die Beurteilung der Einrichtung durch die Klienten umfasst folgende allgemeine Aspekte: Die Strukturiertheit und Organisation der Tagesabläufe, die Ausgewogenheit des Zeitplans, die Angemessenheit der Grösse des Wohnraums, das Ausmass und die Wahrung der eigenen Privatsphäre sowie den Zeitpunkt der Information über die Organisation von Therapie und Aufenthalt. Die Skalen bestehen jeweils lediglich aus zwei Aussagen, sodass auf die Darstellung von Trennschärfe und Dimensionalität verzichtet wird. Stattdessen sind die Korrelationen zwischen den Items und der Skala sowie zwischen den Items selbst aufgeführt. Die Variablen werden für die Skalenbildung so kodiert, dass sie von null bis fünf reichen, während die Darstellung der Einzelitems mit den ursprünglichen Werten erfolgt (siehe dazu die untenstehenden Antwortkategorien). Der Wertebereich der Skalen erstreckt sich also von null bis zehn Punkten. Falls eine Variable gegen ihren Sinn umkodiert wird, so ist dies mit einem Stern (*) gekennzeichnet. Im Folgenden sind die einzelnen Aussagen aufgeführt.

Antwortkategorien: „Stimmt überhaupt nicht" (Wert 1), „Stimmt überwiegend nicht" (2), „Stimmt eher nicht" (3), „Stimmt eher" (4), „Stimmt überwiegend" (5), „Stimmt vollständig" (6).

Skala „Strukturiertheit der Einrichtung"
1. Die Einrichtung war im Grossen und Ganzen gut organisiert.
2. Ich wusste häufig nicht, was ich die nächsten Tage machen werde.

Skala „Zeitplan"
3. Die Tagesabläufe waren ziemlich stressig.
4. Ich hatte für mein Bedürfnis zu wenig Zeit zur Erholung.

Skala „Wohnraum"
5. Die Aufenthaltsräume sind zu klein.
6. Mein Schlafraum ist mir zu eng.

Skala „Privatsphäre"
7.* Meine Privatsphäre wurde in der vergangenen Woche nicht respektiert.
8.* Ich hatte in der vergangenen Woche keinen Ort, an dem ich mal ungestört für mich sein konnte.

Die Skala *„Strukturiertheit der Einrichtung"* besteht aus zwei Items, die sich auf die letzte Woche vor der Befragung beziehen. Hohe Werte in der Skala weisen auf eine negativere Beurteilung der Strukturiertheit hin. Diese beiden korrelieren mit .23 mittelhoch miteinander ($p \leq .001$; Tabelle 3.8.). Hingegen korrelieren beide Variablen stark mit der Skala, wobei zu beachten ist, dass diese aus nur zwei Items besteht und deshalb die Korrelation sehr hoch ist. Die Schiefe und der Exzess der Skala weisen darauf hin, dass die Werte für die Verwendung in den Strukturgleichungsmodellen genügend normalverteilt sind. Die Schiefe ist mit .59 geringer als zwei und der Exzess ist mit −.50 wesentlich kleiner als sieben (Tabelle 3.8.).

Tabelle 3.8. *Statistische Kennwerte der Variablen und Korrelationen der Skalen "Strukturiertheit der Einrichtung", "Zeitplan", "Wohnraum" und "Privatsphäre"*

		Statistische Kennwerte				Korrelationen	
	N / md	Mittel-wert	Stand.-abw.	Exzess	Schiefe	Korr. mit Skala	Korr. Items
Skala „Strukturiertheit"	266 / 3	3.28	2.05	−.50	.29		
1. Gute Organisation	267 / 2	4.33	1.24	.13	−.70	.76 ***	.23 ***
2. Uninformiert	268 / 1	2.60	1.37	−.34	.59	.81 ***	
Skala „Zeitplan"	268 / 1	5.44	2.42	−.54	−.02		
3. Stress. Tagesabläufe	268 / 1	3.83	1.37	−.66	−.13	.85 ***	.48 ***
4. Zu wenig Erholung	269 / 0	3.61	1.44	−.79	−.21	.87 ***	
Skala „Wohnraum"	268 / 1	3.08	2.54	−.62	.53		
5. Aufenthaltsr. klein	268 / 1	2.72	1.77	−1.03	.59	.89 ***	.38 ***
6. Schlafraum eng	268 / 1	2.36	1.26	−.34	.64	.77 ***	
Skala „Privatsphäre"	265 / 4	6.78	2.68	−.54	−.57		
7. Nicht respektiert	269 / 0	2.79	1.66	−.92	.52	.90 ***	.55 ***
8. Nicht ungestört	265 / 4	2.43	1.38	−.37	.69	.86 ***	

md = missing data; * p ≤ .05; ** p ≤ .01; *** p ≤ .001

Die Skala *„Zeitplan"* umfasst ebenfalls Variablen, die sich auf die Woche vor dem Interviewtermin beziehen. Hohe Werte in der Skala entsprechen einem anstrengenderen Zeitplan mit wenig Erholungsphasen. Die beiden Items korrelieren stark miteinander ($r = .48$, $p \leq .001$; Tabelle 3.8.). Die Korrelationen der einzelnen Variablen mit der Skala sind erwartungsgemäss hoch. Aufgrund der Werte von Exzess und Schiefe der Skala kann auf eine für weitere Analysen genügende Normalverteilung geschlossen werden (−.54 und −.02; Tabelle 3.8.).

Mit der Skala *„Wohnraum"* wird die Beurteilung der Grösse der Aufenthaltsräume und des Schlafraums erfasst, wobei ein hoher Wert einer negativen Bewertung gleichkommt. Die beiden Items korrelieren mit einer mittleren Stärke miteinander ($r = .38$, $p \leq .001$; Tabelle 3.8.). Beide Variablen korrelieren wiederum sehr stark mit der Skala. Der Exzess mit $-.50$ und die Schiefe mit $.29$ deuten auf eine genügende Normalverteilung hin.

Die Skala *„Privatsphäre"* bezieht sich auf die Möglichkeit zum „Sich-zurückziehen" und die Wahrung der Privatsphäre in der Woche vor der Befragung. Ein hoher Werte bedeutet, dass die Privatsphäre gewahrt wird. Die beiden Items korrelieren mit $.55$ stark ($p \leq .001$; Tabelle 3.8.). Die Korrelationen der einzelnen Variablen mit der Skala sind ebenfalls sehr hoch. Angesichts der Werte von Schiefe und Exzess kann zudem eine für weitere Analysen genügende Normalverteilung der Skala angenommen werden ($-.57$ und $-.54$).

Die *Information der Klienten* über verschiedene Aspekte der Therapie und der Einrichtung wird mittels fünf Items erhoben. Es handelt sich um die Hausregeln, die Rechte und Pflichten, die Zuständigkeiten der Mitarbeiter, die Freizeitangebote sowie das Behandlungsangebot. Für die Bildung der Skala werden die Antwortwerte so kodiert, dass die Skala von 0 bis 25 Punkten reicht und dass ein hoher Wert einer frühzeitigen Information entspricht. Items, die gegen ihren Sinn kodiert werden, sind mit einem Stern (*) gekennzeichnet.

Antwortkategorien: „Stimmt überhaupt nicht" (Wert 1), „Stimmt überwiegend nicht" (2), „Stimmt eher nicht" (3), „Stimmt eher" (4), „Stimmt überwiegend" (5), „Stimmt vollständig" (6).
1.* Ich wusste lange nicht, welche Hausregeln hier gelten.
2. Ich wurde hier früh aufgeklärt über meine Rechte und Pflichten in der Therapie.
3.* Ich wusste lange Zeit nicht, wer hier für was zuständig ist.
4. Mir wurde erklärt, welche Freizeitangebote es hier gibt.
5.* Lange Zeit wusste ich nicht, was hier alles an Behandlung angeboten wurde.

Die Skala weist ein knapp ungenügendes Alpha nach Cronbach von $.69$ auf (Tabelle 3.9.). Hingegen ergibt sich in der Faktorenanalyse mit den fünf Items nur ein Faktor, der einen Eigenwert von mehr als eins aufweist. Die Trennschärfe ist ebenfalls zufriedenstellend: Alle

Items korrelieren sehr stark mit der Skala und die Extremgruppen unterscheiden sich jeweils signifikant. Die Werte von Schiefe (–.33) und Exzess (–.58) bewegen sich im Bereich der unbedenklichen Abweichung von der Normalverteilung, sodass die Skala in den Strukturgleichungsmodellen verwendet werden kann.

Aus den oben besprochenen Skalen wird für die weiteren Analysen die latente Variable „Positive Beurteilung der Einrichtung allgemein" gebildet (Abbildung 3.1., Tabelle 3.10.). Das Messmodell ist indessen vorerst nicht genügend. Der *p*-Wert ist mit .05 unter dem Grenzwert von .10 (Abbildung 3.1.). Zudem ist der Chi-Quadrat-Wert mehr als doppelt so gross wie die Anzahl Freiheitsgrade (2.18; Abbildung 3.1.). Hinsichtlich der erklärten Varianz (GFI = .98, AGFI = .95; Abbildung 3.1.) und der nicht erklärten Varianz (SRMR = .03) genügt das Messmodell den Anforderungen.

Die Zuverlässigkeit des Messmodells der latenten Variablen „Positive Beurteilung der Einrichtung allgemein" ist hoch, wobei die Indikatorvariable „Privatsphäre" mit einem standardisierten quadrierten multiplen Koeffizienten von .64 die reliabelste und die Variable „Wohnraum" mit .32 unzuverlässigste Messung darstellen (Abbildung 3.1.). Die Faktorladungen der latenten Variablen sind zufriedenstellend, da die Indikatorvariablen mit .56 bis .80 auf das Konstrukt laden (Abbildung 3.1.). Die Werte der standardisierten Parameter, die sich im Rahmen der Definition von –1 bis +1 bewegen, sind ebenfalls ein Hinweis auf die Gültigkeit des Messmodells.

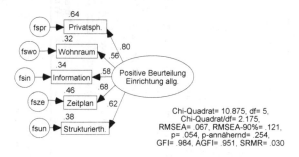

Abbildung 3.1. Latente Variable „Positive Beurteilung der Einrichtung allgemein" (standardisierte Werte)

Tabelle 3.9. *Statistische Kennwerte der Variablen, Trennschärfe und Dimensionalität der Skala „Klienteninformation"*

| | N/md | Statistische Kennwerte | | | | Trennschärfe[a] | | Dimensionalität | | |
		Mittel-wert	Stand.-abw.	Exzess	Schiefe	Korr. mit Skala	t-Test p-Wert	Anz. Fakt.	Eigen-wert	Erkl. Var. %
Skala	265 / 4	17.90	4.38	-.58	-.33			1	2.25	45.2
										Fkt. 1[b]
1. Hausregeln	267 / 2	2.54	1.37	-.56	.59	.69 ***	≤ .001			.70
2. Rechte/Pflichten	266 / 3	4.74	1.25	1.12	-1.17	.66 ***	≤ .001			.65
3. Zuständigkeiten	266 / 3	2.42	1.35	-.13	.79	.72 ***	≤ .001			.73
4. Freizeitangebot	268 / 1	4.74	1.24	.81	-1.07	.58 ***	≤ .001			.55
5. Behandlung	266 / 3	2.62	1.30	-.21	.55	.69 ***	≤ .001			.71

a) Korrelation mit der Skala; Extremgruppenvergleich 25-Perzentile mit 75-Perzentile der Skala bezüglich Unterschied bei Item (t-Test)
b) Unrotierte Faktorladungen
md = missing data; * p ≤ .05; ** p ≤ .01; *** p ≤ .001
Standardisiertes Cronbachs Alpha der Skala = .693

Tabelle 3.10. *Statistische Kennwerte der Parameter der latenten Variablen „Positive Beurteilung der Einrichtung allgemein"*

Pfad	Stand. Wert	Unstand. Wert	Standard-fehler	t-Wert	p-Wert
Beurteilung – Information	.584	2.022	.270	7.493	≤ .001
Beurteilung – Strukturiertheit	.618	1.000			
Beurteilung – Zeitplan	.675	1.290	.155	8.310	≤ .001
Beurteilung – Privatsphäre	.799	1.692	.188	8.982	≤ .001
Beurteilung – Wohnraum	.563	1.127	.155	7.283	≤ .001

Die Modifikationsindizes des Messmodells deuten darauf hin, dass die Passung des Modells verbessert werden kann. Die Indikatorvariablen „Privatsphäre" und „Wohnraum" beziehen sich auf ein ähnliches Thema: Wenn die Räumlichkeiten die Wahrung von Privatheit erschweren, dann werden beide negativ bewertet. Deshalb soll die Kovarianz der Fehler der beiden Indikatorvariablen in einem modifizierten Modell ermöglicht werden.

Das modifizierte Messmodell „Positive Beurteilung der Einrichtung allgemein" weist eine bessere Passung auf. Die Hypothese, dass RMSEA gleich null sei, wird nicht abgelehnt (p = .50; Abbildung 3.2.). Die erklärte Varianz ist sehr hoch (GFI = 1.00; AGFI = .98; Abbildung 3.2.). Die Zuverlässigkeit des modifizierten Messmodells und die Faktorladungen bewegen sich ungefähr im Bereich des ersten

Tabelle 3.11. Statistische Kennwerte der Parameter der modifizierten latenten Variablen „Positive Beurteilung der Einrichtung allgemein"

Pfad	Stand. Wert	Unstand. Wert	Standardfehler	t-Wert	p-Wert
Beurteilung – Information	.598	1.990	.262	7.600	≤ .001
Beurteilung – Strukturiertheit	.643	1.000			
Beurteilung – Zeitplan	.704	1.292	.153	8.464	≤ .001
Beurteilung – Privatsphäre	.751	1.527	.177	8.611	≤ .001
Beurteilung – Wohnraum	.485	.934	.154	6.085	≤ .001
Korrelation/Kovarianz	**Korr.**	**Kov.**			
fspr – fswo	.238	.929	.353	2.632	≤ .01

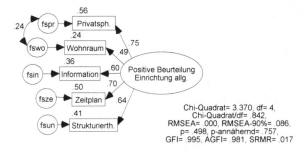

Abbildung 3.2. Modifizierte latente Variable „Positive Beurteilung der Einrichtung allgemein" (standardisierte Werte)

97

Messmodells (Abbildung 3.2., Tabelle 3.11.). Somit weist diese latente Variable gute Kennwerte auf und kann in den weiteren Auswertungen verwendet werden.

Beurteilung der allgemeinen Betreuung

Zur Erhebung der Beurteilung der allgemeinen Betreuung bewerten die Befragten, bezogen auf die letzte Woche vor dem Interview, inkonsistentes Verhalten der Mitarbeiter sowie das Ausmass an Konflikten mit den Mitarbeitern. Die Items werden im Strukturgleichungsmodell für die Bildung der latenten Variablen „Positive Beurteilung der allgemeinen Betreuung" verwendet. Das Messmodell kann an dieser Stelle nicht dargestellt werden, da mit zwei Indikatorvariablen der Freiheitsgrad unter null liegt und das Messmodell unteridentifiziert ist. Die Aussagen lauten wie folgt.

Antwortkategorien: „Stimmt überhaupt nicht" (Wert 1), „Stimmt überwiegend nicht" (2), „Stimmt eher nicht" (3), „Stimmt eher" (4), „Stimmt überwiegend" (5), „Stimmt vollständig" (6).
1. Die Betreuer/innen erzählten mal dies und mal das, man wusste nie woran man ist.
2. Ich hatte in der letzten Woche häufig Streit mit den Betreuer/innen.

Die Korrelation zwischen den beiden Items ist mit $-.58$ hoch ($p \le .001$; Tabelle 3.12.). Die Werte von Exzess ($-.56$ und $.40$) und Schiefe ($.60$ und $1.01.$) zeigen, dass die beiden Variablen eine für die Verwendung in den weitergehenden Analysen genügende Normalverteilung aufweisen.

Tabelle 3.12. Statistische Kennwerte der Variablen „Inkonsistenz" und „Streit mit Betreuern"

	N / md	Mittel-wert	Stand.-abw.	Exzess	Schiefe	Korr. Items
1. Inkonsistenz	266 / 3	2.66	1.48	−.56	.60	−.58 ***
2. Streit	267 / 2	2.12	1.27	.40	1.01	

md = missing data; * p ≤ .05; ** p ≤ .01; *** p ≤ .001

Beurteilung der persönlichen Betreuung

Die Befragten können die Konstanz der persönlichen Betreuung beurteilen, indem sie sich, bezogen auf den gesamten Therapieaufenthalt, zur Häufigkeit von Wechseln und zur Konstanz der für sie persönlich zuständigen Betreuern äussern. Mit diesen beiden Variablen soll die latente Variable „Positive Beurteilung persönliche Betreuung" gebildet werden. Das Messmodell kann wiederum nicht dargestellt werden, weil die Anzahl Freiheitsgrade unter null liegt und es somit unteridentifiziert ist. Die Items lauten wie folgt.

Antwortkategorien: „Stimmt überhaupt nicht" (Wert 1), „Stimmt überwiegend nicht" (2), „Stimmt eher nicht" (3), „Stimmt eher" (4), „Stimmt überwiegend" (5), „Stimmt vollständig" (6).
1. Die für mich zuständigen Betreuer wechseln häufig.
2. Seit ich hier bin, sind sozusagen immer dieselben Betreuer/innen für mich zuständig gewesen.

Tabelle 3.13. Statistische Kennwerte der Variablen „Wechsel" und „Konstanz"

	N / md	Mittel-wert	Stand.-abw.	Exzess	Schiefe	Korr. Items
1. Häufig Wechsel	263 / 6	1.91	1.27	1.62	1.48	.62 ***
2. Dies. zuständig	264 / 5	4.74	1.51	−.13	−1.02	

md = missing data; * p ≤ .05; ** p ≤ .01; *** p ≤ .001

Die beiden Items korrelieren sehr stark (r = .62; Tabelle 3.13.). Das Ausmass von Exzess und Schiefe der beiden Variablen liegt im Bereich einer genügenden Normalverteilung, obschon die Schiefe des Items „Häufige Wechsel" mit 1.62 zwar hoch ist (Tabelle 3.13.), aber unter dem Grenzwert von zwei liegt.

Beurteilung der therapeutischen Behandlung (Einzeltherapie und -gespräche sowie Gruppentherapie und -gespräche)

Die Beurteilung der therapeutischen Behandlung wird anhand der Bewertung des Therapieprozesses einerseits und des bisherigen Therapieergebnisses anderseits erstellt, wobei diese selbst wiederum aus mehreren Indikatorvariablen bestehen. Den Indikatorvariablen entsprechen Skalen, aber auch einzelne Items. Mit einer Ausnahme handelt es sich um Skalen, die aus zwei Items bestehen, bei denen auf die Darstellung von Trennschärfe und Dimensionalität verzichtet wird. Hingegen sind die Korrelationen zwischen den Items und der Skala sowie zwischen den Items selbst aufgeführt. Die Variablen werden für die Skalenbildung so kodiert, dass sie von null bis fünf reichen; der Wertebereich der Skalen, die aus zwei Items bestehen, erstreckt sich also von null bis zehn Punkte, wobei hohe Werte der Skala „Grenzüberschreitungen" und tiefe Werte der Skala „Respektierung der Selbständigkeit" einer positiven Beurteilung der therapeutischen Behandlung entsprechen. Die Darstellung der Werte der Einzelitems erfolgt in den Tabellen aber mit den ursprünglichen, nicht umkodierten Werten. Falls eine Variable gegen ihren Sinn umkodiert wird, so ist dies mit einem Stern (*) gekennzeichnet.

Die *Beurteilung des Therapieprozesses* umfasst die Einschätzung von Grenzüberschreitungen beziehungsweise Zwang, des Respekts vor der Selbständigkeit der Klienten, der therapeutischen Beziehung (Verständnis, Vertrauen und Zuverlässigkeit) sowie der Berücksichtigung der Bedürfnisse des Klienten. Die Items beziehen sich alle auf die letzte Woche vor der Befragung und lauten wie folgt.

Antwortkategorien: „Stimmt überhaupt nicht" (Wert 1), „Stimmt überwiegend nicht" (2), „Stimmt eher nicht" (3), „Stimmt eher" (4), „Stimmt überwiegend" (5), „Stimmt vollständig" (6).

Skala „Grenzüberschreitungen" (Tabelle 3.14.)
1. Wenn ich in der Therapie etwas wirklich nicht wollte, so musste ich es nicht machen.
2.* Vergangene Woche fühlte ich mich in der Therapie übergangen.

Skala „Respektierung der Selbständigkeit" (Tabelle 3.14.)
3. In der letzten Woche wurde ich in der Therapie behandelt, als wäre ich ein Kind.
4.* In der Therapie fühlte ich mich ernst genommen.

Item „Berücksichtigung der Bedürfnisse des Klienten" (Tabelle 3.14.)
5. In der therapeutischen Behandlung wurde auf meine Wünsche eingegangen.

100

Skala „Therapeutische Beziehung" (Tabelle 3.15).

6. In der letzten Woche fühlte ich mich in der Einzeltherapie von den Therapeut/innen verstanden.

7. Ich fühlte mich in der Gruppentherapie von den Therapeut/innen verstanden.

8. Ich hatte das Gefühl, dass ich mich auf die Therapeut/innen verlassen konnte.

9. Ich konnte in der vergangenen Woche mit den Therapeut/innen Sachen besprechen, über die ich nicht mit vielen Menschen rede.

Die Items der Skala „Grenzüberschreitungen" korrelieren mit .34 mittelhoch miteinander ($p \leq .001$; Tabelle 3.14.). Erwartungsgemäss sind die Zusammenhänge mit der Skala, die zur Hälfte aus der jeweiligen Variablen besteht, sehr hoch ($r = .84$ und .80, $p \leq .001$). Der Exzess der Skala mit −.77 und die Schiefe mit .37 weisen Werte auf, die innerhalb des definierten Bereichs liegen, sodass eine für die Verwendung in den Strukturgleichungsmodellen genügende Normalverteilung besteht.

Mit .56 korrelieren die Variablen der Skala „Respektierung der Selbständigkeit" stark ($p \leq .001$; Tabelle 3.14.). Wiederum sind die Zusammenhangsmasse der Items mit der Skala sehr hoch und Exzess

Tabelle 3.14. Statistische Kennwerte der Variablen und Korrelationen der Skalen „Grenzüberschreitungen", „Respektierung der Selbständigkeit" und des Items „Berücksichtigung der Bedürfnisse des Klienten"

| | Statistische Kennwerte | | | | | Korrelationen | |
	N / md	Mittel-wert	Stand.-abw.	Exzess	Schiefe	Korr. mit Skala	Korr. Items
Skala „Grenzüberschreitungen"	263 / 6	6.64	2.48	−.77	.37		
1. Willen respektiert	265 / 4	3.94	1.59	−.94	−.38	.84 ***	.34 ***
2. Übergangen gefühlt	264 / 5	2.30	1.43	.03	.97	.80 ***	
Skala „Respektierung der Selbständigkeit"	264 / 5	2.45	2.45	.21	−.97		
3. Behandelt wie ein Kind	265 / 4	2.23	1.49	−.07	1.03	.90 ***	.56 ***
4. Ernst genommen gefühlt	266 / 3	4.78	1.28	.87	−1.17	.86 ***	
5. Wünsche eingegangen	262 / 7	4.39	1.25	.49	−.88		

md = missing data; * p ≤ .05; ** p ≤ .01; *** p ≤ .001

sowie Schiefe liegen innerhalb des festgelegten Bereichs. Somit kann diese Skala in den weiteren Auswertungen benutzt werden.

Das Item „Berücksichtigung der Bedürfnisse" weist für die Bildung der latenten Variablen genügende Werte auf: Der Exzess mit .49 und die Schiefe mit −.88 liegen im festgelegten Bereich (Tabelle 3.14.).

Die Skala „Therapeutische Beziehung" besteht aus drei Items: Dem Verständnis, der Zuverlässigkeit und dem Vertrauen. Die Skala reicht somit von 0 bis 15 Punkten, wobei ein hoher Wert einer guten therapeutischen Beziehung entspricht. Das Item 6./7. „Verständnis" besteht aus zwei Aussagen, weil die Beurteilung der Einzeltherapie beziehungsweise -gespräche (Item 6) und der Gruppentherapie respektive -gespräche (Item 7) zwar getrennt erhoben, für die Skalenbildung aber zusammengefasst werden (Tabelle 3.15.). Dies ist notwendig, da die Items „Zuverlässigkeit" und „Vertrauen" nicht aufgetrennt nach Einzel- und Gruppensitzungen erfasst worden sind. Wenn nun beide Variablen einen Wert aufweisen, wird der Durchschnitt verwendet; für den Fall, dass nur ein Item bewertet werden kann, ist dieses für die zusammengefasste Variable bestimmend.

Mit einem Alpha nach Cronbach von .70 ist die Reliabilität der Skala knapp genügend (Tabelle 3.15.). Die Trennschärfe und die Dimensionalität sind ebenfalls zufriedenstellend: Alle Items korrelieren sehr stark mit der Skala und die Extremgruppen unterscheiden sich bei allen hochsignifikant. Eindimensionalität ist gegeben, da die Items auf nur einen Faktor laden, der einen Eigenwert über eins aufweist. Des Weiteren deuten die Werte von Exzess und Schiefe (−.42 und −.46; Tabelle 3.15.) auf eine genügende Normalverteilung hin. Angesichts dieser Testkennwerte soll die Skala in den weiteren Auswertungen verwendet werden.

Die latente Variable „Beurteilung Therapieprozess", die mit den vier oben beschriebenen Skalen beziehungsweise Items gebildet wird, weist eine gute Passung auf ($p = .66$; Abbildung 3.3.). Die Kennwerte für die durch das Modell erklärte beziehungsweise nicht erklärte Varianz sind sehr gut (GFI = 1.00, AGFI = .99, SRMR = .01; Abbildung 3.3.).

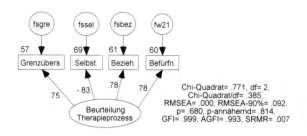

Abbildung 3.3. Latente Variable „Beurteilung des Therapieprozesses"
(standardisierte Werte)

Die Zuverlässigkeit des Messmodells der latenten Variablen „Beurteilung Therapieprozess" ist hoch, wobei die Indikatorvariable „Respektierung der Selbständigkeit" mit einem standardisierten quadrierten multiplen Koeffizienten von .69 die reliabelste Messung darstellt (Abbildung 3.3.). Die Faktorladungen sind ebenfalls gut: Die Indikatorvariablen laden mit –.63 bis .76 auf das Konstrukt (Abbildung 3.3., Tabelle 3.16.). Die Werte der standardisierten Parameter liegen innerhalb des definierten Bereichs von –1 bis +1 und weisen damit ebenfalls auf die Gültigkeit des Messmodells hin.

Die *Beurteilung des Therapieergebnisses* besteht aus drei Indikatorvariablen: Der Angemessenheit der Behandlung, den Fortschritten seit Therapiebeginn sowie dem Ausmass an Sitzungen. Die Skalen, die sich auf den gesamten Zeitraum der Therapie beziehen, bestehen jeweils aus zwei Items und reichen von null bis zehn Punkten. Die Variablen werden so kodiert, dass hohe Werte der Skalen „Angemessenheit der Behandlung" und „Ausmass an Sitzungen" sowie tiefe Werte der Skala „Fortschritte" einer positiven Bewertung entsprechen. Items, die gegen ihren Sinn kodiert werden, sind mit einem Stern (*) gekennzeichnet.

Skala „Angemessenheit der Behandlung"
1.* Eine andere Therapie könnte mir mehr bringen als diese hier.
2.* Dies ist nicht die richtige Therapie für mich.

Tabelle 3.15. *Statistische Kennwerte der Variablen, Trennschärfe und Dimensionalität der Skala „Therapeutische Beziehung"*

		Statistische Kennwerte				Trennschärfe[a]		Dimensionalität		
	N / md	Mittel-wert	Stand.-abw.	Exzess	Schiefe	Korr. mit Skala	t-Test p-Wert	Anz. Fakt.	Eigen-wert	Erkl. Var. %
Skala	261 / 8	10.16	3.13	-.42	-.46			1	1.88	62.8
										Fkt. 1[b]
6. Einzeltherapie: Verständnis	251 / 18	4.60	1.34	.06	-.90					.85
7. Gruppentherapie: Verständnis	260 / 9	4.38	1.25	.34	-.78					.82
6./7. Verständnis, zusammengef.	265 / 4	4.50	1.13	-.08	-.62	.79 ***	≤ .001			.70
8. Zuverlässigkeit	267 / 2	4.72	1.23	.15	-.87	.78 ***	≤ .001			
9. Vertrauen	262 / 7	3.91	1.64	-1.00	-.44	.80 ***	≤ .001			

a) Korrelation mit der Skala: Extremgruppenvergleich 25-Perzentile mit 75-Perzentile der Skala bezüglich Unterschied bei Item (t-Test)
b) Unrotierte Faktorladungen
md = missing data; * p ≤ .05; ** p ≤ .01; *** p ≤ .001
Standardisiertes Cronbachs Alpha der Skala = .700

Tabelle 3.16. *Statistische Kennzahlen der Parameter der latenten Variablen „Beurteilung des Therapieprozesses"*

Pfad	Stand. Wert	Unstand. Wert	Standard-fehler	t-Wert	p-Wert
Beurteilung – Selbständigkeit	-.831	-1.089	.085	-12.847	≤ .001
Beurteilung – Bedürfnisse der Klienten	.777	.519	.043	12.114	≤ .001
Beurteilung – Grenzüberschreitungen	.753	1.000			
Beurteilung – Therapeutische Beziehung	.780	1.714	.141	12.159	≤ .001

Skala „Behandlungsfortschritte"

3.* Ich komme seit Therapiebeginn besser mit meinen Problemen zurecht.

4. Ich profitierte bisher von der therapeutischen Behandlung nicht viel.

Skala „Ausmass an Sitzungen"

5.* Die therapeutische Behandlung kommt in dieser Einrichtung zu kurz.

6.* Ich hätte gerne mehr therapeutische Behandlung.

Die Items der Skala „Angemessenheit der Behandlung" korrelieren mit .54 stark miteinander ($p \leq .001$; Tabelle 3.17.). Des Weiteren besteht jeweils ein sehr starker Zusammenhang zwischen den einzelnen Items und der Skala (.88 und .87, $p \leq .001$). Angesichts der Werte von Schiefe und Exzess der Skala (1.08 und .93) besteht eine für weitere Auswertungen genügende Normalverteilung.

Die Skala „Behandlungsfortschritte" weist mit einem Exzess von 1.26 und einer Schiefe von −1.01 ebenfalls Werte auf, die im akzeptierten Bereich für eine Verwendung in den Strukturgleichungsmodellen liegen (Tabelle 3.17.). Zudem korrelieren die beiden Items stark miteinander ($r = .42$, $p \leq .001$) sowie mit der Skala ($r = .80$ und .88, $p \leq .001$). Somit kann diese Skala ebenfalls in den weiteren Analysen benutzt werden.

Die beiden Variablen der Skala „Ausmass an Sitzungen" korrelieren mit .56 ebenfalls stark ($p \leq .001$; Tabelle 3.17.). Die Zusammenhänge der Items mit der Skala sind erwartungsgemäss sehr stark ($r = .87$ und .90, $p \leq .001$). Die Werte von Exzess und Schiefe deuten auch auf eine für die weiteren Analysen ausreichende Normalverteilung hin (−.06 und .57).

Die latente Variable „Beurteilung Therapieergebnis" aus den oben beschriebenen drei Skalen (Tabelle 3.17.) ist zufriedenstellend (Abbildung 3.4.). Es können aber keine Passungsindizes angegeben werden, da die Freiheitsgrade wegen der Anzahl zu schätzender Parame-

Tabelle 3.17. Statistische Kennwerte der Variablen und Korrelationen der Skalen „Angemessenheit der Behandlung", „Behandlungsfortschritte" und „Ausmass an Sitzungen"

		Statistische Kennwerte				Korrelationen	
	N / md	Mittel-wert	Stand.-abw.	Exzess	Schiefe	Korr. mit Skala	Korr. Items
Skala „Angemessenheit der Behandlung"	260 / 9	7.88	2.17	.93	1.08		
1. Andere Therapie besser	261 / 8	2.20	1.27	.77	1.06	.88 ***	.54 ***
2. Nicht die richtige Therapie	265 / 4	1.93	1.20	1.48	1.36	.87 ***	
Skala „Behandlungsfortschritte"	262 / 7	2.42	1.99	1.26	-1.01		
3. Besser mit Problemen umgehen	264 / 5	4.81	1.04	1.42	-1.02	.80 ***	.42 ***
4. Nicht viel profitiert	265 / 4	2.26	1.34	.28	.99	.88 ***	
Skala „Ausmass an Sitzungen"	266 / 3	6.67	2.44	-.06	.57		
5. Zu kurz kommen	266 / 3	2.37	1.28	.24	.81	.87 ***	.56 ***
6. Mehr therapeutische Behandlung	266 / 3	2.96	1.48	-.68	.33	.90 ***	

md = missing data; * p ≤ .05; ** p ≤ .01; *** p ≤ .001

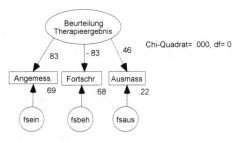

Abbildung 3.4. Latente Variable „Beurteilung des Therapieergebnisses"
(standardisierte Werte)

Tabelle 3.18. Statistische Kennwerte der Parameter der latenten Variablen
„Beurteilung des Therapieergebnisses"

Pfad	Stand. Wert	Unstand. Wert	Standard- fehler	*t*-Wert	*p*-Wert
Beurteilung – Fortschritte	–.826	–.908	.115	–7.903	≤ .001
Beurteilung – Ausmass	.464	.625	.094	6.634	≤ .001
Beurteilung – Angemessenheit	.832	1.000			

ter null beträgt. Die Zuverlässigkeit des Messmodells ist genügend. Der standardisierte quadrierte multiple Koeffizient der Skala „Ausmass an Sitzungen" ist mit .22 an der unteren Grenze, wird aber aus inhaltlichen Gründen akzeptiert (Abbildung 3.4.). Die Faktorladungen sind ebenfalls genügend: Die Indikatorvariablen laden mit .46 bis .63 auf die latente Variable (Abbildung 3.4., Tabelle 3.18.). Die Werte der standardisierten Parameter, die sich im Rahmen der Definition von –1 bis +1 bewegen, weisen ebenfalls auf die Gültigkeit des Messmodells hin.

Die Passungswerte der Strukturgleichung mit den beiden Messmodellen sind sehr gut (p = .68; Abbildung 3.5.). Die deskriptiven Gütekriterien weisen ebenfalls ein hohes Niveau auf (GFI = .98, AGFI = .98, SRMR = .02; Abbildung 3.5.) und die Zuverlässigkeit der Messungen entspricht ungefähr den berechneten Werten der einzelnen Messmodelle (Abbildungen 3.3. und 3.4.).

Die beiden latenten Variablen „Beurteilung Therapieprozess" und „Beurteilung Therapieergebnis" korrelieren mit .76 stark miteinander (p ≤ .001; Tabelle 3.19., Abbildung 3.5.). Dies soll in den Strukturgleichungsmodellen hinsichtlich des Einflusses der negativen

Selbsteinschätzung und Affektivität sowie der Beurteilung auf die Zufriedenheit mit der therapeutischen Behandlung berücksichtigt werden, indem eine latente Variable zweiter Ordnung verwendet wird.

Tabelle 3.19. Statistische Kennwerte der Parameter der latenten Variablen „Beurteilung des Therapieprozesses" und „Beurteilung des Therapieergebnisses"

Pfad	Stand. Wert	Unstand. Wert	Stand.- fehler	*t*-Wert	*p*-Wert
Beurt. Therapieproz. – Selbständigkeit	−.835	−1.122	.087	−12.873	≤ .001
Beurt. Therapieproz. – Bedürfnisse Klienten	.782	.536	.044	12.121	≤ .001
Beurt. Therapieproz. – Grenzüberschreitung	.734	1.000			
Beurt. Therapieproz. – Therap. Beziehung	.785	1.769	.146	12.155	≤ .001
Beurt. Therapieerg. – Fortschritte	−.819	−.895	.070	−12.746	≤ .001
Beurt. Therapieerg. – Ausmass	.465	.623	.086	7.235	≤ .001
Beurt. Therapieerg. – Angemessenheit	.838	1.000			
Korrelation / Kovarianz.	**Korr.**	**Kov.**			
Beurt. Therapieerg. – Beurt. Therapieproz.	.759	2.508	.333	7.543	≤ .001

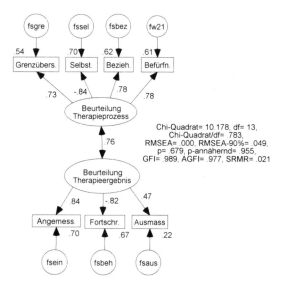

Abbildung 3.5. Latente Variablen „Beurteilung des Therapieprozesses" und „Beurteilung des Therapieergebnisses" (standardisierte Werte)

Beurteilung des Arbeitsbereichs

Die Beurteilung des Arbeitsbereichs wird anhand des Ausmasses an Unterstützung durch den Vorgesetzten, des Vorhandenseins von Problemen mit dem Vorgesetzten sowie der Gefühle von Überforderung erfasst.

Die Skala „Probleme mit den Vorgesetzten" besteht aus drei Items und reicht von 0 bis 15 Punkten, wobei ein grösserer Wert einem geringeren Ausmass an Problemen entspricht, da alle Variablen gegen ihren Sinn kodiert werden (*). Die zu bewertenden Aussagen beziehen sich auf die Woche vor der Befragung und sind untenstehend aufgeführt.

Antwortkategorien: „Stimmt überhaupt nicht" (Wert 1), „Stimmt überwiegend nicht" (2), „Stimmt eher nicht" (3), „Stimmt eher" (4), „Stimmt überwiegend" (5), „Stimmt vollständig" (6).
1.* Der Vorgesetzte machte mir Probleme bei der Arbeit.
2.* Der Vorgesetzte schimpfte letzte Woche häufig herum.
3.* Der Vorgesetzte hatte kein Verständnis, wenn mir ein Fehler unterlief.

Cronbachs Alpha der Skala ist mit .70 knapp genügend (Tabelle 3.20.). Die Werte zu Trennschärfe und Dimensionalität sind ebenfalls zufriedenstellend: Die drei Items korrelieren stark mit der Skala und die Extremgruppen unterscheiden sich jeweils hochsignifikant (Tabelle 3.20.). Zudem laden die drei Variablen lediglich auf einen Faktor, der einen Eigenwert über eins aufweist. Die Schiefe der Skala mit 1.14 und der Exzess mit .66 deuten darauf hin, dass eine für die Verwendung in den Strukturgleichungsmodellen genügende Normalverteilung besteht. Somit kann die Skala in den weiteren Auswertungen benutzt werden.

Die Unterstützung durch den beziehungsweise die Vorgesetzten wird ebenfalls anhand von drei Items erfasst, die sich auf die letzte Woche vor dem Interview beziehen. Die Skala reicht von 0 bis 15 Punkten; hohe Werte weisen auf eine hohe Unterstützung hin. Die Items lauten wie folgt.

Tabelle 3.20. Statistische Kennwerte der Variablen, Trennschärfe und Dimensionalität der Skala „Probleme mit dem Vorgesetzten"

	Statistische Kennwerte					Trennschärfe[a)]		Dimensionalität		
	N / md	Mittelwert	Stand.-abw.	Exzess	Schiefe	Korr. mit Skala	t-Test p-Wert	Anz. Fakt.	Eigenwert	Erkl. Var. %
Skala	260 / 9	12.52	2.79	.66	1.14			1	1.88	62.8
										Fkt. 1[b)]
1. Probleme	262 / 7	1.87	1.20	1.15	1.36	.81 ***	≤ .001			.84
2. Schimpfen	263 / 6	1.72	1.02	3.21	1.68	.79 ***	≤ .001			.84
3. Kein Verständnis	262 / 7	1.93	1.35	1.83	1.59	.76 ***	≤ .001			.69

a) Korrelation mit der Skala; Extremgruppenvergleich 25-Perzentile mit 75-Perzentile der Skala bezüglich Unterschied bei Item (t-Test)
b) Unrotierte Faktorladungen

md = missing data; * p ≤ .05; ** p ≤ .01; *** p ≤ .001
Standardisiertes Cronbachs Alpha der Skala = .699

Tabelle 3.21. Statistische Kennwerte der Variablen, Trennschärfe und Dimensionalität der Skala „Unterstützung durch Vorgesetzten"

	Statistische Kennwerte					Trennschärfe[a)]		Dimensionalität		
	N / md	Mittelwert	Stand.-abw.	Exzess	Schiefe	Korr. mit Skala	t-Test p-Wert	Anz. Fakt.	Eigenwert	Erkl. Var. %
Skala	259 / 10	10.83	3.01	.58	–.81			1	1.83	60.9
										Fkt. 1[b)]
1. Gute Behandlung	267 / 2	5.00	1.01	1.20	–1.11	.70 ***	≤ .001			.76
2. Sich Kümmern	263 / 6	4.60	1.26	.77	–1.05	.81 ***	≤ .001			.83
3. Zufrieden	262 / 7	4.24	1.57	–.42	–.77	.82 ***	≤ .001			.74

Standardisiertes Cronbachs Alpha der Skala = .677

Antwortkategorien: „Stimmt überhaupt nicht" (Wert 1), „Stimmt überwiegend nicht" (2), „Stimmt eher nicht" (3), „Stimmt eher" (4), „Stimmt überwiegend" (5), „Stimmt vollständig" (6).

1. Der Vorgesetzte behandelte mich letzte Woche gut.
2. Der Vorgesetzte kümmerte sich um mich.
3. Der Vorgesetzte sagte mir letzte Woche, ob er mit meiner Arbeit zufrieden sei.

Mit einem Alpha nach Cronbach von .67 ist die Reliabilität der Skala knapp ungenügend (Tabelle 3.21.). Indessen korrelieren alle Items sehr stark mit der Skala und die Extremgruppen unterscheiden sich hochsignifikant. Die Eindimensionalität der Skala ist ebenfalls gegeben: In der Faktorenanalyse mit den drei Variablen ergibt sich nur ein Faktor mit einem Eigenwert über eins. Zudem kann eine genügende Normalverteilung beobachtet werden, da sich Schiefe und Exzess mit −.81 beziehungsweise .58 (Tabelle 3.21.) im Rahmen der Definition bewegen. Angesichts dieser Testkennwerte soll die Skala in den weiteren Analysen eingesetzt werden.

Die Überforderung durch die Arbeit wird mittels eines Items erhoben, welches untenstehend aufgeführt ist. Die Schiefe mit 1.86 und der Exzess mit 3.48 sind zwar vergleichsweise hoch (Tabelle 3.22.), liegen aber noch immer innerhalb der festgesetzten Grenzwerte von zwei beziehungsweise sieben. Somit weist die Variable eine für die weitere Verwendung ausreichende Normalverteilung auf.

Antwortkategorien: „Stimmt überhaupt nicht" (Wert 1), „Stimmt überwiegend nicht" (2), „Stimmt eher nicht" (3), „Stimmt eher" (4), „Stimmt überwiegend" (5), „Stimmt vollständig" (6).

1. Die Arbeit war mir zu schwierig.

Tabelle 3.22. Statistische Kennwerte der Variablen „Überforderung"

	N / md	Mittel-wert	Stand.-abw.	Exzess	Schiefe
1. Überforderung	261 / 8	1.54	.91	3.48	1.86

md = missing data

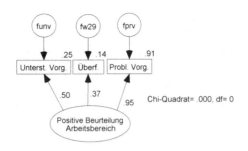

Abbilduug 3.6. Latente Variable „Positive Beurteilung des Arbeitsbereichs"
(standardisierte Werte)

Tabelle 3.23. Statistische Kennwerte der Parameter der latenten Variablen „Positive
Beurteilung des Arbeitsbereichs"

Pfad	Stand. Wert	Unstand. Wert	Stand.- fehler	*t*-Wert	*p*-Wert
Beurteilung – Überforderung	.368	.126	.040	3.193	.001
Beurteilung – Unterstützung durch Vorges.	.501	.568	.167	3.402	.001
Beurteilung – Probleme mit Vorgesetztem	.953	1.000			

Die latente Variable „Positive Beurteilung Arbeitsbereich" aus den oben beschriebenen zwei Skalen und dem Item „Überforderung" ist zufriedenstellend (Abbildung 3.6.). Passungsindizes können indessen keine angegeben werden, da die Freiheitsgrade wegen der Anzahl zu schätzender Parameter null beträgt. Die Zuverlässigkeit des Messmodells ist genügend. Der standardisierte quadrierte multiple Koeffizient des Items „Überforderung" ist mit .14 zwar eher tief (Abbildung 3.6.), die Variable wird aber aus inhaltlichen Gründen im Messmodell belassen. Die Faktorladungen der Skalen sind genügend: Sie laden mit .50 und .95 auf die latente Variable, während das Item „Überforderung" lediglich einen Koeffizienten von .37 aufweist (Abbildung 3.6., Tabelle 3.23.). Die Werte der standardisierten Parameter, die sich im Rahmen der Definition von –1 bis +1 bewegen, sind ein weiterer Hinweis auf die Gültigkeit des Messmodells.

Beurteilung des sozialen Kontakts mit den anderen Klienten

Die Bewertung des sozialen Kontakts mit den anderen Klienten in der Einrichtung wird aus der Beurteilung einerseits der allgemeinen

Stimmung untereinander und anderseits des Ausmasses an Konflikten miteinander gebildet. Die beiden Skalen beziehen sich jeweils auf die letzte Woche vor der Befragung. Sie bestehen aus zwei Items, die so kodiert werden, dass die Skalen von null bis zehn Punkten reichen. Die Darstellung der Werte der Einzelitems erfolgt in den Tabellen aber mit den ursprünglichen, nicht umkodierten Werten. Falls eine Variable gegen ihren Sinn umkodiert wird, so ist dies mit einem Stern (*) gekennzeichnet.

Antwortkategorien: „Stimmt überhaupt nicht" (Wert 1), „Stimmt überwiegend nicht" (2), „Stimmt eher nicht" (3), „Stimmt eher" (4), „Stimmt überwiegend" (5), „Stimmt vollständig" (6).

Skala „Konflikte zwischen Klienten"
1.* Ich hatte letzte Woche viel Streit mit Mitklient/innen.
2.* In der letzten Woche provozierten mich einige Mitklient/innen, bis wir Streit hatten.

Skala „Allgemeine Stimmung unter Klienten"
3.* Die Mitklient/innen gingen mir mehrheitlich auf die Nerven.
4. Wir Klient/innen hatten es ganz gut miteinander.

Bei der Skala „Konflikte zwischen Klienten" entsprechen tiefere Werte einem grösseren Ausmass an Konflikten. Die Items korrelieren sehr stark miteinander ($r = .66$, $p \leq .001$; Tabelle 3.24.) und auch die jeweiligen Zusammenhänge mit der Skala sind sehr stark (jeweils $r = .91$, $p \leq .001$). Die Werte der Schiefe der Skala (.75) und des Exzesses (−.09) deuten darauf hin, dass die Skala eine genügende Normalverteilung aufweist, damit sie für die weiteren Analysen verwendet werden kann.

Die Items der Skala „Allgemeine Stimmung", bei der hohe Werte einer guten Stimmung entsprechen, korrelieren ebenfalls sehr stark miteinander ($r = .61$, $p \leq .001$; Tabelle 3.24.) sowie jeweils mit der Skala ($r = .91$ und .88, $p \leq .001$). Der Exzess der Skala mit −.16 und die Schiefe mit −.45 (Tabelle 3.24.) lassen darauf schliessen, dass die Werte eine für die weiterführenden Auswertungen ausreichende Normalverteilung aufweisen.

Tabelle 3.24. Statistische Kennwerte der Variablen und Korrelationen der Skalen „Konflikte zwischen Klienten" und „Allgemeine Stimmung unter Klienten"

	N / md		Statistische Kennwerte				Korrelationen	
			Mittel-wert	Stand.-abw.	Exzess	Schiefe	Korr. mit Skala	Korr. Items
Skala „Konflikte zw. Klienten"	266 /	3	2.79	2.46	-.09	.75		
1. Viel Streit	267 /	2	2.46	1.34	-.24	.69	.91 ***	.66 ***
2. Provokation	267 /	2	2.32	1.36	.19	.91	.91 ***	
Skala „Allgemeine Stimmung"	266 /	3	6.30	2.37	-.16	-.45		
3. Auf die Nerven gehen	266 /	3	2.99	1.40	-.67	.37	.91 ***	.61 ***
4. Gute Stimmung	268 /	1	4.29	1.26	.10	-.68	.88 ***	

md = missing data; * p ≤ .05; ** p ≤ .01; *** p ≤ .001

114

3.5.1.5 Therapiezufriedenheit

Die *globale Zufriedenheit* der Klienten mit der Therapie wird einerseits mit der deutschen Version des „Client Satisfaction Questionnaire (CSQ)" (Larsen et al., 1979; Schmidt et al., 1989) erhoben, anderseits kommt der Fragebogen „Klientenbefragung zur Suchtbehandlung (KLIBS)" (Wettach et al., 1997) zum Einsatz. Im aus acht Fragen bestehenden CSQ wird die *globale* Therapiezufriedenheit mit der gesamten Behandlungszeit erfasst, während beim KLIBS die *spezifische* Zufriedenheit während der Behandlung im Zentrum steht.

Der CSQ ist ein weit verbreitetes Instrument mit guten Reliabilitäts- und Validitätswerten. Attkisson und Greenfield (1994, S. 407) geben Reliabilitäten von .86 (Cronbachs Alpha, 3120 Patienten aus 76 Kliniken) und .87 (1464 Teilnehmer eines Alkoholpräventionprogramms) an. Die Kriteriumsvalidität wird anhand der hohen Korrelationen von .60 bis .80 mit anderen Instrumenten zur Erfassung der Behandlungszufriedenheit ebenfalls als gut eingeschätzt (ebd.).

Das Instrument besteht aus den untenstehenden Fragen. In den runden Klammern sind jeweils die vier Antwortkategorien angegeben. Die eckigen Klammern beinhalten die Antwortwerte.

1. Wie würden Sie die Qualität der Behandlung, welche Sie erhalten haben, beurteilen? (ausgezeichnet [Wert 1], gut [2], weniger gut [3], schlecht [4]).

2. Haben Sie die Art der Behandlung erhalten, die Sie wollten? (eindeutig nicht [1], eigentlich nicht [2], im Allgemeinen ja [3], eindeutig ja [4]).

3. In welchem Masse hat diese Therapieeinrichtung Ihren Bedürfnissen entsprochen? (sie hat fast allen meinen Bedürfnissen entsprochen [1], sie hat den meisten meiner Bedürfnisse entsprochen [2], sie hat nur wenigen meiner Bedürfnisse entsprochen [3], sie hat meinen Bedürfnissen nicht entsprochen [4]).

4. Würden Sie einem Freund/einer Freundin diese Therapieeinrichtung empfehlen, wenn er/sie eine ähnliche Hilfe benötigen würde? (eindeutig nicht [1], ich glaube nicht [2], ich glaube ja [3], eindeutig ja [4]).

5. Wie zufrieden sind Sie mit dem Ausmass der Hilfe, welche Sie hier erhalten haben? (ziemlich unzufrieden [1], leidlich oder leicht unzufrieden [2], weitgehend zufrieden [3], sehr zufrieden [4]).
6. Hat die Behandlung, die Sie hier erhielten, Ihnen dabei geholfen, angemessener mit Ihren Problemen umzugehen? (ja, sie half eine ganze Menge [1], ja, sie half etwas [2], nein, sie half eigentlich nicht [3], nein, sie hat mir die Dinge schwerer gemacht [4]).
7. Im Grossen und Ganzen, wie zufrieden sind Sie mit der Behandlung, die Sie erhalten haben? (sehr zufrieden [1], weitgehend zufrieden [2], leidlich oder leicht unzufrieden [3], ziemlich unzufrieden [4]).
8. Würden Sie wieder in diese Therapieeinrichtung kommen, wenn Sie eine Hilfe bräuchten? (eindeutig nicht [1], ich glaube nicht [2], ich glaube ja [3], eindeutig ja [4]).

Die Antworten werden für die Bildung der Skala umkodiert, sodass null eine tiefe und drei eine hohe Zufriedenheit bedeutet. In Tabelle 3.25. sind indessen noch die nicht veränderten Werte der einzelnen Antworten angegeben. Nach der Summierung aller umkodierten Werte ergibt sich eine Skala von 0 bis 24 Punkten. Falls ein Klient eine Markierung zwischen zwei Antwortkategorien anbringt, wird der Durchschnitt berechnet, das heisst, bei einer Markierung zwischen 1 und 2 wird der Wert 1.5 für die Berechnung des Summenwerts verwendet. Für die Darstellung der Skalenwerte aller Klienten im Ergebnisteil werden Bruchwerte von .5 abgerundet auf die nächste ganze Zahl, um die Zufriedenheit nicht zu überschätzen. Das Problem von fehlenden Werten wird wie folgt angegangen: Wenn lediglich ein Wert fehlt, so wird dieser aufgrund der vorhandenen sieben Werte extrapoliert, indem dem achten Item der Durchschnitt der anderen zugewiesen wird. Wenn mehr als ein Wert fehlt, so wird die Skala als fehlender Wert kodiert.

Die Prüfung der Skala der globalen Zufriedenheit (CSQ) ergibt eine gute Reliabilität (Cronbachs Alpha = .88, Tabelle 3.25.). Die Trennschärfe, untersucht anhand der Korrelation der Items mit der Skala sowie der Extremgruppenvergleiche, ist ebenfalls zufriedenstellend. Alle Items korrelieren hochsignifikant mit der Skala und die Extremgruppen des CSQ unterscheiden sich ebenfalls bei allen Items. Die Prüfung der Dimensionalität mit einer exploratorischen Faktorenanalyse ergibt nur einen Faktor mit einem Eigenwert über eins. Die Normalverteilung der Skala scheint ebenfalls gegeben zu sein (Schiefe = −.63, Exzess = .58; Tabelle 3.25.).

Die *spezifische Zufriedenheit* mit sieben verschiedenen Therapiebereichen wird mit jeweils einer Frage, für die eine sechsstufige Antwortskala zur Verfügung steht, ermittelt. Die Antwortkategorien und Fragen lauten wie folgt.

Antwortkategorien: „Sehr zufrieden" (Wert 6), „Zufrieden" (5), „Eher leicht zufrieden" (4), „Eher leicht unzufrieden" (3), „Unzufrieden" (2), „Sehr unzufrieden" (1).

1. Wie zufrieden sind Sie mit der Einrichtung im Allgemeinen (Wohnraum, Ausstattung, Essen, ...)?
2. Sind Sie mit der allgemeinen Betreuung in dieser Einrichtung zufrieden?
3. Wie zufrieden sind Sie mit der persönlichen Betreuung?
4. Wie zufrieden sind Sie bisher mit der Einzeltherapie in dieser Einrichtung (Einzelgespräche, individuelle Therapie, ...)?
5. Sind Sie bisher mit der Gruppentherapie in dieser Einrichtung zufrieden (Gruppengespräche, ...)?
6. Wie ist Ihre Zufriedenheit mit dem Arbeitsbereich in dieser Institution?
7. Sind Sie mit dem Umgang und den Kontakten mit den anderen Klient/innen zufrieden?

Für die Analyse des Einflusses der Beurteilung sowie der negativen Selbsteinschätzung und Affektivität im Rahmen der Strukturgleichungsmodelle werden die Angaben zur Zufriedenheit mit der Einzeltherapie und den Einzelgesprächen mit denjenigen zur Zufriedenheit mit der Gruppentherapie und den Gruppengesprächen zusammengefasst, da die Beurteilungen dieses Behandlungsbereichs sich teilweise auf beide beziehen. Wenn beide Werte vorhanden sind, wird der Durchschnitt aus diesen zwei Variablen berechnet; falls ein Wert fehlt, so wird der jeweils andere verwendet.

Die Variablen weisen alle Mittelwerte zwischen 4.45 und 4.81 auf (Tabelle 3.26.). Die Werte zu Schiefe und Exzess deuten darauf hin,

Tabelle 3.25. Statistische Kennwerte der Variablen, Trennschärfe und Dimensionalität der globalen Zufriedenheit („Client Satisfaction Questionnaire CSQ")

	N / md	Statistische Kennwerte				Trennschärfe[a]		Dimensionalität			
		Mittelwert	Stand.-abw.	Exzess	Schiefe	Korr. mit Skala	t-Test p-Wert	Anz. Fakt.	Eigenwert	Erkl. Var. %	
Skala	263 / 6	17.32	3.83	.58	-.63			1	4.34	54.2	
											Fkt. 1[b]
1. Qualität	265 / 4	1.94	.44	1.99	-.27	.68 ***	≤ .001				.65
2. Art der Behandlung	263 / 6	3.09	.59	1.18	-.36	.74 ***	≤ .001				.73
3. Bedürfnisse	264 / 5	1.96	.63	.17	.22	.74 ***	≤ .001				.73
4. Empfehlung	268 / 1	3.36	.70	.24	-.83	.80 ***	≤ .001				.81
5. Ausmass Hilfe	266 / 3	3.12	.70	.29	-.51	.75 ***	≤ .001				.75
6. Bei Problem geholfen	264 / 5	1.49	.60	1.15	1.01	.71 ***	≤ .001				.70
7. Zufriedenheit	265 / 4	1.81	.61	.42	.32	.76 ***	≤ .001				.75
8. Wiedereintritt	267 / 2	2.94	.90	-.51	-.50	.72 ***	≤ .001				.75

a) Korrelation mit der Skala; Extremgruppenvergleich 25-Perzentile mit 75-Perzentile der Skala bezüglich Unterschied bei Item (t-Test)
b) Unrotierte Faktorladungen

md = missing data; * p ≤ .05; ** p ≤ .01; *** p ≤ .001
Standardisiertes Cronbachs Alpha der Skala = .879

Tabelle 3.26. Statistische Kennwerte der Variablen der spezifischen Zufriedenheit

	N / md	Mittel-wert	Stand.-abw.	Exzess	Schiefe
1. Einrichtung allgemein	267 / 2	4.78	1.20	2.26	−1.47
2. Allgemeine Betreuung	267 / 2	4.74	.87	1.54	−1.06
3. Persönliche Betreuung	264 / 5	4.81	1.04	.59	−.94
4. Einzeltherapie	255 / 14	4.69	1.26	1.21	−1.26
5. Gruppentherapie	262 / 7	4.45	1.14	.10	−.82
4./5. Einzel-/Gruppentherapie	264 / 5	4.58	.97	1.61	−1.17
6. Arbeitsbereich	265 / 4	4.65	1.20	.44	−.91
7. Mitklienten	263 / 6	4.71	.96	2.25	−1.28

md = missing data

dass die Variablen nicht vollkommen normalverteilt sind. Indessen weist keine spezifische Zufriedenheit eine Schiefe auf, die grösser als zwei ist, noch überschreitet ein Wert des Exzesses die Grenze von sieben. Somit können diese Variablen in den Strukturgleichungsmodellen verwendet werden.

3.5.1.6 Selbstwertgefühl

Das Selbstwertgefühl der Klienten wird mit der „Self Esteem Scale" von Rosenberg (1965) in einer deutschen Übersetzung (Badura et al., 1987) angewendet. Die Skala besteht aus den zwei Faktoren „Selbstwertgefühl" („self esteem") und „Gefühl der Wertlosigkeit" („low self esteem", „self-derogation" oder „self-denigration"), welche entsprechend umkodiert – sodass null einem tiefen Selbstwert und drei einem hohen Selbstwert entspricht – und dann zu einer Skala zusammengefasst werden. Indessen sind in Tabelle 3.27. die Werte der einzelnen Items noch auf der Basis der ursprünglichen Antwortkategorien berechnet (von eins bis vier; s. unten). Das Problem von fehlenden Werten wird wie folgt angegangen: Wenn lediglich ein oder zwei Werte fehlen, so wird dieser Wert aufgrund der vorhandenen neun beziehungsweise acht Werte extrapoliert, indem fehlenden Items der Durchschnitt der anderen zugewiesen wird. Wenn mehr wie zwei Werte fehlen, so wird die Skala als fehlender Wert kodiert. Die Fragen und die vierstufigen Antwortkategorien lauten wie folgt, wobei im Hinblick auf die Bildung der latenten Variablen in Klammern die im

Strukturgleichungsmodell verwendeten Variablennamen angegeben sind.

Antwortkategorien: „Trifft voll und ganz zu" (Wert 1), „Trifft eher zu" (2), „Trifft eher nicht zu" (3) und „Trifft überhaupt nicht zu" (4).

Subskala „Selbstwertgefühl"
1. Verglichen mit anderen bin ich ein wertvoller Mensch (vm1).
2. Ich schaffe alles genauso gut wie die anderen (vm3).
3. Ich habe eine positive Einstellung mir selbst gegenüber (vm14).
4. Ich habe eine Reihe vorzüglicher Eigenschaften (vm7).
5. Im Grunde genommen bin ich mit mir selbst zufrieden (vm11).

Subskala „Gefühl der Wertlosigkeit"
6. Manchmal fühle ich mich recht wertlos (vm6).
7. Manchmal denke ich, dass ich recht nutzlos bin (vm8).
8. Ich glaube, dass ich manchmal im Leben versagt habe (vm10).
9. Ich finde, es gibt nicht viel, worauf ich stolz sein kann (vm12).
10. Ich wünschte, ich hätte manchmal mehr Achtung vor mir selbst (vm4).

Die Gesamtskala weist eine hohe Reliabilität auf (Cronbachs Alpha = .86). Indessen ist das Item 1 „Verglichen mit anderen bin ich ein wertvoller Mensch" sowohl in der Subskala „Selbstwertgefühl" als auch in der zusammengefassten Gesamtskala problematisch. Bei der Gesamtskala sind in einer exploratorischen Faktorenanalyse zwei Faktoren mit Eigenwerten grösser als eins zu beobachten, wobei auf den zweiten Faktor vor allem das Item 1 lädt. Zudem korreliert das Item 1 deutlich geringer mit der Gesamtskala als die übrigen Items, während der Unterschiedstest der Extremgruppen signifikant ausfällt. Auch wäre Cronbachs Alpha höher, wenn das Item 1 aus der Skala entfernt würde. Aufgrund dieser Ergebnisse ist es angebracht, die Skala um das Item 1 zu kürzen, da im Rahmen der Strukturgleichungsmodelle der Selbstwert mittels einer konfirmatorischen Faktorenanalyse als latente Variable eingeführt wird, welche vorzugsweise nur einen Faktor aufweisen sollte. Es fällt auch ins Gewicht, dass während der Datenerhebungen mehrere Befragte sich über diese Aussage, „Verglichen mit anderen bin ich ein wertvoller Mensch", ärgerten

120

und sie nicht beantworten wollten, da sie mit diesem Item unter anderem eine Abwertung ihrer Mitmenschen als „weniger wertvoll" verbunden sahen. Es wird mit diesem Item wahrscheinlich etwas anderes gemessen als mit den übrigen – zum Beispiel die Tendenz zur Fremdabwertung –, der Ausschluss kann somit auch inhaltlich, nicht nur statistisch, begründet werden. Da mit dem Ausschluss von Item 1 die Anzahl der Variablen in der Skala abnimmt, werden fehlende Werte nur noch extrapoliert, wenn ein einzelnes Item nicht vorhanden ist; fehlen indessen zwei Items, so wird die Skala als fehlender Wert kodiert[19].

Die um das Item 1 reduzierte Gesamtskala „Selbstwertgefühl" weist mit einem Alpha nach Cronbach von .87 wiederum eine hohe Reliabilität auf (Tabelle 3.27.). Hinsichtlich der Dimensionalität ist eine Verbesserung festzustellen, die Items laden nun nur noch auf einen Faktor. Die Schiefe und der Exzess sind sowohl bei der Gesamtskala als auch bei den einzelnen Items unter zwei respektive sieben, sodass jeweils auf Normalverteilung geschlossen werden kann. Die reduzierte Gesamtskala genügt somit den Testanforderungen für eine weitere Verwendung im Rahmen dieser Arbeit.

Im Folgenden soll die latente Variable „Selbstwertgefühl" gebildet werden. Das Messmodell ist vorerst indessen nicht genügend. Die annähernde Passung wird nicht erreicht (RMSEA = .089, p-annähernd = .00; Abbildung 3.7.). Zudem ist der Chi-Quadrat-Wert mehr als doppelt so gross wie die Anzahl Freiheitsgrade (3.10; Abbildung 3.7.). Auch hinsichtlich der erklärten Varianz (GFI = .93, AGFI = .89) genügt das Messmodell den Anforderungen knapp nicht. Die Zuverlässigkeit des Messmodells der latenten Variablen „Selbstwertgefühl" ist hoch; die standardisierten quadrierten multiplen Koeffizienten reichen von .26 bis .66 (Abbildung 3.7.). Die Faktorladungen sind zufriedenstellend, da die Indikatorvariablen mit .51 bis .81 auf das Konstrukt laden (Tabelle 3.28.). Die Werte der standardisierten

---

19   Fehlende Werte werden extrapoliert, wenn in einer Skala weniger als 20% der Daten nicht vorhanden sind. Nach dem Auschluss des Items 1 entsprechen zwei Items indessen 22.2% der Variablen der Skala.

Tabelle 3.27. Statistische Kennwerte der Variablen, Trennschärfe und Dimensionalität der Skala „Selbstwertgefühl" ohne Item 1

| | Statistische Kennwerte | | | | | Trennschärfe[a] | | Dimensionalität | | |
	N / md	Mittel-wert	Stand.-abw.	Exzess	Schiefe	Korr. mit Skala	t-Test p-Wert	Anz. Fakt.	Eigen-wert	Erkl. Var. %
Gesamtskala	265 / 4	17.04	5.09	-.07	-.35			1	4.45	49.5
										Fkt. 1[b]
2. Genauso gut wie Andere	267 / 4	1.97	.74	-.01	.44	.60 ***	≤ .001			.59
3. Positive Einstellung	266 / 3	1.85	.78	.03	.65	.79 ***	≤ .001			.81
4. Vorzügliche Eigenschaften	264 / 5	1.61	.68	.09	.81	.65 ***	≤ .001			.66
5. Zufrieden sein	267 / 2	2.00	.79	-.36	.40	.77 ***	≤ .001			.79
6. Wertlos fühlen	267 / 2	2.86	.97	-.84	-.41	.80 ***	≤ .001			.79
7. Nutzlos sein	267 / 2	3.13	.82	-.47	-.57	.81 ***	≤ .001			.82
8. Versagt haben	265 / 4	2.20	.79	-.22	.33	.60 ***	≤ .001			.58
9. Wenig um stolz zu sein	267 / 2	3.10	.80	-.11	-.62	.63 ***	≤ .001			.62
10. Mehr Achtung vor sich	267 / 2	2.19	.90	-.46	.48	.63 ***	≤ .001			.60

a) Korrelation mit der Skala; Extremgruppenvergleich 25-Perzentile mit 75-Perzentile der Skala bezüglich Unterschied bei Item (t-Test)
b) Unrotierte Faktorladungen

md = missing data; * $p \leq .05$; ** $p \leq .01$; *** $p \leq .001$
Standardisiertes Cronbachs Alpha der Gesamtskala = .868

Parameter, die sich im Rahmen der Definition von –1 bis +1 bewegen, sind ebenfalls ein Hinweis auf die Gültigkeit des Messmodells.

Die Modifikationsindizes des Messmodells deuten darauf hin, dass die Passung des Modells verbessert werden kann, indem die Fehlerkovarianzen der Items „vm7" und „vm10", „vm14" und „vm10", „vm6" und „vm8" sowie „vm4" und „vm6" zugelassen werden. Diese Aussagenpaare scheinen jeweils sehr ähnliche Aspekte der Selbstwertgefühls zu erfassen, sodass deren Fehlervariablen kovariieren. Beispielsweise zielt das Item „vm6" auf das Gefühl der Wertlosigkeit ab, während mit dem Item „vm8" das Gefühl von Nutzlosigkeit erhoben wird. Es sollen deshalb modifizierte Messmodelle erstellt werden, in welchen die oben erwähnten Kovarianzen in der

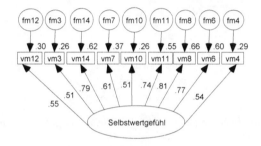

Chi-Quadrat= 83.575, df= 27,
Chi-Quadrat/df= 3.095,
RMSEA= .089, RMSEA-90%= .111,
p= .000, p-annähernd= .002,
GFI= .933, AGFI= .889, SRMR= .045

Abbildung 3.7. Latente Variable „Selbstwertgefühl" (standardisierte Werte)

Tabelle 3.28. Statistische Kennwerte der Parameter der latenten Variablen „Selbstwertgefühl"

Pfad	Stand. Wert	Unstand. Wert	Stand.-fehler	*t*-Wert	*p*-Wert
Selbstwertgefühl – vm4	.538	1.104	.159	6.951	≤ .001
Selbstwertgefühl – vm6	.771	1.707	.196	8.705	≤ .001
Selbstwertgefühl – vm10	.507	.911	.137	6.666	≤ .001
Selbstwertgefühl – vm11	.739	1.334	.157	8.504	≤ .001
Selbstwertgefühl – vm8	.814	1.528	.171	8.944	≤ .001
Selbstwertgefühl – vm12	.545	1.000			
Selbstwertgefühl – vm3	.515	.866	.128	6.737	≤ .001
Selbstwertgefühl – vm7	.606	.947	.126	7.541	≤ .001
Selbstwertgefühl – vm14	.786	1.390	.158	8.793	≤ .001

Reihenfolge ihres Modifikationsindizes schrittweise zugelassen werden.

Die Passung des modifizierten Messmodells der latenten Variablen „Selbstwertgefühl" ist wesentlich besser (RMSEA = .025, p = .27;

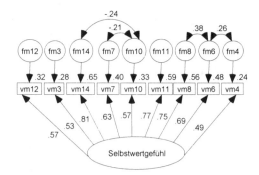

Chi-Quadrat= 26.646, df= 23,
Chi-Quadrat/df= 1.159,
RMSEA= .025, RMSEA-90%= .058,
p= .271, p-annähernd= .876,
GFI= .978, AGFI= .956, SRMR= .026

Abbildung 3.8. Modifizierte latente Variable „Selbstwertgefühl" (standardisierte Werte)

Tabelle 3.29. Statistische Kennwerte der Parameter der modifizierten latenten Variablen „Selbstwertgefühl"

Pfad	Stand. Wert	Unstand. Wert	Stand.- fehler	*t*-Wert	*p*-Wert
Selbstwertgefühl – vm4	.492	.967	.145	6.675	≤ .001
Selbstwertgefühl – vm6	.693	1.462	.172	8.517	≤ .001
Selbstwertgefühl – vm10	.571	.984	.136	7.230	≤ .001
Selbstwertgefühl – vm11	.771	1.333	.146	9.110	≤ .001
Selbstwertgefühl – vm8	.751	1.351	.151	8.970	≤ .001
Selbstwertgefühl – vm12	.569	1.000			
Selbstwertgefühl – vm3	.529	.853	.121	7.071	≤ .001
Selbstwertgefühl – vm7	.634	.950	.119	7.983	≤ .001
Selbstwertgefühl – vm14	.809	1.370	.148	9.256	≤ .001
Korrelation / Kovarianz.	**Korr.**	**Kov.**			
fm6 – fm8	.382	.144	.029	4.994	≤ .001
fm6 – fm4	.258	.140	.034	4.144	≤ .001
fm10 – fm7	–.214	–.073	.024	–3.026	≤ .01
fm10 – fm14	–.245	–.072	.023	–3.071	≤ .01

Abbildung 3.8.). Zudem ist der Chi-Quadrat-Wert nur noch 1.16 mal so gross wie die Anzahl Freiheitsgrade. Die Kennwerte der erklärten Varianz (GFI = .98, AGFI = .96; Abbildung 3.8.) und der nicht erklärten Varianz (SRMR = .03) genügen ebenfalls den Anforderungen. Die Reliabilität des Messmodells der latenten Variablen „Selbstwertgefühl" ist wiederum hoch: Die standardisierten quadrierten multiplen Koeffizienten reichen von .28 bis .65 (Abbildung 3.8.). Die Faktorladungen, die sich in einem Bereich von .53 bis .81 bewegen (Tabelle 3.29.), sind ebenfalls zufriedenstellend. Die Werte der standardisierten Parameter liegen wiederum innerhalb des definierten Rahmens.

Die neu eingeführten Kovarianzen sind alle signifikant und weisen standardisierte Werte von –.21 bis .38 auf (Tabelle 3.29.). In Anbetracht der erreichten Verbesserungen und der Güte des Messmodells sollen die zugelassenen Fehlerkovarianzen beibehalten werden.

3.5.1.7 Depressivität

Die Depressivität wird mit der deutschen Version der 13-Item-Kurzform des weit verbreiteten Instruments „Beck Depression Inventory (BDI)" erhoben (Beck, Rial & Rickels, 1974; Beck et al., 1961; Hautzinger, Bailer, Worall & Keller, 1992). Die Kurzform wird trotz kleinerer Unterschiede als mit der normalen Skala vergleichbar betrachtet, da sich in mehreren Studien die Validitätskoeffizienten zwischen den beiden Versionen von .89 bis .97 bewegten (Katz, Katz & Shaw, 1994, S. 280).

Die Validität des BDI ist gut erforscht und erwies sich als zufriedenstellend (ebd., S. 280–282). Bezüglich der Inhaltsvalidität ist zu bemerken, dass das BDI mehrere Symptome depressiver Erkrankung, die im Diagnostischen Manual DSM-IV erwähnt sind (American Psychiatric Association, 1996, S. 375–453), nicht erfasst (z. B. Gewichtszunahme und Hypersomnia; Katz et al., 1994, S. 280). Die Kriteriumsvalidität des BDI ist hingegen gut, da es mit den meisten anderen Selbstbeurteilungsskalen für Depressivität stark korreliert (ebd.).

Die Reliabilität des BDI ist ebenfalls gut. Die bei 25 Studien beobachteten Koeffizienten der internen Konsistenz erreichten Werte von .73 bis .95 und sind damit als hoch einzuschätzen (Beck, Steer & Garbin, 1988; zit. nach Katz et al., 1994, S. 282).

Die Kurzform des BDI umfasst 13 Themen, die als charakteristische Einstellungen und Symptome der Depressivität gelten. Die Befragten beurteilen sie für sich selbst, wobei jeweils für jedes Thema vier Aussagen zur Verfügung stehen, die in aufsteigender Reihenfolge eine Verstärkung der Depressivität bezeichnen. Die Aussagen werden mit null bis drei Punkten bewertet, wobei drei Punkte die stärkste depressive Einstellung beziehungsweise das stärkste depressive Symptom repräsentieren (die Punktwerte sind untenstehend jeweils in Klammern angegeben). Die Skala wird durch Summierung der Punktwerte gebildet, wobei das Item 13 „Gewichtsverlust" immer mit null kodiert wird, wenn der Befragte absichtlich weniger isst, um abzunehmen. Das Problem von fehlenden Werten ist wie folgt gelöst: Wenn lediglich ein oder zwei Werte fehlen, so werden diese mittels der vorhandenen Werte extrapoliert, indem fehlenden Items der Durchschnitt der anderen zugewiesen wird. Wenn mehr wie zwei Werte fehlen, so wird die Skala als fehlender Wert kodiert.

1. Traurigkeit
Ich bin nicht traurig (0).
Ich bin traurig (1).
Ich bin die ganze Zeit traurig und komme nicht davon los (2).
Ich bin so traurig oder unglücklich, dass ich es kaum noch ertrage (3).

2. Pessimismus
Ich sehe nicht besonders mutlos in die Zukunft (0).
Ich sehe mutlos in die Zukunft (1).
Ich habe nichts, worauf ich mich freuen kann (2).
Ich habe das Gefühl, dass die Zukunft hoffnungslos ist, und dass die Situation nicht besser werden kann (3).

3. Versagen
Ich fühle mich nicht als Versager (0).
Ich habe das Gefühl, öfter versagt zu haben als der Durchschnitt (1).
Wenn ich auf mein Leben zurückblicke, sehe ich bloss eine Menge Fehlschläge (2).
Ich habe das Gefühl, als Mensch ein völliger Versager zu sein (3).

4. Unzufriedenheit
Ich kann die Dinge genauso geniessen wie früher (0).
Ich kann die Dinge nicht mehr so geniessen wie früher (1).

Ich kann aus nichts mehr eine echte Befriedigung ziehen (2).
Ich bin mit allem unzufrieden oder gelangweilt (3).

5. Schuldgefühle
Ich habe keine Schuldgefühle (0).
Ich habe häufig Schuldgefühle (1).
Ich habe fast immer Schuldgefühle (2).
Ich habe immer Schuldgefühle (3).

6. Selbsthass
Ich bin nicht von mir enttäuscht (0).
Ich bin von mir enttäuscht (1).
Ich finde mich fürchterlich (2).
Ich hasse mich (3).

7. Suizidimpulse
Ich denke nicht daran, mir etwas anzutun (0).
Ich denke manchmal an Selbstmord, aber ich würde es nicht tun (1).
Ich möchte mich am liebsten umbringen (2).
Ich würde mich umbringen, wenn ich die Gelegenheit hätte (3).

8. Sozialer Rückzug
Ich habe nicht das Interesse an Menschen verloren (0).
Ich interessiere mich jetzt weniger für Menschen als früher (1).
Ich habe mein Interesse an anderen Menschen zum grössten Teil
verloren (2).
Ich habe mein ganzes Interesse an anderen Menschen verloren (3).

9. Entschlussunfähigkeit
Ich bin so entschlussfreudig wie immer (0).
Ich schiebe Entscheidungen jetzt öfter als früher auf (1).
Es fällt mir jetzt schwerer als früher, Entscheidungen zu treffen (2).
Ich kann überhaupt keine Entscheidungen mehr treffen (3).

10. Negatives Körperbild
Ich habe nicht das Gefühl, schlechter auszusehen als früher (0).
Ich mache mir Sorgen, dass ich alt oder unattraktiv aussehe (1).
Ich habe das Gefühl, dass Veränderungen in meinem Aussehen
eintreten, die mich hässlich machen (2).
Ich finde mich hässlich (3).

Tabelle 3.30. Statistische Kennwerte der Variablen, Trennschärfe und Dimensionalität des „Beck Depression Inventory (BDI)"

	N / md	Statistische Kennwerte				Trennschärfe[a]		Dimensionalität			Faktor[b]		
		Mittel-wert	Stand.-abw.	Exzess	Schiefe	Korr. mit Skala	t-Test p-Wert	Anz. Fakt.	Eigen-wert	Erkl. Var. %	1	2	3
Skala	266 / 3	6.30	5.31	-.84	1.11			1	4.39	33.7			
								2	1.21	9.3			
								3	1.06	8.1			
1. Traurigkeit	265 / 4	.74	.86	.89	1.18	.65 ***	≤ .001		.34	.54	.34	.34	.54
2. Pessimismus	264 / 5	.40	.81	2.95	2.00	.59 ***	≤ .001		.41	.08	.43	.41	.08
3. Versagen	267 / 2	.69	.88	-1.03	.75	.61 ***	≤ .001		.20	-.09	.70	.20	-.09
4. Unzufriedenheit	266 / 3	.60	.78	1.44	1.31	.63 ***	≤ .001		.71	.00	.28	.71	.00
5. Schuldgefühle	267 / 2	.61	.65	.71	.84	.62 ***	≤ .001		.14	.28	.64	.14	.28
6. Selbsthass	266 / 3	.64	.78	2.02	1.39	.70 ***	≤ .001		.16	.12	.80	.16	.12
7. Suizidimpulse	267 / 2	.26	.54	5.79	2.29	.56 ***	≤ .001		.13	.44	.48	.13	.44
8. Sozialer Rückzug	267 / 2	.21	.55	6.24	2.64	.47 ***	≤ .001		.10	.70	.24	.10	.70
9. Entschlussunfähigkeit	267 / 2	.66	.79	-.67	.78	.61 ***	≤ .001		.46	.15	.38	.46	.15
10. Negatives Körperbild	268 / 1	.35	.78	3.72	2.18	.61 ***	≤ .001		.24	-.01	.66	.24	-.01
11. Arbeitsunfähigkeit	269 / 0	.46	.61	1.32	1.19	.54 ***	≤ .001		.77	.03	.11	.77	.03
12. Schlafstörungen	268 / 1	.47	.63	1.12	1.16	.59 ***	≤ .001		.69	.33	.11	.69	.33
13. Gewichtsverlust	264 / 5	.20	.55	9.18	3.01	.15 *	≤ .01		.01	.59	-.22	.01	.59

a) Korrelation mit der Skala; Extremgruppenvergleich 25-Perzentile mit 75-Perzentile der Skala bezüglich Unterschied bei Item (t-Test)
b) Unrotierte Faktorladungen
md = missing data; * p ≤ .05; ** p ≤ .01; *** p ≤ .001
Standardisiertes Cronbachs Alpha der Skala = .822

11. Arbeitsunfähigkeit
Ich kann so gut arbeiten wie früher (0).
Ich muss mir einen Ruck geben, bevor ich eine Tätigkeit in Angriff nehme (1).
Ich muss mich zu jeder Tätigkeit zwingen (2).
Ich bin unfähig zu arbeiten (3).

12. Schlafstörungen
Ich ermüde nicht stärker als sonst (0).
Ich ermüde schneller als früher (1).
Fast alles ermüdet mich (2).
Ich bin zu müde, um etwas zu tun (3).

13. Gewichtsverlust
Ich habe in letzter Zeit kaum abgenommen (0).
Ich habe mehr als 2 Kilo abgenommen (1).
Ich habe mehr als 5 Kilo abgenommen (2).
Ich habe mehr als 8 Kilo abgenommen (3).
Ich esse absichtlich weniger (0 für „nein", 1 für „ja").

In der vorliegenden Untersuchung weist die BDI-Skala mit einem Alpha nach Cronbach von .82 eine genügende Reliabilität auf (Tabelle 3.30.). Die Trennschärfe der Items ist mit Ausnahme des Symptoms „Gewichtsverlust" gut: Die Korrelationen sind hoch sowie signifikant und die Extremgruppen der BDI-Skala sind ebenfalls hochsignifikant verschieden bezüglich der einzelnen Items. Die fehlende Trennschärfe des Symptoms „Gewichtsverlust" konstatierte auch Hautzinger (1991, S. 692) sowohl bei depressiven Psychiatriepatienten als auch bei „gesunden" Kontrollpersonen. Das BDI ist keine eindimensionale Skala. Wie auch bei Hautzinger (1992, S. 25–26) ergeben sich in der exploratorischen Faktorenanalyse drei Faktoren mit Eigenwerten grösser als eins, wenn auch in jener Untersuchung mit der 21 Symptome umfassenden Vollversion des Instruments und bei depressiven Psychiatriepatienten. Gemäss Beck et al. (1988; zit. nach Hautzinger, 1992, S. 25) können meist die Faktoren „Performance Impairment" (hier ungefähr der Faktor 2; Tabelle 3.30.), „Negative attitude toward self" (Faktor 1) sowie „Somatic Disturbance" (Faktor 3) gefunden werden. Auch in der Studie von

Tabelle 3.31. *Statistische Kennwerte der Variablen, Trennschärfe und Dimensionalität der Skala „Kontrollüberzeugung"*

	Statistische Kennwerte					Trennschärfe[a]		Dimensionalität		
	N / md	Mittel-wert	Stand.-abw.	Exzess	Schiefe	Korr. mit Skala	t-Test p-Wert	Anz. Fakt.	Eigen-wert	Erkl. Var. %
Skala	263 / 6	6.40	2.52	–.22	.13			1	2.35	58.9
										Fkt. 1[b]
1. Probleme	266 / 3	2.98	.77	–.53	–.27	.72 ***	≤ .001			.72
2. Hin und Her	268 / 1	2.40	.91	–.77	.11	.79 ***	≤ .001			.77
3. Wenig Kontrolle	268 / 1	2.40	.85	–.60	.11	.77 ***	≤ .001			.77
4. Ausgeliefert	265 / 4	2.62	.74	–.27	–.09	.79 ***	≤ .001			.81

a) Korrelation mit der Skala; Extremgruppenvergleich 25-Perzentile mit 75-Perzentile der Skala bezüglich Unterschied bei Item (t-Test)
b) Unrotierte Faktorladungen

md = missing data; * $p \leq .05$; ** $p \leq .01$; *** $p \leq .001$
Standardisiertes Cronbachs Alpha der Skala = .766

Reynolds und Gould (1981, S. 306–307) ergaben sich mit der Kurzform drei Faktoren, während in einer Stichprobe von kürzlich verwitweten Frauen lediglich zwei Faktoren resultierten (Leahy, 1992, S. 65–66).

Das Ausmass an depressiven Symptomen liegt in der vorliegenden Stichprobe von Drogenabhängigen mit einem auf 21 Items extrapolierten Mittelwert von 10.2[20] (Tabelle 3.30.) klar unter demjenigen von depressiven Patienten in vier deutschen psychiatrischen Kliniken (23.7, 21.1, 24.9 und 19.9; Hautzinger, 1991, S. 691). Aber der Wert ist ebenfalls deutlich höher als die 6.5 Punkte einer psychiatrisch nicht auffälligen Kontrollgruppe in Deutschland (ebd.) und liegt ungefähr auf dem Niveau einer Stichprobe von Schmerzpatienten (11.7; ebd.).

Die BDI-Skala mit den Informationen der hier verwendeten Stichprobe zeigt die üblichen Testwerte und genügt den Testanforderungen. Im Hinblick auf die Strukturgleichungsmodelle wird indessen die Skala verwendet, da die Bildung einer latenten Variablen mit einer multifaktoriellen Skala nicht sinnvoll ist.

3.5.1.8 Kontrollüberzeugung

Die in dieser Studie verwendete Skala der Kontrollüberzeugung stellt eine Kurzform des auf sieben Aussagen basierenden Instruments „Sense of mastery" dar (Pearlin et al., 1981). Die gekürzte deutsche Version umfasst noch vier Items, die sich mit einem Alpha nach Cronbach von .82 als genügend reliabel erwiesen haben (Badura et al., 1987). Den Befragten stehen bei jeder Aussage vier Antwortkategorien zur Verfügung. Ein hoher Wert in der durch Summierung der Antwortwerte von null bis zwölf Punkten reichenden Skala bedeutet eine hohe Kontrollüberzeugung. Die Aussagen und Antwortkategorien lauten wie folgt, wobei im Hinblick auf Verwendung im Rahmen der Strukturgleichungmodelle die dort verwendeten Variablennamen in Klammern angegeben sind.

---

20 Der Mittelwert beträgt 6.30 (Tabelle 3.30.). Der extrapolierte Mittelwert berechnet sich wie folgt: 6.30 / 13 * 21 = 10.18

Antwortkategorien: „Stimme voll und ganz zu" (Wert 1), „Stimme eher zu" (2), „Stimme eher nicht zu" (3), „Stimme überhaupt nicht zu" (4).
1. Ich werde mit einigen meiner Probleme nicht fertig (vm5).
2. Ich fühle mich in meinem Leben gelegentlich hin und her geworfen (vm9).
3. Ich habe wenig Kontrolle über die Dinge, die ich erlebe (vm2).
4. Oft fühle ich mich meinen Problemen ausgeliefert (vm13).

Mit einem Cronbachs Alpha von .77 ist die Reliabilität der Skala nur knapp genügend (Tabelle 3.31.). Hingegen sind die Werte bezüglich der Trennschärfe der Einzelitems sehr gut. Alle Antwortwerte der Aussagen korrelieren hochsignifikant mit der Skala und die Extremgruppen unterscheiden sich bezüglich der einzelnen Items ebenfalls hochsignifikant voneinander. Hinsichtlich der Dimensionalität laden die Items nur auf einen Faktor mit einem Eigenwert grösser als eins. Die Skala sowie alle Antwortwerte können angesichts der Werte von Schiefe und Exzess als normalverteilt betrachtet werden. Angesichts dieser Testeigenschaften ist die Güte der Skala „Kontrollüberzeugung" als genügend einzuschätzen und kann in der vorliegenden Arbeit verwendet werden.

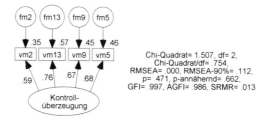

Abbildung 3.9. Latente Variable „Kontrollüberzeugung" (standardisierte Werte)

Tabelle 3.32. Statistische Kennwerte der Parameter der latenten Variablen „Kontrollüberzeugung"

Pfad	Stand. Wert	Unstand. Wert	Standard-fehler	t-Wert	p-Wert
Kontrollüberzeugung – vm13	.755	1.236	.155	8.000	≤ .001
Kontrollüberzeugung – vm9	.667	1.259	.165	7.623	≤ .001
Kontrollüberzeugung – vm5	.675	1.356	.177	7.670	≤ .001
Kontrollüberzeugung – vm2	.590	1.000			

Das Messmodell der latenten Variablen „Kontrollüberzeugung" ist genügend. Die Passung ist sehr gut (RMSEA = .000, p = .47; Abbildung 3.9.) und der Chi-Quadrat-Wert ist sogar kleiner als die Anzahl Freiheitsgrade (.75; Abbildung 3.9.). Auch hinsichtlich der deskriptiven Gütemasse erweist sich das Messmodell als sehr gut (GFI = 1.00, AGFI = .99, SRMR = .01). Die Zuverlässigkeit des Messmodells ist hoch: Die standardisierten quadrierten multiplen Koeffizienten reichen von .35 bis .57 (Abbildung 3.9.). Die Faktorladungen sind ebenfalls zufriedenstellend, da die Indikatorvariablen mit .59 bis .76 auf das Konstrukt laden (Tabelle 3.32.). Die berechneten Werte der standardisierten Parameter, die sich im Rahmen der Definition von −1 bis +1 bewegen, sind ebenfalls ein Hinweis auf die Gültigkeit des Messmodells.

3.5.1.9 Soziale Erwünschtheit

Zur Erfassung der sozialen Erwünschtheit wird eine Kurzform der Marlowe-Crowne-Skala verwendet (Crowne & Marlowe, 1960; Reynolds, 1982), wobei eine deutsche Übersetzung bereits vorhanden ist (Lück & Timaeus, 1969). Die Kurzform umfasst noch 13 der ursprünglich 33 Items, wies in der Arbeit von Reynolds (1982, S. 123) eine genügende Reliabilität von .76 auf (Kuder-Richardson Formel 20) und korrelierte mit .93 mit der Originalversion (ebd., S. 124). Theoretisch basiert die Messung der sozialen Erwünschtheit bei der Crown-Marlowe-Skala auf der „rationalen" Methode. Gemäss dieser beinhalten die zusammengestellten Items Verhaltensweisen, die entweder sozial erwünscht, aber sehr selten, oder sozial unerwünscht, aber sehr häufig sind (Amelang & Bartussek, 1970, S. 104). Je nachdem, ob die Verhaltensweisen sozial erwünscht oder unerwünscht sind, sollten die Antworten negativ oder positiv ausfallen, wobei mit „richtig" und „falsch" nur zwei Antwortkategorien zur Verfügung stehen. Mit fehlenden Antwortwerten wird wie folgt umgegangen: Wenn lediglich ein oder zwei Werte fehlen, so werden diese mittels der vorhandenen bestimmt, indem fehlenden Items der Durchschnitt der anderen zugewiesen wird. Fehlen mehr als zwei Variablen, so wird die Skala als fehlender Wert kodiert. Die 13 Items lauten wie folgt.

Tabelle 3.33. Statistische Kennwerte der Variablen, Trennschärfe und Dimensionalität der Skala „Soziale Erwünschtheit"

	Statistische Kennwerte					Dimensionalität		
	N/md	Mittel-wert	Stand.-abw.	Exzess[a]	Schiefe[a]	Anz. Fakt.	Eigen-wert	Erkl. Var. %
Skala	266 / 3	6.71	2.63	-.75	-.17	1	2.44	18.8
						2	1.44	11.1
						3	1.11	8.6
						4	1.06	8.1
						5	1.01	7.8

	Statistische Kennwerte			Trennschärfe[b]		Faktor[c]				
	N/md	Mittel-wert	Stand.-abw.	Korr. mit Skala	t-Test p-Wert	1	2	3	4	5
1. Arbeit fortfahren	268 / 1	1.56	.50	.37 ***	≤ .001	-.01	.11	.72	-.22	.02
2. Willen bekommen	268 / 1	1.31	.46	.47 ***	≤ .001	.11	.01	.71	.36	.13
3. Tätigkeit aufgeben	265 / 4	1.69	.46	.37 ***	≤ .001	.34	.24	.22	-.63	.08
4. Autoritätsperson	266 / 3	1.42	.49	.48 ***	≤ .001	.21	.31	.32	-.14	.29
5. Guter Zuhörer	268 / 1	1.35	.48	.42 ***	≤ .001	.51	.08	-.23	.21	.35
6. Übervorteilt	265 / 4	1.31	.46	.37 ***	≤ .001	.00	-.03	.16	.00	.86
7. Fehler zugeben	268 / 1	1.35	.48	.47 ***	≤ .001	.79	.07	-.04	-.02	-.03
8. Genugtuung	267 / 2	1.56	.50	.47 ***	≤ .001	.58	-.01	.24	.10	.02
9. Höflichkeit	268 / 1	1.57	.50	.43 ***	≤ .001	.18	.19	.01	.68	.20
10. Bestrafung	267 / 2	1.09	.28	.30 ***	≤ .001	.20	.20	.10	.45	-.14
11. Ansichten	268 / 1	1.67	.47	.44 ***	≤ .001	-.01	.72	.20	.11	-.17
12. Neid	266 / 3	1.48	.50	.53 ***	≤ .001	.38	.44	.22	.04	-.05
13. Verletzung	266 / 3	1.59	.49	.44 ***	≤ .001	.02	.71	-.23	.11	.34

a) Da die Variablen nur die Werte eins oder zwei annehmen können, wird bei den Items auf die Darstellung der Schiefe und des Exzesses verzichtet

b) Korrelation mit der Skala; Extremgruppenvergleich 25-Perzentile mit 75-Perzentile der Skala bezüglich Unterschied bei Item (t-Test)

c) Unrotierte Faktorladungen

md = missing data; * p ≤ .05; ** p ≤ .01; *** p ≤ .001; Standardisiertes Cronbachs Alpha der Skala = .630

Antwortkategorien: „richtig" (Wert 1), „falsch" (2).

1. Es fällt mir manchmal schwer, in meiner Arbeit fortzufahren, wenn ich nicht ermutigt werde.
2. Ich bin manchmal ärgerlich, wenn ich nicht meinen Willen bekomme.
3. Ein paar Mal habe ich Tätigkeiten aufgegeben, weil ich dachte, dafür zu wenig fähig zu sein.
4. Es gab Zeiten, wo ich gegen Autoritätspersonen war, auch wenn ich wusste, dass sie Recht hatten.
5.* Ganz gleich mit wem ich mich unterhalte, ich bin immer ein guter Zuhörer.
6. Ich habe gelegentlich mal jemanden übervorteilt.
7.* Ich bin immer gewillt, einen Fehler, den ich mache, auch zuzugeben.
8. Manchmal bestehe ich auf Genugtuung und kann nicht vergeben und vergessen.
9.* Ich bin immer höflich, auch zu unangenehmen Leuten.
10.* Ich würde niemals zulassen, dass jemand für meine Vergehen bestraft wird.
11.* Ich bin niemals ärgerlich gewesen, wenn andere Leute Ansichten äusserten, die von meinen sehr abwichen.
12. Manchmal bin ich neidisch, wenn andere Glück haben.
13.* Ich habe niemals mit Absicht etwas gesagt, was die Gefühle des Anderen verletzen könnte.

Die Antwortwerte werden umkodiert, sodass null eine tiefe und eins eine hohe soziale Erwünschtheit bedeuten. Die Items, bei denen die Antwort „falsch" den umkodierten Wert null für eine tiefe soziale Erwünschtheit erhält, sind mit einem Stern (*) gekennzeichnet; falls die Antwort „richtig" den umkodierten Wert null zugewiesen bekommt, ist keine Markierung vorhanden. Wenn Befragte weder „richtig" noch „falsch" ankreuzen, sondern ein Zeichen zwischen den Kategorien machen, so wird dies als die korrekte, also nicht sozial erwünschte Antwort kodiert, da die Spannung zwischen kultureller Erwünschtheit einerseits und Aufrichtigkeit andererseits eben nicht zu Gunsten der sozial erwünschten Antwort aufgelöst wurde. Die Skala wird durch Summierung der Antwortwerte gebildet, wobei das Minimum null Punkte beträgt und eine tiefe soziale Erwünschtheit bedeutet, während das Maximum bei 13 liegt.

Die Reliabilität der Skala ist ungenügend (Cronbachs Alpha = .63; Tabelle 3.33.), obwohl bei der Entwicklung der Kurzform ein genügender Wert resultierte (Reynolds, 1982, S. 123). Hinsichtlich der Trennschärfe sind die Einzelitems hingegen genügend: Sie korrelieren hochsignifikant mit der Skala und die Extremgruppenvergleiche sind ebenfalls alle hochsignifikant. Mit den Items wird aber mehr als eine Dimension gemessen. Die explorative Faktorenanalyse ergibt fünf Faktoren, die Eigenwerte über eins erreichen. Da es sich indessen nicht um eine Skala handelt, mit der eine einzelne Dimension gemessen werden soll, sondern die vielmehr auf die Ermittlung einer Tendenz zu sozialer Erwünschtheit mittels Indexbildung abzielt, ist dieses Ergebnis nicht überraschend. Denn den Items liegen unterschiedliche kulturellen Normen zugrunde (Neid, Ehrlichkeit etc.) und diese sind wahrscheinlich auch individuell verschieden gewichtet, sodass die interne Konsistenz der Skala nicht sehr hoch ausfällt. Dies hat ebenfalls keine Auswirkungen auf die Verwendbarkeit der Skala in den Strukturgleichungsmodellen, da der Summenwert der Skala, nicht aber die Einzelitems, in das Modell eingeführt wird. Aus diesem Grund soll die Skala trotz des Reliabilitätswerts für die Analysen verwendet werden. Die Schiefe und der Exzess der Skala sind gut und lassen auf eine für die Analysen genügende Normalverteilung schliessen.

3.5.1.10 Negative Selbsteinschätzung und Affektivität

Die drei Skalen „Depressivität", „Selbstwertgefühl" und „Kontrollüberzeugung" sollen als latente Variable zweiter Ordnung in die Strukturgleichungsmodelle zum Einfluss von Beurteilung und Persönlichkeit auf die spezifische Therapiezufriedenheit eingeführt werden. Im Folgenden werden zunächst die Kovarianzen und Korrelationen zwischen den Skalen betrachtet, wobei der Vollständigkeit wegen die soziale Erwünschtheit ebenfalls einbezogen wird, um deren Zusammenhang mit den anderen Skalen zu prüfen. Danach wird die Bildung der latenten Variablen zweiter Ordnung beschrieben. Während die Depressivität und die soziale Erwünschtheit wegen ihrer Mehrdimensionalität als summierte Skalenwerte eingeführt werden, sind das Selbstwertgefühl und die Kontrollüberzeugung als latente

Variablen abgebildet. Die Anzahl Probanden beträgt bei allen untenstehenden Modellen 265.

Die Passung des Modells gelingt in der angenäherten Schätzung (RMSEA = .050, RMSEA-90%-Konfidenzwert = .065, p-annähernd = .47; Abbildung 3.10.). Die deskriptiven Gütemasse sind ebenfalls genügend (GFI = .94, AGFI = .91, SRMR = .05). Selbstwertgefühl, Kontrollüberzeugung und Depressivität weisen sehr starke Interkorrelationen zwischen .66 und −.71 auf (jeweils $p \le$ .001; Tabelle 3.34.). Demgegenüber sind die Zusammenhänge der sozialen Erwünschtheit klar schwächer: .45 mit der Kontrollüber-

Tabelle 3.34. *Statistische Kennwerte der Parameter, der Korrelationen und der Kovarianzen der latenten Variablen „Selbstwertgefühl", „Kontrollüberzeugung" sowie der Variablen „Depressivität" und „Soziale Erwünschtheit"*

Pfad	Stand. Wert	Unstand. Wert	Stand.- fehler	t-Wert	p-Wert
Kontrollüberzeugung − vm13	.734	1.172	.127	9.197	≤ .001
Kontrollüberzeugung − vm9	.650	1.196	.142	8.451	≤ .001
Kontrollüberzeugung − vm5	.700	1.371	.154	8.903	≤ .001
Kontrollüberzeugung − vm2	.605	1.000			
Selbstwertgefühl − vm4	.506	1.002	.146	6.883	≤ .001
Selbstwertgefühl − vm6	.717	1.525	.174	8.779	≤ .001
Selbstwertgefühl − vm10	.601	1.040	.135	7.697	≤ .001
Selbstwertgefühl − vm11	.759	1.322	.145	9.100	≤ .001
Selbstwertgefühl − vm8	.754	1.365	.151	9.059	≤ .001
Selbstwertgefühl − vm12	.565	1.000			
Selbstwertgefühl − vm3	.541	.878	.121	7.250	≤ .001
Selbstwertgefühl − vm7	.595	.897	.116	7.723	≤ .001
Selbstwertgefühl − vm14	.804	1.370	.146	9.352	≤ .001
Korrelation / Kovarianz	**Korr.**	**Kov.**			
Depressivität − Selbstwertgefühl	−.702	−1.690	.244	−6.926	≤ .001
Depressivität − Kontrollüberzeugung	−.713	−1.748	.247	−7.082	≤ .001
Depressivität − Soziale Erwünschtheit	−.268	−3.722	.886	−4.201	≤ .001
Selbstwertgefühl − Soziale Erwünschtheit	.340	.406	.090	4.522	≤ .001
Selbstwertgefühl − Kontrollüberzeugung	.863	.181	.029	6.186	≤ .001
Soziale Erwünschtheit − Kontrollüberzeugung	.451	.548	.102	5.392	≤ .001
fm10 − fm14	−.274	−.079	.021	−3.713	≤ .001
fm6 − fm8	.357	.130	.027	4.848	≤ .001
fm4 − fm 6	.242	.126	.033	3.876	≤ .001
fm10 − fm7	−.185	−.064	.023	−2.752	≤ .01

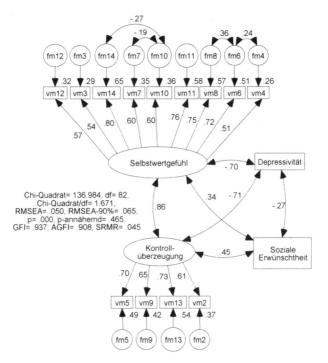

*Abbildung 3.10. Interkorrelationen der latenten Variablen „Selbstwertgefühl",
„Kontrollüberzeugung" sowie der Variablen „Depressivität" und
„Soziale Erwünschtheit" (standardisierte Werte)*

zeugung, .34 mit dem Selbstwertgefühl und lediglich –.27 mit der
Depressivität (jeweils $p \leq .001$; Tabelle 3.34.).

Die Bildung der latenten Variablen zweiter Ordnung „Negative
Selbsteinschätzung und Affektivität" mit dem Selbstwertgefühl, der
Kontrollüberzeugung und der Depressivität ist in Abbildung 3.11.
und Tabelle 3.35. dargestellt. Die perfekte Passung wird zwar nicht
erreicht ($p = .00$), hingegen ist annähernde Passung gegeben (RMS-
EA = .047, RMSEA-90%-Konfidenzwert = .063, p-annähernd = .61;
Abbildung 3.11.). Auch die deskriptiven Gütemasse deuten darauf
hin, dass das Modell den Anforderungen genügt (GFI = .94, AGFI =
.92, SRMR = .04).

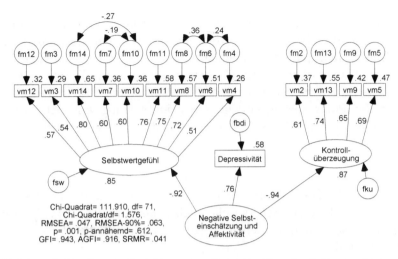

Abbildung 3.11. *Latente Variable zweiter Ordnung „Negative Selbsteinschätzung und Affektivität" (standardisierte Werte)*

Tabelle 3.35. *Statistische Kennwerte der Parameter der latenten Variablen zweiter Ordnung „Negative Selbsteinschätzung und Affektivität"*

Pfad	Stand. Wert	Unstand. Wert	Stand.- fehler	t-Wert	p-Wert
Neg. Affektivität – Depressivität	.762	1.000			
Neg. Affektivität – Kontrollüberzeugung	–.935	–.108	.012	–8.991	≤ .001
Neg. Affektivität – Selbstwert	–.922	–.104	.012	–8.382	≤ .001
Kontrollüberzeugung – vm13	.742	1.173	.126	9.272	≤ .001
Kontrollüberzeugung – vm9	.648	1.179	.140	8.428	≤ .001
Kontrollüberzeugung – vm5	.689	1.336	.152	8.815	≤ .001
Kontrollüberzeugung – vm2	.611	1.000			
Selbstwertgefühl – vm4	.506	1.001	.145	6.894	≤ .001
Selbstwertgefühl – vm6	.716	1.521	.173	8.786	≤ .001
Selbstwertgefühl – vm10	.599	1.036	.135	7.692	≤ .001
Selbstwertgefühl – vm11	.760	1.321	.145	9.121	≤ .001
Selbstwertgefühl – vm8	.753	1.360	.150	9.065	≤ .001
Selbstwertgefühl – vm12	.566	1.000			
Selbstwertgefühl – vm3	.541	.876	.121	7.258	≤ .001
Selbstwertgefühl – vm7	.597	.898	.116	7.747	≤ .001
Selbstwertgefühl – vm14	.804	1.368	.146	9.371	≤ .001
Korrelation / Kovarianz	**Korr.**	**Kov.**			
fm10 – fm14	–.277	–.080	.021	–3.751	≤ .001
fm6 – fm8	.355	.128	.027	4.806	≤ .001
fm4 – fm6	.242	.126	.033	3.873	≤ .001
fm10 – fm7	–.184	–.064	.023	–2.741	≤ .01

Die Zuverlässigkeit des Messmodells zweiter Ordnung ist hoch. Die latente Variable „Selbstwertgefühl" weist einen standardisierten quadrierten multiplen Koeffizienten von .85 auf. Bei der latenten Variablen „Kontrollüberzeugung" beträgt dieser Wert .87 und bei der Indikatorvariablen „Depressivität" .58 (Abbildung 3.11.). Die Parameter der Pfade der negativen Selbsteinschätzung und Affektivität weisen Werte von .76 bis –.94 auf und sind genügend (Tabelle 3.35.).

In Anbetracht der Passungswerte soll versucht werden, die Übereinstimmung des Messmodells mit den Daten der Stichprobe noch weiter zu verbessern. Die Modifikationsindizes weisen darauf hin, dass die Freigabe der Kovarianzen zwischen den Fehlervariablen „fm13" und „fm11" und darauf zwischen „fm2" und „fm4" die Passung verbessern würde.

Angesichts der hohen Korrelation zwischen dem Selbstwertgefühl und der Kontrollüberzeugung ist es nicht überraschend, dass die Fehlervariablen von einzelnen Items kovariieren, da zum Teil ähnliche Themen angesprochen werden. Während mit der Indikatorvariablen „vm11" die Zufriedenheit mit sich selbst erfasst wird, beinhaltet „vm13" das Gefühl, den eigenen Problemen ausgeliefert zu sein. Es

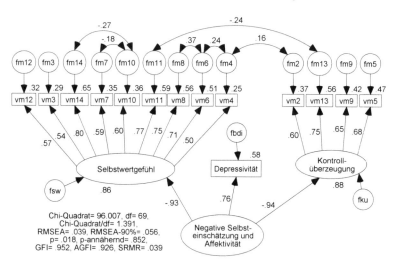

Abbildung 3.12. Modifizierte latente Variable zweiter Ordnung „Negative Selbsteinschätzung und Affektivität" (standardisierte Werte)

140

scheint einleuchtend, dass Befragte, die mit ihren Problemen nicht zurecht kommen, eher dazu neigen, nicht mit sich selbst zufrieden zu sein. Deshalb soll eine Kovarianz zwischen den Fehlervariablen dieser Items eingeführt werden. Bei der zweiten Kovarianz von Fehlervariablen handelt es sich um einen ähnlichen Zusammenhang. Beim Item „vm2" geben die Befragten an, ob sie das Gefühl haben, wenig Kontrolle über Ereignisse zu haben. Demgegenüber bezieht sich die Variable „vm4" auf die Selbstachtung. Deshalb soll auch hier die Kovarianz der Fehlervariablen zugelassen werden.

Die standardisierten Werte der neu eingeführten Kovarianzen sind beide signifikant und betragen −.22 ($p \leq$ .01; „fm11" und „fm13" in Tabelle 3.36.) sowie .16 ($p \leq$ .05; „fm2" und „fm4" in Tabelle 3.36.). Die Passung des modifizierten Messmodells der nega-

Tabelle 3.36. Statistische Kennwerte der Parameter der modifizierten latenten Variablen zweiter Ordnung „Negative Selbsteinschätzung und Affektivität"

Pfad	Stand. Wert	Unstand. Wert	Stand.- fehler	t-Wert	p-Wert
Neg. Affektivität – Depressivität	.759	1.000			
Neg. Affektivität – Kontrollüberzeugung	−.941	−.108	.012	−8.958	≤ .001
Neg. Affektivität – Selbstwert	−.928	−.105	.012	−8.446	≤ .001
Kontrollüberzeugung – vm13	.750	1.200	.129	9.272	≤ .001
Kontrollüberzeugung – vm9	.647	1.192	.142	8.405	≤ .001
Kontrollüberzeugung – vm5	.682	1.339	.153	8.734	≤ .001
Kontrollüberzeugung – vm2	.604	1.000			
Selbstwertgefühl – vm4	.498	.978	.143	6.838	≤ .001
Selbstwertgefühl – vm6	.711	1.506	.171	8.798	≤ .001
Selbstwertgefühl – vm10	.600	1.034	.133	7.750	≤ .001
Selbstwertgefühl – vm11	.767	1.328	.144	9.212	≤ .001
Selbstwertgefühl – vm8	.748	1.347	.148	9.081	≤ .001
Selbstwertgefühl – vm12	.568	1.000			
Selbstwertgefühl – vm3	.542	.874	.120	7.294	≤ .001
Selbstwertgefühl – vm7	.590	.886	.115	7.726	≤ .001
Selbstwertgefühl – vm14	.804	1.363	.144	9.434	≤ .001
Korrelation / Kovarianz	**Korr.**	**Kov.**			
fm10 – fm14	−.278	−.080	.021	−3.786	≤ .001
fm6 – fm8	.365	.134	.027	4.972	≤ .001
fm4 – fm6	.236	.124	.032	3.873	≤ .001
fm4 – fm2	.157	.075	.030	2.483	≤ .05
fm11 – fm13	−.222	−.056	.019	−3.000	≤ .01
fm7 – fm10	−.177	−.061	.023	−2.642	≤ .01

tiven Selbsteinschätzung und Affektivität verbessert sich durch die zwei eingeführten Kovarianzen von Fehlervariablen. Der Wert von RMSEA nimmt von .047 auf .039 ab (Abbildung 3.12.). In der Folge steigt der Kennwert für die perfekte Passung von Modell und Daten von .00 auf .02 und der Wert für die annähernde Passung von .61 auf .85 (vgl. Abbildungen 3.11. und 3.12.). Die deskriptiven Gütemasse sind nun ebenfalls leicht besser: Der Kennwert GFI steigt von .94 auf .95 und das Kriterium AGFI von .92 auf .93. Bezüglich der Reliabilität der Messungen und den Parametern ergeben sich keine wesentlichen Veränderungen.

Angesichts der verbesserten Gütemasse des modifizierten Modells sowie der Absicht, die spezifische Zufriedenheit mit den Beurteilungen sowie der negativen Selbsteinschätzung und Affektivität *vorherzusagen* – und nicht ein theoretisches Modell zu prüfen – ist die latente Variable zweiter Ordnung genügend zuverlässig und passgenau gebildet worden.

3.5.2 Mitarbeitermerkmale

Da die Mitarbeitermerkmale in allen Bereichen einer Therapieeinrichtung, also gegebenenfalls auch bei den teilstationären Angeboten und der ambulanten Nachsorge, erhoben wurden, hingegen für die hierarchischen Analysen nur die Daten aus dem stationären Bereich benutzt werden, beruhen untenstehende Werte teilweise auf verschiedenen Stichproben. Die Werte zu Reliabilität, Trennschärfe und Dimensionalität beziehen sich auf die Bildung der Skala mit allen erhobenen Daten, also auch den Mitarbeitern aus den teilstationären Angeboten und der ambulanten Nachsorge ($N = 402$). Hingegen basieren die Angaben zu den statistischen Kennwerten der Skala und den Items nur auf den Informationen von Mitarbeitern aus dem stationären Bereich ($n = 339$).

3.5.2.1 Allgemeine Merkmale

Das Alter wird in Jahren erhoben.

Das Geschlecht wird erfasst („weiblich", „männlich").

Was ist Ihre höchste Schulbildung? Antwortkategorien: „Universität, ETH, Hochschule", „Fachhochschule", „Matura", „Real-, Sekundar-, Oberschule", „Primarschule, „keine".

In welchem Funktionsbereich arbeiten Sie hauptsächlich? Antwortkategorien: „Leitung/Administration/Verwaltung", „direkte therapeutische Arbeit", „Arbeits-/Produktionsbereich", „Ausbildung/Schule (keine Lehre)", „Betreuung/Freizeit/Sport", „Medizinische Versorgung", „Infrastruktur (Kochen, Waschen, ...)", „Anderes".

Sind Sie fest angestellt oder externe Mitarbeiter/in? Antwortkategorien „fest angestellt", „externe Mitarbeiter/in".

Da in der Untersuchung auch Mitarbeiter der Aussenwohngruppen und der ambulanten Nachsorgestellen befragt werden, für die Fragestellung indessen nur diejenigen aus dem stationären Therapiebereich von Interesse sind, wird wie folgt gefragt, in welchem Bereich die Mitarbeiter tätig sind.

In welchem Behandlungsbereich arbeiten Sie hauptsächlich? Antwortkategorien „Stationäre Behandlung", „Aussenwohngruppe/teilstationäres Angebot", „Ambulante Nachsorge", „Anderes". Die Kategorie „Anderes" ist offen formuliert. Mitarbeiter, die im stationären Bereich arbeiten, indessen bei „Anderes" eine Spezifikation angaben (z. B. „Zimmerei/Metallwerkstatt/Werkstatt"), werden der Kategorie „Stationäre Behandlung" zugeordnet.

Die Berufserfahrung der Mitarbeiter wird differenziert nach der Erfahrung im gesamten Suchtbereich (niederschwellige Angebote, Substitutionsbehandlung, ambulante abstinenzorientierte Stellen, stationäre Suchttherapieeinrichtungen), im Bereich der stationären Suchttherapie, im Bereich der stationären Suchttherapie vor der aktuellen Anstellung und nach der Dauer der aktuellen Anstellung erhoben. Die Kategorien werden mit den folgenden Items gebildet.

Seit wie vielen Monaten sind Sie in der aktuellen Behandlungsinstitution angestellt?

Wie viele Monate haben Sie insgesamt in diesen stationären Suchttherapieeinrichtungen gearbeitet (ohne aktuelle Institution)?

Wieviele Monate haben Sie insgesamt bereits vorher in einer oder mehreren ambulanten abstinenzorientierten Stellen für Drogenabhängige gearbeitet?

Wieviele Monate haben Sie insgesamt bereits vorher in einer oder mehreren ambulanten Institutionen, die Substitutionsbehandlung anbieten, gearbeitet?

Wieviele Monate haben Sie insgesamt bereits vorher im Rahmen von Gassenarbeit / niederschwelliger Drogenarbeit gearbeitet?

3.5.2.2 „Burn-out"-Syndrom

Zur Erfassung des „Burn-out"-Syndroms wird das spezifisch für die Suchttherapie entwickelte Instrument „Checkliste Burnout-Merkmale (CBM)" verwendet (Gehring & Körkel, 1995, S. 141–144). Es ist weitgehend am „Maslach Burnout Inventory (MBI)" angelehnt (Maslach & Jackson, 1986), indem einerseits die Dreiteilung des „Burn-out"-Syndroms in die Dimensionen „Emotionale, kognitive und geistige Erschöpfung", „Reduzierte persönliche Leistungsfähigkeit und Zielerreichung" und „Entpersönlichte Behandlung der Klienten" übernommen wurde und anderseits mehrere Items inhaltlich stark am MBI orientiert sind (Körkel et al., 1995, S. 310). Neben den selbst entwickelten Aussagen enthält die CBM auch Items aus dem „Tedium measure" (Aronson, Pines & Kafry, 1983) und einem weiteren Instrument ohne präzise Quellenangabe („Staff Burnout Scale for Health Professionals").

Die Reliabilität der einzelnen Subskalen war in berichteten Studien unterschiedlich hoch: Körkel et al. (1995, S. 310) berechneten bei einer Stichprobe von 163 Mitarbeitern aus ambulanten und stationären Suchthilfeeinrichtungen ein Alpha nach Cronbach von .91 für die „Burn-out"-Subskala „Emotionale, kognitive und geistige Erschöpfung (EE)", von .68 für „Reduzierte persönliche Leistungsfähigkeit und Zielerreichung (PL)" und von .73 für „Entpersönlichte Behandlung der Klienten (EP)". In einer weiteren Arbeit wurden ähnliche Reliabilitätswerte erhalten (Cronbachs Alpha EE = .91, PL = .70, EP = .78; Glinz, 1993; zit. nach Körkel et al., 1995, S. 315–316).

Die „Burn-out"-Subskalen bestehen aus einer unterschiedlichen Anzahl von Items: „Erschöpfung (EE)" aus 13, „Eingeschränkte persönliche Leistungsfähigkeit (PL)" aus sechs und „Entpersönlichte Behandlung (EP)" ebenfalls aus sechs. Die Items können auf einer sechsstufigen Skala beantwortet werden, die zur Skalenbildung so kodiert werden, dass dem Wert null eine geringe Belastung entspricht. Die mit einem Stern (*) gekennzeichneten Items werden sinngemäss umgekehrt kodiert, sodass auch bei diesen ein hoher Wert einer hohen Belastung gleichkommt. Das Problem von fehlenden Werten ist wie folgt gelöst: Wenn weniger als 20% der Items der Skala keinen Wert aufweisen, also je nach Skala ein beziehungsweise zwei Werte fehlen, so werden diese mittels der vorhandenen Werte extrapoliert, indem fehlenden Items der Durchschnitt der anderen zugewiesen wird. Wenn mehr als 20% der Werte fehlen, so wird die ganze Skala als fehlender Wert kodiert.

Antwortkategorien: „Stimmt vollständig" (Wert 1), „Stimmt überwiegend" (2), „Stimmt eher" (3), „Stimmt eher nicht" (4), „Stimmt überwiegend nicht" (5), „Stimmt überhaupt nicht" (6).

„Burn-out"-Subskala „Emotionale, kognitive und geistige Erschöpfung"

1. Ich fühle mich von meiner Arbeit ausgelaugt.
2. Die Arbeitsbelastungen haben zu negativen Auswirkungen auf mein Privatleben geführt.
3. Der Urlaub reicht mir nicht zur Regeneration von der Arbeit.
4. Meine Arbeit zieht mich runter.
5. Grübeleien über meine Arbeit beeinträchtigen meinen Schlaf.
6. Aufgrund meiner Arbeitsbelastung sind meine Abwehrkräfte geschwächt, sodass ich häufiger (Erkältungs-) Krankheiten habe.
7.* Das Wochenende reicht mir zur Regeneration von der Arbeit.
8. Während der Arbeit fühle ich mich müde.
9. Am Ende des Arbeitstages fühle ich mich erledigt.
10. Nach der Arbeit fehlt mir öfters die Kraft, noch etwas zu unternehmen.
11. Meine Arbeit nimmt mich so sehr in Anspruch, dass ich private Kontakte vernachlässige.

Tabelle 3.37. Statistische Kennwerte der Variablen, Trennschärfe und Dimensionalität der „Burn-out"-Subskala „Emotionale, kognitive und geistige Erschöpfung"

	n/md	Statistische Kennwerte				Trennschärfe [a]		Dimensionalität		
		Mittel-wert	Stand.-abw.	Exzess	Schiefe	Korr. mit Skala	t-Test p-Wert	Anz. Fakt.	Eigen-wert	Erkl. Var. %
Skala	338/1	18.48	10.26	.44	.64			1	5.70	43.8
								2	1.04	8.0
									Faktor [b]	
									1	2
1. Ausgelaugt	335/4	4.46	1.30	-.44	-.65	.77 ***	≤ .001		.62	.47
2. Privatleben	337/2	4.62	1.26	-.26	-.69	.73 ***	≤ .001		.63	.38
3. Urlaub	336/3	4.22	1.47	-.82	-.47	.62 ***	≤ .001		.20	.78
4. Runterziehen	336/3	5.14	1.01	2.65	-1.49	.69 ***	≤ .001		.63	.35
5. Schlaf	337/2	4.82	1.23	.39	-1.02	.58 ***	≤ .001		.52	.23
6. Abwehrkräfte	337/2	5.13	1.11	1.70	-1.42	.52 ***	≤ .001		.28	.52
7. Wochenende	332/7	2.72	1.28	-.21	.76	.54 ***	≤ .001		.12	.76
8. Müde	337/2	4.74	.93	1.57	-1.02	.64 ***	≤ .001		.53	.38
9. Erledigt	337/2	4.00	1.24	-.67	-.26	.71 ***	≤ .001		.77	.13
10. Kraft fehlt	338/1	4.13	1.27	-.68	-.36	.75 ***	≤ .001		.82	.12
11. Private Kontakte	338/1	4.55	1.28	-.33	-.71	.71 ***	≤ .001		.70	.23
12. Frustration	337/2	5.17	.96	2.94	-1.47	.70 ***	≤ .001		.67	.32
13. Abschalten	336/3	2.71	1.17	.07	.76	.56 ***	≤ .001		.57	.11

a) Korrelation mit der Skala; Extremgruppenvergleich 25-Perzentile mit 75-Perzentile der Skala bezüglich Unterschied bei Item (t-Test)
b) Rotierte Faktorladungen (Varimax-Kriterium)
md = missing data; * p ≤ .05; ** p ≤ .01; *** p ≤ .001
Standardisiertes Cronbachs Alpha der Skala = .890

12. Ich fühle mich durch meine Arbeit frustriert.

13.*Nach der Arbeit fällt es mir leicht abzuschalten.

„Burn-out"-Subskala „Reduzierte persönliche Leistungsfähigkeit und Zielerreichung"

14. Den ganzen Tag mit Menschen arbeiten ist für mich wirklich anstrengend.

15.*Ich bewirke etwas mit meiner Arbeit.

16.*Ich fühle mich voller Tatkraft.

17. Bereits zu Beginn des Arbeitstages fühle ich mich kraftlos.

18.*Ich habe das Gefühl, dass ich das Leben anderer Menschen durch meine Arbeit positiv beeinflusse.

19. Ich habe das Gefühl, mich bei meiner Arbeit zu sehr anzustrengen.

„Burn-out"-Subskala „Entpersönlichte Behandlung der Klienten"

20. Seit ich diese Arbeit mache, bin ich gegenüber anderen Menschen abgestumpfter geworden.

21. Bei meiner Arbeit gehe ich Klient/innen so weit als möglich aus dem Weg.

22. Im Grossen und Ganzen ist es mir gleichgültig, was aus meinen Klient/innen wird.

23. Ich habe das Gefühl, dass mich diese Arbeit emotional verhärtet.

24. Ich habe die Tendenz, die Klient/innen in einer distanzierten, fast mechanischen Art zu behandeln.

25. Klient/innen gegenüber bin ich häufig gereizt.

Die „Burn-out"-Subskala „Emotionale, kognitive und geistige Erschöpfung" besteht aus elf Items und reicht von 0 bis 65 Punkten. Sie weist mit .89 (standardisiertes Cronbachs Alpha; Tabelle 3.37.) eine gute Reliabilität auf[21]. Die Trennschärfe der Items ist gut: Alle

---

21 Die Werte zur Reliabilität, Trennschärfe und Dimensionalität beziehen sich auf die Bildung der Skala mit allen erhobenen Daten, das heisst, es handelt sich nicht nur um Mitarbeiter aus dem stationären Bereich, sondern auch diejenigen aus den teilstationären Angeboten und der ambulanten Nachsorge sind mit eingeschlossen ($N = 400$, zwei fehlende Werte). Hingegen basieren die Angaben zu den statistischen Kennwerten nur noch auf den Informationen von Mitarbeitern aus dem stationären Bereich ($n = 338$, ein fehlender Wert).

Tabelle 3.38. Statistische Kennwerte der Variablen, Trennschärfe und Dimensionalität der „Burn-out"-Subskala „Eingeschränkte persönliche Leistungsfähigkeit und Zielerreichung"

	Statistische Kennwerte					Trennschärfe[a]		Dimensionalität			Faktor[b]	
	n / md	Mittel-wert	Stand.-abw.	Exzess	Schiefe	Korr. mit Skala	t-Test p-Wert	Anz. Fakt.	Eigen-wert	Erkl. Var. %	1	2
Skala	337 / 2	7.75	3.84	.65	.48			1 2	2.21 1.17	36.9 19.4		
14. Anstrengend	337 / 2	4.41	1.26	-.24	-.70	.57 ***	≤ .001				.75	-.13
15. Bewirken	335 / 4	1.97	.78	.30	.51	.53 ***	≤ .001				.06	.82
16. Tatkraft	337 / 2	2.60	1.09	.62	.84	.69 ***	≤ .001				.49	.54
17. Kraftlos	337 / 2	5.18	1.08	3.86	-1.83	.62 ***	≤ .001				.65	.20
18. Positive Beeinflussung	334 / 5	2.28	.81	.73	.48	.52 ***	≤ .001				.06	.79
19. Zu sehr anstrengen	336 / 3	4.51	1.17	-.09	-.65	.66 ***	≤ .001				.69	.18

a) Korrelation mit der Skala; Extremgruppenvergleich 25-Perzentile mit 75-Perzentile der Skala bezüglich Unterschied bei Item (t-Test)
b) Rotierte Faktorladungen (Varimax-Kriterium)
md = missing data; * p ≤ .05; ** p ≤ .01; *** p ≤ .001
Standardisiertes Cronbachs Alpha der Skala = .651

korrelieren hochsignifikant mit der Skala, und die Extremgruppen unterscheiden sich ebenfalls signifikant bezüglich der einzelnen Items. Indessen ergeben sich zwei Faktoren mit Eigenwerten über eins, sodass die Eindimensionalität nicht gegeben ist; der Eigenwert des zweiten Faktors ist aber nur knapp grösser als eins und weist mehr als fünfmal weniger erklärte Varianz auf als der erste Faktor (Tabelle 3.37.). Aufgrund dieser Eigenschaften genügt die Skala den Testanforderungen und kann in den hierarchischen Analysen verwendet werden.

Die „Burn-out"-Subskala „Eingeschränkte persönliche Leistungsfähigkeit und Zielerreichung" reicht von 0 bis 30 Punkten. Die Reliabilität ist mit .65 tief[22] (Cronbachs Alpha; Tabelle 3.38.), deckt sich aber ungefähr mit den Koeffizienten der oben zitierten Studien (Glinz, 1993; Körkel et al., 1995). Die Trennschärfe der Items ist wiederum gut; es werden hohe Korrelationen mit der Skala und signifikante Unterschiede zwischen den Extremgruppen beobachtet. Hingegen ergeben sich in der exploratorischen Faktorenanalyse ebenfalls zwei Faktoren mit Eigenwerten über eins (Tabelle 3.38.). Die Skala scheint mehr als ein Konstrukt zu messen, der erste Faktor könnte „fehlende Leistungsfähigkeit" genannt werden, der zweite „Ermüdung". Trotz der oben genannten Defizite soll die Skala verwendet werden, da bei dieser Skala – im Sinne einer Symptomliste – vor allem interessiert, wie viele Symptome vorhanden sind und wie stark deren Ausprägung ist.

Cronbachs Alpha erreicht bei der „Burn-out"-Subskala „Entpersönlichte Behandlung der Klienten", die von 0 bis 30 Punkten reicht, einen eher geringen Wert von .72[23] (Tabelle 3.39.), der im Rahmen der

---

22 Nur die statistischen Kennwerte beziehen sich auf die Stichprobe aus stationären Mitarbeitern (n = 337, zwei fehlende Werte), während die Angaben zu Reliabilität, Trennschärfe und Dimensionalität auf den Daten aller Mitarbeiter beruhen (N = 399, drei fehlende Werte).

23 Wiederum beziehen sich die statistischen Kennwerte nur auf die Stichprobe aus stationären Mitarbeitern (n = 337, zwei fehlende Werte), während die Angaben zu Reliabilität, Trennschärfe und Dimensionalität auf den Daten aller Mitarbeiter beruhen (N = 399, drei fehlende Werte).

Tabelle 3.39. *Statistische Kennwerte der Variablen, Trennschärfe und Dimensionalität der „Burn-out"-Subskala „Entpersönlichte Behandlung der Klienten"*

	n / md	Statistische Kennwerte				Trennschärfe[a]		Dimensionalität		
		Mittel-wert	Stand.-abw.	Exzess	Schiefe	Korr. mit Skala	t-Test p-Wert	Anz. Fakt.	Eigen-wert	Erkl. Var. %
Skala	337 / 2	3.93	3.38	1.18	1.09			1	2.51	41.9
										Fkt. 1[b]
20. Abgestumpfter	336 / 3	5.36	1.01	3.50	-1.85	.71 ***	≤ .001			.69
21. Aus dem Weg	337 / 2	5.47	.85	9.00	-2.56	.60 ***	≤ .001			.60
22. Gleichgültig	337 / 2	5.50	.78	6.28	-2.12	.58 ***	≤ .001			.57
23. Verhärtet	338 / 1	5.12	1.05	.68	-1.13	.77 ***	≤ .001			.76
24. Distanziert	336 / 3	5.39	.73	3.14	-1.40	.64 ***	≤ .001			.67
25. Gereizt	336 / 3	5.23	.72	1.31	-.87	.56 ***	≤ .001			.57

a) Korrelation mit der Skala; Extremgruppenvergleich 25-Perzentile mit 75-Perzentile der Skala bezüglich Unterschied bei Item (*t*-Test)
b) Unrotierte Faktorladungen

md = missing data; * $p \leq .05$; ** $p \leq .01$; *** $p \leq .001$
Standardisiertes Cronbachs Alpha der Skala = .718

Reliabilität der weiter oben aufgeführten Studien liegt (Glinz, 1993; Körkel et al., 1995). Hingegen ist die Trennschärfe der Items gut, da alle hochsignifikant mit der Skala korrelieren und sich die Extremgruppen ebenfalls bei allen hochsignifikant unterscheiden. Angesichts der Tatsache, dass sich in der Faktorenanalyse eine klare Eindimensionalität ergibt, soll diese Skala für die weiteren Auswertungen verwendet werden.

3.5.2.3 Beurteilung von Einrichtung und Team

Die Mitarbeiter wurden gebeten, verschiedene Aspekte ihrer Tätigkeit und des Umfelds zu beurteilen. Die Items stammen entweder aus dem Instrument „Checkliste Burnout Entstehung (CBE)" (Gehring & Körkel, 1995, S. 144–147) oder sie wurden im Rahmen von Studien am Institut für Suchtforschung entwickelt (Wettach et al., 1997, S. 89–91; 2000, S. 106–113). So werden die Skalen „Unterstützendes Klima im Team", „Probleme mit dem/den Vorgesetzten", „Eigenattribution Rückfall von Klienten" sowie die einzelnen Items zum Rückfall der CBE entlehnt. Demgegenüber sind die Skalen „Umsetzung des Konzepts", „Identifikation mit dem Konzept", „Weiterbildung", „Räumlichkeiten" sowie „Führungsstruktur" und „Kommunikationsstruktur" in den obengenannten Arbeiten von Wettach et al. (1997, 2000) enthalten.

Für alle Aussagen steht eine sechsstufige Antwortskala zur Verfügung. Zur Skalenbildung werden jeweils die Variablen umkodiert, sodass die Skala von null bis zu einem bestimmten Wert, abhängig von der Anzahl Variablen, reicht. Falls eine Variable gegen ihren Sinn umkodiert wird, damit sie der Absicht gemäss auf die Skala lädt, ist sie mit einem Stern (*) gekennzeichnet.

Die Skala „Teamklima" besteht aus vier Items. Sie lauten wie folgt.

Antwortkategorien „Stimmt vollständig" (Wert 1), „Stimmt überwiegend" (2), „Stimmt eher" (3), „Stimmt eher nicht" (4), „Stimmt überwiegend nicht" (5), „Stimmt überhaupt nicht" (6).
1. Ich komme mit meinen Arbeitskolleg/innen gut klar.
2. Bei uns herrscht ein guter Teamgeist.

Tabelle 3.40. *Statistische Kennwerte der Variablen, Trennschärfe und Dimensionalität der Skala „Teamklima"*

	Statistische Kennwerte					Trennschärfe[a]		Dimensionalität		
	n / md	Mittel-wert	Stand.-abw.	Exzess	Schiefe	Korr. mit Skala	t-Test p-Wert	Anz. Fakt.	Eigen-wert	Erkl. Var. %
Skala	331 / 8	4.78	2.97	3.00	1.19			1	2.52	63.0
										Fkt. 1[b]
1. Gut klar kommen	335 / 4	1.90	.69	5.16	1.43	.75 ***	≤ .001			.80
2. Guter Teamgeist	336 / 3	2.14	.99	2.76	1.45	.84 ***	≤ .001			.83
3. Konflikte	333 / 6	4.20	1.10	.07	–.44	.78 ***	≤ .001			.74
4. Unterstützung	334 / 5	1.95	.93	3.57	1.49	.79 ***	≤ .001			.80

a) Korrelation mit der Skala; Extremgruppenvergleich 25-Perzentile mit 75-Perzentile der Skala bezüglich Unterschied bei Item (t-Test)
b) Unrotierte Faktorladungen

md = missing data; * p ≤ .05; ** p ≤ .01; *** p ≤ .001
Standardisiertes Cronbachs Alpha der Skala = .803

Tabelle 3.41. *Statistische Kennwerte der Variablen, Trennschärfe und Dimensionalität der Skala „Probleme mit dem/den Vorgesetzten"*

	Statistische Kennwerte					Trennschärfe[a]		Dimensionalität		
	n / md	Mittel-wert	Stand.-abw.	Exzess	Schiefe	Korr. mit Skala	t-Test p-Wert	Anz. Fakt.	Eigen-wert	Erkl. Var. %
Skala	326 / 13	3.15	2.75	2.41	1.42			1	1.97	65.5
										Fkt. 1[b]
1. Vermeidung	332 / 7	5.37	1.03	5.08	–2.17	.80 ***	≤ .001			.81
2. Reinreden	332 / 7	4.69	1.27	.92	–1.17	.82 ***	≤ .001			.80
3. Zufrieden	328 / 11	2.20	1.09	1.23	1.12	.81 ***	≤ .001			.82

md = missing data; * p ≤ .05; ** p ≤ .01; *** p ≤ .001
Standardisiertes Cronbachs Alpha der Skala = .737

3.* In unserem Team gibt es viele Konflikte.
4. Ich bekomme von meinen Arbeitskolleg/innen Unterstützung.

Die Skala reicht von 0 bis 20 Punkten, wobei ein höherer Wert einem schlechteren Teamklima entspricht. Die Reliabilität ist mit .80[24] gut (Cronbachs Alpha; Tabelle 3.40.). Die Trennschärfe aller Items ist zufriedenstellend, da alle signifikant mit der Skala korrelieren und sich die Extremgruppen der Skala jeweils hochsignifikant voneinander unterscheiden. Die Items laden nur auf einen Faktor, der einen Eigenwert über eins aufweist. Angesichts dieser Kennwerte kann die Skala für weitere Analysen verwendet werden.

Die Skala *„Probleme mit dem/den Vorgesetzten"* besteht aus drei Items. Sie reicht von 0 bis 15 Punkten, wobei mit höheren Werten mehr Probleme mit Vorgesetzten einhergehen. Die Aussagen lauten wie folgt.

Antwortkategorien „Stimmt vollständig" (Wert 1), „Stimmt überwiegend" (2), „Stimmt eher" (3), „Stimmt eher nicht" (4), „Stimmt überwiegend nicht" (5), „Stimmt überhaupt nicht" (6).
1.* Ich meide meine Vorgesetzten.
2.* Andere Personen (z. B. Vorgesetzte) reden mir in meine Arbeit rein.
3. Ich bin mit meinen Vorgesetzten zufrieden.

Die Reliabilität ist genügend und beträgt .74[25] (Cronbachs Alpha; Tabelle 3.41.). Die Tests der Trennschärfe und der Dimensionalität sind ebenfalls zufriedenstellend: Alle Items korrelieren stark mit der Skala und bei allen unterscheiden sich die Extremgruppen hochsignifikant; zudem ergibt die exploratorische Analyse nur einen Faktor mit einem

---

24 Nur die statistischen Kennwerte beziehen sich auf die Stichprobe aus stationären Mitarbeitern ($n = 331$, acht fehlende Werte), während die Angaben zu Reliabilität, Trennschärfe und Dimensionalität auf den Daten aller Mitarbeiter beruhen ($N = 389$, 13 fehlende Werte).

25 Lediglich die statistischen Kennwerte beziehen sich auf die Stichprobe aus stationären Mitarbeitern ($n = 326$, 13 fehlende Werte), während die Angaben zu Reliabilität, Trennschärfe und Dimensionalität auf den Daten aller Mitarbeiter beruhen ($N = 386$, 16 fehlende Werte).

Eigenwert über eins. Infolgedessen kann die Skala als für weitere Auswertungen genügend betrachtet werden.

Die Skala „*Eigenattribution Rückfall von Klienten*" besteht lediglich aus zwei Items, sodass auf die Darstellung von Trennschärfe und Dimensionalität verzichtet wird. Stattdessen sind die Korrelationen zwischen den Items und der Skala sowie zwischen den Items selbst aufgeführt. Die Skala reicht von null bis zehn Punkten, wobei ein höherer Wert bedeutet, dass Mitarbeiter Rückfälle von Klienten stärker sich selbst zuschreiben. Die Items lauten wie folgt.

Antwortkategorien „Stimmt vollständig" (Wert 1), „Stimmt überwiegend" (2), „Stimmt eher" (3), „Stimmt eher nicht" (4), „Stimmt überwiegend nicht" (5), „Stimmt überhaupt nicht" (6).

1.* Ich suche die Ursachen für einen Rückfall eines Klienten / einer Klientin auch bei mir selbst.
2.* Wenn es zu einem Rückfall kommt, habe ich nicht gut genug gearbeitet.

Die beiden Items korrelieren mit .49[26] stark miteinander ($p \leq .001$; Tabelle 3.42.). Beide Variablen korrelieren ebenfalls sehr stark mit der Skala, wobei zu beachten ist, dass diese aus nur zwei Items besteht und deshalb die Korrelationen sehr hoch sind. Angesichts der Werte soll die Skala in den weiteren Analysen verwendet werden.

Im Folgenden sind vier weitere Items aufgeführt, die sich auf *Einstellungen der Mitarbeiter zu Rückfällen von Klienten* beziehen (Tabelle 3.43.). Sie stammen aus der CBE (Gehring & Körkel, 1995, S. 144–147) und sind dort unter der Kategorie „Behandlungsmythen" zusammengefasst. Die statistischen Kennwerte der unten aufgeführten Items sind aus Tabelle 3.43. ersichtlich.

---

26 Nur die statistischen Kennwerte beziehen sich auf die Stichprobe aus stationären Mitarbeitern ($n = 324$, 15 fehlende Werte), während die Angaben zu den Korrelationen auf den Daten aller Mitarbeiter beruhen ($N = 384$, 18 fehlende Werte).

Tabelle 3.42. Statistische Kennwerte der Variablen, Trennschärfe und
Dimensionalität der Skala „Eigenattribution Rückfall von Klienten"

		Statistische Kennwerte				Korrelationen	
	n / md	Mittel-wert	Stand.-abw.	Exzess	Schiefe	Korr. mit Skala	Korr. Items
Skala	324 / 15	2.04	1.80	.10	.78		
1. Ursache selbst	331 / 8	4.65	1.21	.02	–.77	.91 ***	.49 ***
2. Schlechte Arbeit	326 / 13	5.33	.86	.97	–1.19	.81 ***	

md = missing data; * p ≤ .05; ** p ≤ .01; *** p ≤ .001

Tabelle 3.43. Statistische Kennwerte von vier Items zum Thema des
Rückfalls von Klienten

	n / md	Mittel-wert	Stand.-abw.	Exzess	Schiefe
1. Hauptziel Abstinenz	325 / 14	2.95	1.35	–.50	.49
2. Immer negativ	329 / 10	4.67	1.14	.58	–.82
3. Immer bergab	325 / 14	4.77	1.02	.51	–.69
4. Kein Sinn	330 / 9	4.86	1.08	.39	–.85

md = missing data

Antwortkategorien „Stimmt vollständig" (Wert 1), „Stimmt überwiegend" (2), „Stimmt eher" (3), „Stimmt eher nicht" (4), „Stimmt überwiegend nicht" (5), „Stimmt überhaupt nicht" (6).
1. Hauptziel meiner Arbeit ist die Abstinenz der Klient/innen.
2. Ein Rückfall ist in der Regel ausschliesslich etwas Negatives.
3. Nach dem ersten Rückfall nach einer Abstinenzphase geht es zwangsläufig bergab.
4. Beim Rückfall eines/einer Klienten/in denke ich manchmal, dass meine Arbeit keinen Sinn hat.

Die Skala *„Umsetzung des Konzepts"* umfasst vier Aussagen und reicht von 0 bis 20 Punkten, wobei ein hoher Wert mit einer guten Umsetzung einhergeht. Die Items der Skala lauten wie folgt.

Antwortkategorien „Stimmt vollständig" (Wert 1), „Stimmt überwiegend" (2), „Stimmt eher" (3), „Stimmt eher nicht" (4), „Stimmt überwiegend nicht" (5), „Stimmt überhaupt nicht" (6).

Tabelle 3.44. Statistische Kennwerte der Variablen, Trennschärfe und Dimensionalität der Skala „Umsetzung des Konzepts"

		Statistische Kennwerte				Trennschärfe[a]		Dimensionalität			
	n / md	Mittel-wert	Stand.-abw.	Exzess	Schiefe	Korr. mit Skala	t-Test p-Wert	Anz. Fakt.	Eigen-wert	Erkl. Var. %	Fkt. 1[b]
Skala	322 / 17	14.37	3.39	.77	-.72			1	2.15	53.8	
1. Alltag unklar	331 / 8	4.95	1.07	1.98	-1.35	.71 ***	≤ .001				.74
2. Widerspruch	331 / 8	4.55	1.16	-.20	-.67	.79 ***	≤ .001				.81
3. Diskussionen	330 / 9	4.06	1.34	-.64	-.41	.71 ***	≤ .001				.65
4. Zu theoretisch	334 / 5	4.79	1.08	.97	-1.00	.71 ***	≤ .001				.73

a) Korrelation mit der Skala; Extremgruppenvergleich 25-Perzentile mit 75-Perzentile der Skala bezüglich Unterschied bei Item (t-Test)
b) Unrotierte Faktorladungen

md = missing data; * p ≤ .05; ** p ≤ .01; *** p ≤ .001
Standardisiertes Cronbachs Alpha der Skala = .711

1. Im Alltag weiss ich häufig nicht, wie ich gemäss Einrichtungskonzept handeln sollte.
2. Es gibt immer wieder Situationen, in denen ich in Widerspruch
   zum Konzept komme.
3. Wir haben immer wieder Diskussionen darüber, wie das Konzept
   zu verstehen ist.
4. Das Konzept ist allzu theoretisch.

Die Reliabilität ist mit .71[27] knapp genügend (Cronbachs Alpha; Tabelle 3.44.). Die Kriterien für die Bestimmung der Trennschärfe und
der Dimensionalität der Items sind gut, da alle Items hochsignifikant
mit der Skala korrelieren und sich die Extremgruppen der Skala unterscheiden; zudem ergibt sich nur ein Faktor, der einen Eigenwert
von über eins aufweist. Die Skala wird angesichts dieser Kennwerte in
den weiteren Analysen verwendet.

Die Skala *„Identifikation mit dem Konzept / der Institution"* besteht
ebenfalls aus vier Items; die Werte reichen also von 0 bis 20 Punkten.
Höhere Werte weisen auf eine stärkere Identifikation hin. Folgende
Items bilden die Skala.

Antwortkategorien „Stimmt vollständig" (Wert 1), „Stimmt überwiegend" (2), „Stimmt eher" (3), „Stimmt eher nicht" (4), „Stimmt
überwiegend nicht" (5), „Stimmt überhaupt nicht" (6).
1.* Im Grossen und Ganzen kann ich hinter dem Konzept stehen.
2.* Ich finde, wir machen hier gute Arbeit und können den Kli-
    ent/innen helfen.
3. Manchmal frage ich mich, ob die Behandlung, wie wir sie hier
   machen, den Klient/innen etwas nützt.
4. Einige Elemente des Konzeptes finde ich nicht gut.

---

27 Nur die statistischen Kennwerte beziehen sich auf die Stichprobe aus stationären
    Mitarbeitern ($n = 322$, 17 fehlende Werte), während die Angaben zu Reliabilität,
    Trennschärfe und Dimensionalität auf den Daten aller Mitarbeiter beruhen
    ($N = 379$, 23 fehlende Werte).

Tabelle 3.45. Statistische Kennwerte der Variablen, Trennschärfe und Dimensionalität der Skala „Identifikation mit dem Konzept / der Institution"

	Statistische Kennwerte					Trennschärfe[a]		Dimensionalität		
	n / md	Mittel-wert	Stand.-abw.	Exzess	Schiefe	Korr. mit Skala	t-Test p-Wert	Anz. Fakt.	Eigen-wert	Erkl. Var. %
Skala	320 / 19	14.61	3.29	.34	-.48			1	2.33	58.3
										Fkt. 1[b]
1. Konzept	334 / 5	1.84	.85	3.26	1.39	.72 ***	≤ .001			.78
2. Hilfreich	335 / 4	1.92	.84	3.61	1.33	.74 ***	≤ .001			.67
3. Nutzen unklar	331 / 8	4.27	1.31	-.68	-.43	.80 ***	≤ .001			.76
4. Elemente	328 / 11	4.05	1.34	-.58	-.41	.77 ***	≤ .001			.83

a) Korrelation mit der Skala; Extremgruppenvergleich 25-Perzentile mit 75-Perzentile der Skala bezüglich Unterschied bei Item (t-Test)
b) Unrotierte Faktorladungen
md = missing data; * p ≤ .05; ** p ≤ .01; *** p ≤ .001
Standardisiertes Cronbachs Alpha der Skala = .759

Tabelle 3.46. Statistische Kennwerte der Variablen, Trennschärfe und Dimensionalität der Skala „Weiterbildung"

	Statistische Kennwerte					Trennschärfe[a]		Dimensionalität		
	n / md	Mittel-wert	Stand.-abw.	Exzess	Schiefe	Korr. mit Skala	t-Test p-Wert	Anz. Fakt.	Eigen-wert	Erkl. Var. %
Skala	307 / 32	10.61	3.68	.33	-.95			1	2.29	76.4
										Fkt. 1[b]
1. Reglement	323 / 16	2.54	1.46	.01	.93	.86 ***	≤ .001			.85
2. Andere Weiterbildung	316 / 23	4.56	1.38	-.01	-.86	.86 ***	≤ .001			.86
3. Zu wenig Weiterbildung	326 / 13	4.53	1.39	-.20	-.81	.90 ***	≤ .001			.91

md = missing data; * p ≤ .05; ** p ≤ .01; *** p ≤ .001
Standardisiertes Cronbachs Alpha der Skala = .845

Cronbachs Alpha beträgt .76[28] und ist somit genügend (Tabelle 3.45.). Die Items weisen gute Trennschärfen auf: Alle korrelieren stark mit der Skala und bei allen unterscheiden sich die Extremgruppen hochsignifikant. Zudem ergibt die exploratorische Analyse nur einen Faktor mit einem Eigenwert über eins; das heisst, die Skala weist lediglich eine Dimension auf. Infolgedessen kann sie für weitere Auswertungen benutzt werden.

Mit der Skala *„Weiterbildung"* wird erfasst, wie die Mitarbeiter die Regelung und Durchführung der Weiterbildung in der Einrichtung beurteilen. Sie umfasst drei Items und reicht von 0 bis 15 Punkten; höhere Werte bedeuten eine positive Beurteilung. Die Skala umfasst folgende Aussagen.

Antwortkategorien „Stimmt vollständig" (Wert 1), „Stimmt überwiegend" (2), „Stimmt eher" (3), „Stimmt eher nicht" (4), „Stimmt überwiegend nicht" (5), „Stimmt überhaupt nicht" (6).
1.* Das Weiterbildungsreglement finde ich befriedigend.
2. Ich bräuchte eine andere Weiterbildung als die, die wir hier erhalten.
3. Ich erhalte hier zu wenig Weiterbildung.

Die Reliabilität beträgt .85[29] (Cronbachs Alpha; Tabelle 3.46.) und ist als gut zu beurteilen. Auch die Trennschärfe der Items und die Dimensionalität der Skala ist zufriedenstellend: Alle Items korrelieren sehr stark mit der Skala und die Extremgruppen unterscheiden sich ebenfalls hochsignifikant; zudem ergibt sich nur ein Faktor mit einem Eigenwert über eins. Angesichts dieser Prüfwerte wird die Skala in den Analysen weiter verwendet.

---

28 Nur die statistischen Kennwerte beziehen sich auf die Stichprobe aus stationären Mitarbeitern ($n = 320$, 19 fehlende Werte), während die Angaben zu Reliabilität, Trennschärfe und Dimensionalität auf den Daten aller Mitarbeiter beruhen ($N = 378$, 24 fehlende Werte).

29 Nur die statistischen Kennwerte beziehen sich auf die Stichprobe aus stationären Mitarbeitern ($n = 307$, 32 fehlende Werte), während die Angaben zu Reliabilität, Trennschärfe und Dimensionalität auf den Daten aller Mitarbeiter beruhen ($N = 362$, 40 fehlende Werte).

Die *Beurteilung der Räumlichkeiten* durch die Mitarbeiter wird mit zwei Items erhoben. Die Skala reicht von null bis zehn Punkten, wobei höhere Werte einer positiveren Einschätzung entsprechen. Die zwei Items sind untenstehend aufgeführt.

Antwortkategorien „Stimmt vollständig" (Wert 1), „Stimmt überwiegend" (2), „Stimmt eher" (3), „Stimmt eher nicht" (4), „Stimmt überwiegend nicht" (5), „Stimmt überhaupt nicht" (6).
1. Die Räumlichkeiten entsprechen nicht den Erfordernissen.
2.* Wir haben hier genügend Räume, um gut arbeiten zu können.

Die beiden Items korrelieren mit .63[30] sehr stark miteinander ($p \leq .001$; Tabelle 3.47.). Sie korrelieren ebenfalls sehr stark mit der

Tabelle 3.47. *Statistische Kennwerte der Variablen, Trennschärfe und Dimensionalität der Skala „Räumlichkeiten"*

		Statistische Kennwerte				Korrelationen	
	n / md	Mittel-wert	Stand.-abw.	Exzess	Schiefe	Korr. mit Skala	Korr. Items
Skala	333 / 6	7.31	2.37	.38	−.96		
1. Erfordernisse	334 / 5	4.74	1.33	.28	−1.04	.90 ***	.63 ***
2. Genug Räume	336 / 3	2.43	1.30	.23	.95	.91 ***	

md = missing data; * p ≤ .05; ** p ≤ .01; *** p ≤ .001

Tabelle 3.48. *Statistische Kennwerte der Variablen, Trennschärfe und Dimensionalität der Skala „Führungsstruktur"*

		Statistische Kennwerte				Korrelationen	
	n / md	Mittel-wert	Stand.-abw.	Exzess	Schiefe	Korr. mit Skala	Korr. Items
Skala	318 / 21	7.12	2.12	.74	−1.04		
Führungsaufgabe	327 / 12	2.28	1.17	.71	1.03	.92 ***	.69 ***
formell/informell	326 / 13	2.60	1.14	.61	1.00	.92 ***	

md = missing data; * p ≤ .05; ** p ≤ .01; *** p ≤ .001

---

30 Nur die statistischen Kennwerte beziehen sich auf die Stichprobe aus stationären Mitarbeitern ($n = 324$, 15 fehlende Werte), während die Angaben zu den Korrelationen auf den Daten aller Mitarbeiter beruhen ($N = 393$, neun fehlende Werte).

Skala, wobei zu bemerken ist, dass diese aus nur zwei Items besteht und deshalb die Korrelationen sehr hoch sind. Angesichts der Werte soll die Skala in den hierarchischen Analysen verwendet werden.

Die Skala „*Führungsstruktur*" umfasst ebenfalls zwei Items und hat somit eine Spanne von null bis zehn Punkten; höhere Werte weisen auf eine positivere Bewertung durch die Mitarbeiter hin. Folgende Aussagen werden einbezogen.

Antwortkategorien „Stimmt vollständig" (Wert 1), „Stimmt überwiegend" (2), „Stimmt eher" (3), „Stimmt eher nicht" (4), „Stimmt überwiegend nicht" (5), „Stimmt überhaupt nicht" (6).
1.* Die Leitung nimmt ihre Führungsaufgabe wahr.
2.* Die formelle und die informelle Führungsstruktur stimmen weitgehend überein.

Die beiden Items korrelieren mit $.69^{31}$ sehr stark miteinander ($p \leq .001$; Tabelle 3.48.). Sie korrelieren ebenfalls sehr stark mit der Skala. In Anbetracht der Werte wird die Skala in den weiteren Analysen verwendet.

Die letzte Skala „*Kommunikationsstruktur*" besteht aus fünf Items. Sie reicht von 0 bis 25 Punkten, wobei eine höhere Punktzahl auf eine positivere Beurteilung der Kommunikationsstruktur hinweist. Wie bei allen Skalen, die fünf und mehr Items umfassen, wird der Summenwert extrapoliert, wenn 20% oder weniger Aussagen fehlende Werte aufweisen. Wenn bei der vorliegenden Skala also lediglich eine Aussage nicht beurteilt wurde, so wird dieser Wert aufgrund der anderen vier berechnet. Die Items sind untenstehend aufgeführt.

Antwortkategorien „Stimmt vollständig" (Wert 1), „Stimmt überwiegend" (2), „Stimmt eher" (3), „Stimmt eher nicht" (4), „Stimmt überwiegend nicht" (5), „Stimmt überhaupt nicht" (6).

---

31 Nur die statistischen Kennwerte beziehen sich auf die Stichprobe aus stationären Mitarbeitern ($n = 324$, 15 fehlende Werte), während die Angaben zu den Korrelationen auf den Daten aller Mitarbeiter beruhen ($N = 374$, 28 fehlende Werte).

Tabelle 3.49. Statistische Kennwerte der Variablen, Trennschärfe und Dimensionalität der Skala „Kommunikationsstruktur"

	Statistische Kennwerte					Trennschärfe[a]		Dimensionalität		
	n / md	Mittel-wert	Stand.-abw.	Exzess	Schiefe	Korr. mit Skala	t-Test p-Wert	Anz. Fakt.	Eigen-wert	Erkl. Var. %
Skala	331 / 8	17.39	4.07	.17	-.45			1	2.64	52.8
										Fkt. 1[b]
Informationen erhalten	328 / 11	2.23	1.06	1.56	1.18	.75 ***	≤ .001			.76
Unklarheiten	331 / 8	2.10	.85	3.57	1.33	.60 ***	≤ .001			.62
Neuigkeiten	332 / 7	4.36	1.21	-.33	-.58	.77 ***	≤ .001			.77
Informationskanäle	331 / 8	4.01	1.31	-.73	-.20	.77 ***	≤ .001			.74
Informationen holen	332 / 7	2.65	1.12	-.12	.63	.73 ***	≤ .001			.73

a) Korrelation mit der Skala; Extremgruppenvergleich 25-Perzentile mit 75-Perzentile der Skala bezüglich Unterschied bei Item (t-Test)
b) Unrotierte Faktorladungen

md = missing data; * p ≤ .05; ** p ≤ .01; *** p ≤ .001
Standardisiertes Cronbachs Alpha der Skala = .775

1.* Ich erhalte hier die Informationen, die ich brauche.
2.* Bei offenen Problemen oder Unklarheiten weiss meistens ein/eine Mitarbeiter/in das Nötige.
3. Öfters musste ich feststellen, dass mir wichtige Neuigkeiten bezüglich der Klient/innen nicht mitgeteilt wurden.
4. Wir könnten besser arbeiten, wenn wir bessere Informationskanäle hätten.
5.* Es ist gut geregelt, wo man welche Informationen holen kann.

Die Reliabilität ist mit einem Alpha nach Cronbach von .78[32] genügend (Tabelle 3.49.). Auch die Kennwerte der Item-Trennschärfe und der Dimensionalität sind gut: Alle Items korrelieren stark mit der Skala und bei allen unterscheiden sich die Extremgruppen hochsignifikant; zudem ergibt die exploratorische Analyse nur einen Faktor mit einem Eigenwert über eins. Infolgedessen kann die Skala als für weitere Auswertungen genügend betrachtet werden.

3.6 Auswertungsmethoden

In diesem Kapitel werden die angewandten statistischen Auswertungsmethoden beschrieben. Die statistischen Analysen werden, soweit nicht anders vermerkt, mit Hilfe des Statistikpakets SPSS für Macintosh (Version 6.1.1.) durchgeführt. Ergänzende methodische Anmerkungen finden sich jeweils in den entsprechenden Kapiteln.

3.6.1 Überprüfung der Hypothesen

Bei der Prüfung von Hypothesen mit statistischen Verfahren werden Alpha- und Beta-Fehler definiert. Der Alpha-Fehler wird auf .05 und

---

32 Nur die statistischen Kennwerte beziehen sich auf die Stichprobe aus stationären Mitarbeitern (n = 331, acht fehlende Werte), während die Angaben zu Reliabilität, Trennschärfe und Dimensionalität auf den Daten aller Mitarbeiter beruhen (N = 390, zwölf fehlende Werte).

der Beta-Fehler auf .20 festgelegt (Tabelle 3.50.). Letzterer ist somit viermal weniger gravierend eingestuft als der Alpha-Fehler.

Tabelle 3.50. Alpha- und Beta-Fehler bei statistischen Entscheidungen (nach Bortz, 1999, S. 110)

		In der Population gilt die:	
		Nullhypothese	**Alternativhypothese**
Entscheidung zugunsten der:	– **Nullhypothese**	Richtige Entscheidung	Beta-Fehler (.20)
	– **Alternativhypothese**	Alpha-Fehler (.05)	Richtige Entscheidung

3.6.2 Zusammenhangsmasse

Zur Berechnung des Zusammenhangs von intervallskalierten Variablen wird der *Pearsonsche Produkt-Moment-Korrelationskoeffizient r* berechnet. Für die Bezeichnung der Höhe der Korrelationen werden folgende Werte festgelegt. Koeffizienten unter .20 werden als schwach bewertet. Zusammenhänge von .20 bis .39 gelten als mittelhoch, solche von .40 bis .59 als stark und solche von .60 und höher als sehr stark.

3.6.3 Test auf Unterschiede

Bei der Entscheidung, ob sich die Variablenwerte zweier unabhängiger Stichproben signifikant unterscheiden, ist die Frage nach der Normalverteilung zentral. Bei normalverteilten Variablen wird der *t*-Test angewandt, mit welchem die Mittelwerte der beiden Stichproben verglichen werden. Zusätzlich wird der Levene-Test für die Prüfung der Varianzen der beiden Stichproben verwendet. Zum Vergleich der Mittelwerte von gepaarten Stichproben findet der entsprechende *t*-Test Anwendung. Bei nicht normalverteilten (oder nichtparametrischen) Variablen wird der Wilcoxon-Mann-Whitney-Test benutzt. Dieses oft auch U-Test genannte Verfahren stellt eine äusserst brauchbare Alternative zum *t*-Test dar (Bortz, Lienert & Boehnke, 2000, S. 200).

164

3.6.4 Regressionsanalyse

Die Analyse der Zusammenhänge zwischen individuellen Charakteristika und der Therapiezufriedenheit der Klienten wird unter anderem anhand von multiplen linearen Regressionsverfahren durchgeführt. Die Regressionsanalysen erlauben eine Aussage darüber, inwieweit die untersuchten individuellen Merkmale der Klienten zur Ausprägung der Therapiezufriedenheit beitragen. Die Anwendung des Verfahrens erfordert, dass die Daten intervallskaliert sind.

Die Prüfung auf Multikollinearität findet vor der Analyse anhand einer Korrelationsmatrix der unabhängigen Variablen statt. Bei vermuteter Multikollinearität werden zudem die betroffenen unabhängigen Variablen während der Auswertungen einzeln ausgeschlossen, um aus der Veränderung der Parameter weitere Hinweise zu erhalten (Backhaus, Erichson, Plinke & Weiber, 1994, S. 33–34).

Die unabhängigen Variablen können auf unterschiedliche Weise in das Modell eingeführt werden. Im Rahmen dieser Arbeit wird die *schrittweise* Methode verwendet, bei welcher die Merkmale abhängig von der Höhe ihres Signifikanzniveaus in die Gleichung aufgenommen werden. Das Kriterium für die Aufnahme einer unabhängigen Variablen in die Regressionsgleichung ist auf $p \leq .05$ und dasjenige für den Ausschluss auf $p \geq .10$ festgelegt (ebd., S. 45–48).

Es werden verschiedene Parameter und Gütemasse angegeben. Als Erstes wird für jedes der aufgestellten Regressionsmodelle die Grösse R^2 angeführt. Mittels des Prüfwerts F kann die Signifikanz p von R^2 ermittelt werden. Zwischen den einzelnen unabhängigen Variablen und der Therapiezufriedenheit werden jeweils ein Beta-Koeffizient und ein *standardisierter* Beta-Koeffizient berechnet. Schliesslich wird anhand des Signifikanzniveaus der Koeffizienten angegeben, ob die einzelnen Zusammenhänge statistisch signifikant sind.

3.6.5 Strukturgleichungsmodelle

Mit Strukturgleichungsmodellen können Kausalanalysen durchgeführt werden. Es stehen dabei kausale Abhängigkeiten zwischen zwei oder mehr Merkmalen im Zentrum. Für die Analysen wird das Computerprogramm AMOS (Version 4.0; Arbuckle & Wothke, 1999) verwendet.

Kausalität wird in dieser Arbeit verstanden als die Kovarianz beziehungsweise Korrelation von zwei Variablen. Einer Variablen x kann nur dann eine direkte Wirkung auf die Variable y zugestanden werden, wenn eine Änderung von x eine Veränderung von y zur Folge hat und alle anderen Variablen, die nicht von y kausal abhängen, im Modell konstant gehalten werden (Backhaus et al., 1994, S. 329–330). Diese Definition von Kausalität weist also drei Komponenten auf: Isolation, Assoziation und Wirkrichtung (Bollen, 1989, S. 41). Die Assoziation von zwei Variablen kann anhand der Kovarianz statistisch erfasst werden. Die Korrelation entsteht aus einer Normierung der Kovarianz, indem letztere durch ihre Standardabweichung geteilt wird. Der Korrelationskoeffizient hat den Vorteil, Werte von –1 bis +1 anzunehmen und Schlüsse über die Stärke einer Wirkbeziehung zu ermöglichen.

Es sind zwei verschiedene, grundsätzliche Anwendungen möglich. In erster Linie werden Strukturgleichungsmodelle *konfirmatorisch* verwendet, sie sind demzufolge den Hypothesen prüfenden Verfahren zuzurechnen (Backhaus et al., 1994, S. 324). Im Vordergrund steht dabei die Überprüfung eines aus theoretischen Annahmen abgeleiteten Hypothesensystems, welches in einem Strukturgleichungsmodell abgebildet wird, an dem empirisch erhobenen Datenmaterial (ebd., S. 323).

Weniger häufig ist die Verwendung als *prädiktive* Analysemethode (Boomsa, 2000, S. 474), bei welcher die Grösse und das Ausmass der Parameterschätzungen im Vordergrund stehen. Obwohl die Gütemasse bei einer prädiktiven Verwendung nicht vernachlässigt werden dürfen, spielen sie doch eine geringere Rolle. Mueller (1997, S. 361) meinte dazu: „If the purpose of a particular analysis is mainly prediction, the interpretation of overall fit indices might be secondary to the interpretation of the estimated strengths and directions of the structural paths." „In such a situation [of a predictive analysis], but also in general, the fit of the model should never be predominant in describing results", unterstrich auch Boomsa (2000, S. 474). Da in dieser Arbeit der prädiktive Wert der Persönlichkeitskonstrukte und der Behandlungsbeurteilung für die globale Therapiezufriedenheit im

166

Zentrum steht, wird sowohl den inferenzstatistischen als auch den deskriptiven Gütemassen eine gebührende, aber keine dominante Rolle eingeräumt.

Die Anwendung von Strukturgleichungsmodellen geschieht in fünf Schritten: 1) Modellspezifikation, 2) Identifikation, 3) Schätzung der Parameter, 4) Prüfung der Gütemasse, 5) Respezifizierung des Modells (Schumacker & Lomax, 1996, S. 63).

Modellspezifikation und Identifikation

Die Modellspezifikation umfasst zwei Stufen: In der ersten Stufe werden die einzelnen Messmodelle gebildet und geprüft. In der zweiten werden dann die Messmodelle im Strukturmodell verknüpft und die Parameter geschätzt (ebd., S. 72). „The testing of the structural model, i. e., the testing of the initially specified theory, may be meaningless unless it is first established that the measurement model holds", begründen Jöreskog und Sörbom (1993, S. 113) dieses Vorgehen.

Bevor indessen die Parameter geschätzt werden können, muss das Identifikationsproblem gelöst werden, denn für die theoretische und die empirische Kovarianzmatrix soll eine singuläre Parameterlösung gefunden werden („just identified model"). Deshalb werden zwei Festlegungen von Parametern im Modell eingeführt: Die Fehlerkoeffizienten der Indikatorvariablen sowie eine Faktorladung der latenten Variablen werden auf eins gesetzt. Falls eine latente Variable lediglich aus einer Indikatorvariablen besteht, so sind die Varianz der Fehlervariablen auf null und der Fehlerkoeffizient sowie die Faktorladung auf eins gesetzt; das heisst, es wird angenommen, dass die latente Variable ohne Fehler gemessen wurde (Schumacker & Lomax, 1996, S. 99–102).

Voraussetzungen für Schätzungen

Des Weiteren müssen verschiedene Voraussetzungen erfüllt sein, damit Kausalanalysen mit Strukturgleichungsmodellen durchgeführt werden können.

Als Dateneingabematrix werden Kovarianzmatrizen, Korrelationsmatrizen oder Rohdaten verwendet. Korrelationsmatrizen weisen verschiedene Nachteile auf (Backhaus et al., 1994, S. 424; MacCallum

& Austin, 2000, S. 217), da diese weniger Informationen enthalten als Kovarianzmatrizen. In der vorliegenden Arbeit werden zur Dateneingabe Kovarianztabellen verwendet. Das Datenniveau ist bestenfalls intervallskaliert, indessen sind auch ordinalskalierte Daten verwendbar. Die in dieser Arbeit verwendeten Variablen weisen intervallskaliertes oder ordinales Niveau auf.

Für eine korrekte Schätzung der Parameter sollten die Variablen normalverteilt sein. West, Finch und Curran (1995) untersuchten den Einfluss von nicht normalverteilten Daten auf die Schätzungen und gaben Hinweise, wie mit nicht normalverteilten Daten umgegangen werden kann. Sie geben Grenzwerte an, welche für die Verwendung in Strukturgleichungsmodellen genügend sind: Die Schiefe sollte kleiner als zwei und der Exzess kleiner als sieben sein (ebd., S. 74). Da in der vorliegenden Arbeit alle Variablen diese Grenzwerte unterschreiten, wird auch multivariate Normalverteilung angenommen. In der Folge soll die Schätzmethode „Maximum Likelihood (ML)" angewendet werden (Boomsa, 2000, S. 469; Schumacker & Lomax, 1996, S. 102–103).

Für die Stichprobengrösse werden verschiedene „Faustregeln" kolportiert. Anderson und Gerbig (1988, S. 415) gehen in ihren Empfehlungen grundsätzlich davon aus, dass eine Stichprobengrösse von 150 oder mehr für eine effiziente Schätzung der Parameter genügend ist. Schumacker und Lomax (1996, S. 20) fanden in ihrer Literaturrecherche, dass in vielen Forschungsstudien Fallzahlen von 250 bis 500 benutzt wurden. Die in der vorliegenden Arbeit zur Verfügung stehende Anzahl Probanden dürfte mit 265 für eine zuverlässige Schätzung der Parameter ausreichen.

Neben diesen absoluten Forderungen werden auch relative Bedingungen an die Stichprobengrösse gestellt. Bentler und Chou (1987, S. 91) schlagen vor: „The ratio of sample size to the number of free parameters may be able to go as low as 5:1 under normal and elliptical theory, especially when there are many indicators of the latent variable and the associated loadings are large." Die Anzahl der zu schätzenden Parameter sollte also geringer sein als der fünfte Teil der Anzahl Probanden, beziehungsweise für jeden zu berechnenden Parameter sollten fünf Befragte zu Verfügung stehen. Da in den Analysen der vorliegenden Studie die Anzahl zu schätzender Parameter bei vier der zehn Modelle geringfügig über 53 liegt, genügt die

168

Stichprobe mit 265 Probanden dieser Anforderung zum Teil knapp nicht[33]. Raykow und Widaman (1995, S. 296) schlagen mit Bezug auf Bentler und Chou (1987) vor, Verhältnisse von unter fünf zu eins als klein zu betrachten. Zu erwähnen ist indes auch, dass jeweils 37 zu schätzende Parameter der latenten Variablen zweiter Ordnung „Negative Selbsteinschätzung und Affektivität" zuzuordnen sind, und davon wiederum 22 Parameter der latenten Variablen „Selbstwertgefühl". Insofern ist die Bedingung von Bentler und Chou (1987, S. 113), dass diese „Faustregel" besonders gelte, wenn die latenten Variablen viele Indikatorvariablen aufweisen, gegeben. Deshalb wird im Weiteren angenommen, dass die Schätzungen auch bei jenen vier Modellen zuverlässig sind, welche nur geringfügig weniger als fünf Befragte für jeden zu schätzenden Parameter aufweisen.

Darstellung der Ergebnisse

Die Ergebnisse werden in einem graphischen Modell mit den standardisierten Koeffizienten dargestellt. In einer zusätzlichen Tabelle werden auch die unstandardisierten Schätzungen mit der jeweiligen Standardabweichung, dem *t*-Wert und dem Signifikanzniveau angegeben. Dies hat den Vorteil, dass die Stärke der Pfadkoeffizienten des Strukturmodells und die Faktorladungen des Messmodells direkt aus der graphischen Darstellung ersichtlich sind, da sich diese zwischen −1 und +1 bewegen. Für die Bezeichnung der Höhe der standardisierten Koeffizienten werden folgende Werte festgelegt. Parameter unter .20 werden als schwach bewertet. Zusammenhänge von .20 bis .39 gelten als mittelhoch, solche von .40 bis .59 als stark und solche von .60 und höher als sehr stark. Zudem werden die standardisierten quadrierten multiplen Koeffizienten der einzelnen Indikatorvariablen berechnet, welche Werte zwischen null und eins annehmen können und anzeigen,

---

33 Es handelt sich um die Modelle zur Zufriedenheit mit der Infrastruktur und Organisation (Abbildung 4.2.; 60 zu schätzende Parameter; Verhältnis 4.4 : 1), mit der therapeutischen Behandlung (Abbildung 4.8.; 63; 4.2 : 1 und Abbildung 4.9.; 55; 4.8 : 1) und mit dem Arbeitsbereich (Abbildung 4.10.; 55; 4.8 : 1).

wie viel Varianz der Indikatorvariablen durch die latente Variable erklärt wird, während der Rest zu eins Fehlervarianz ist[34].

Reliabilität des Modells

Anhand der oben erwähnten Parameter wird die Reliabilität des Modells beurteilt. Als Erstes werden die Koeffizienten darauf hin geprüft, ob die Schätzwerte innerhalb der Definition von −1 bis +1 und die Signifikanzen im Bereich von null bis eins liegen. Eine bestehende Multikollinearität der Schätzungen kann zu Verzerrungen führen, weshalb die Interkorrelationen der Parameter hinsichtlich Koeffizienten von über .90 kontrolliert werden (Backhaus et al., 1994, S. 397). Die Zuverlässigkeit der latenten Konstrukte wird anhand der Faktorladungen beziehungsweise der standardisierten quadrierten multiplen Koeffizienten beurteilt. Faktorladungen unter .50 beziehungsweise standardisierte quadrierte multiple Koeffizienten unter .25 werden als ungenügend betrachtet, wobei die Indikatorvariable gegebenenfalls ausgeschlossen wird. Bei inhaltlich wichtigen Variablen können diese trotz knapp ungenügenden Werten im Modell belassen werden.

Gütemasse

Es werden verschiedene inferenzstatistische und deskriptive Gütemasse angegeben, wobei sich die Auswahl an den Empfehlungen von Boomsa (2000, S. 472–473) orientiert. Es ist wichtig, sich vor Augen zu halten, dass genügende oder gar hohe Gütemasse keinen „Beweis" der dem getesteten Modell unterlegten theoretischen Annahmen bedeuten, denn auch mit anderen Strukturen können theoretisch dieselben Gütemasse erreicht werden. Oder mit den Worten von Mueller (1997, S. 356): „There are many (actually, infinitely many) alternative structures that can yield identical data-modell fit results."

Die *inferenzstatistischen Gütemasse* hängen grundsätzlich davon ab, wie verschieden die empirische und die theoretische Kovarianzmatrix sind (Backhaus et al., 1994, S. 398). Das gebräuchlichste Mass ist der

---

34 Wenn eine Indikatorvariable einen standardisierten quadrierten multiplen Koeffizienten von .70 aufweist, so sind 70% der Varianz durch die latente Variable erklärt, während 30% (1 − .70 = .30) Fehlervarianz sind.

Chi-Quadrat-Wert, aufgrund dessen das Signifikanzniveau p errechnet wird. Es wird die Nullhypothese getestet, ob das theoretische Modell und die empirischen Daten perfekt übereinstimmen („perfect fit", vgl. Arbuckle & Wothke, 1999, S. 398). Wenn der p-Wert höher als .10 ist, wird die entsprechende Alternativhypothese – das Modell und die Daten stimmen nicht überein – abgelehnt und eine perfekte Passung angenommen (Tabelle 3.51.; Backhaus et al., 1994, S. 398). Der Chi-Quadrat-Wert reagiert auf die Stichprobengrösse; generell tendiert er dazu, bei Probandenzahlen von über 200 signifikant zu werden (Schumacker & Lomax, 1996, S. 125). „Such a hypothesis [of perfect fit] may be quite unrealistic in most empirical work with test data. If a sufficiently large sample were obtained this Chi-square statistic would, no doubt, indicate that any such non-trivial hypothesis is statistically untenable", meinte Jöreskog (1969, S. 200) zu dieser Problematik.

Das Verhältnis zwischen dem Chi-Quadrat-Wert und den Freiheitsgraden wird ebenfalls zur Beurteilung des Modells beigezogen. Ein Verhältnis von drei zu eins bei grossen Stichproben und zweieinhalb zu eins bei kleineren Probandenzahlen wird als genügend betrachtet (Tabelle 3.51.; Kline, 1998, S. 131). Da in dieser Arbeit die Stichprobe mit 265 genügend, aber nicht gross ist, werden Verhältnisse von über zwei kritisch betrachtet.

Ergänzend zum Test auf perfekte Passung wird auf der Basis des „Root Mean Square Error of Approximation RMSEA" die *annähernde Passung* berechnet („close fit"). Während mit dem oben er-

Tabelle 3.51. Übersicht über Gütemasse und Grenzwerte der Strukturgleichungsmodelle

Gütemasse		Grenzwert
Perfekte Passung	Signifikanzniveau von Chi-Quadrat	$p \geq .10$
Annähernde Passung	Signifikanzniveau RMSEA $\leq .05$	$p \geq .50$
	oder	
	RMSEA	$\leq .05$
	RMSEA-90%-Konfidenzintervall	$\leq .08$
Verhältnis Chi-Quadrat-Wert und Freiheitsgrade		$CQ / df \leq 2$
Goodness of Fit Index GFI		$\geq .90$
Adjusted Goodness of Fit Index AGFI		$\geq .90$
Standardized Root Mean square Residual SRMR		$\leq .10$

171

wähnten *p*-Wert im Grunde die Nullhypothese getestet wird, dass RMSEA gleich null sei, wird mit dem *p*-Wert für die annähernde Passung die Nullhypothese geprüft, dass RMSEA kleiner oder gleich .05 sei (Arbuckle & Wothke, 1999, S. 403). Browne und Cudeck (1993; zit. nach Arbuckle & Wothke, 1999, S. 403) meinten, dass ein RMSEA unter .05 einer perfekten Passung entspreche, ein Wert unter .08 eine annähernde Passung bedeute und Modelle mit Werten über .10 zurückzuweisen seien. Andere Autoren gingen von einer annähernden Passung aus, wenn RMSEA unter .05 liegt (Schumacker & Lomax, 1996, S. 121). In der vorliegenden Arbeit wird annähernde Passung in zwei Fällen angenommen: 1) RMSEA ist kleiner oder gleich .05 und das 90%-Konfidenzintervall von RMSEA ist kleiner oder gleich .08; 2) das Signifikanzniveau des Tests auf annähernde Passung (RMSEA $\leq$ .05) ist grösser als .50 (Tabelle 3.51.). Da bei den Werten von RMSEA und des 90%-Konfidenzintervalls von RMSEA die dritte Stelle nach dem Komma ebenfalls wichtig ist, wird im Text dementsprechend darauf Bezug genommen.

Im Folgenden werden die *deskriptiven Gütemasse* besprochen. Diese sind im Gegensatz zu den inferenzstatistischen Kriterien nicht von der Stichprobengrösse abhängig (Backhaus et al., 1994, S. 399).

Der „Goodness of Fit Index GFI" ist ein Mass für die relative Menge an Varianz und Kovarianz, der das Modell Rechnung trägt. Der „Adjusted Goodness of Fit Index AGFI" entspricht dem GFI, zusätzlich werden aber die Anzahl Freiheitsgrade bei der Berechnung berücksichtigt. Der GFI und AGFI nehmen Werte zwischen null und eins an, wobei Zahlen über .90 genügend sind (Tabelle 3.51.; Kline, 1998, S. 131; Schumacker & Lomax, 1996, S. 121).

Der „Standardized Root Mean square Residual SRMR" bezieht sich auf die vom theoretischen Modell nicht erklärten Varianzen und Kovarianzen der empirischen Daten, also die Residualvarianzen. Je tiefer der Wert ist, desto besser ist das Modell. Als genügend gelten Werte unter .10 (Tabelle 3.51.; Kline, 1998, S. 131).

Modellmodifikation

Die Modifikation eines Modells ist in der Regel nötig, wenn es ungenügende Gütemasse aufweist (Schumacker & Lomax, 1996, S. 63).

Das Computerprogramm AMOS 4.0 (Arbuckle, 1999) berechnet sogenannte Modifikationsindizes, die auf der Basis einer Verbesserung des Chi-Quadrat-Werts bestimmt werden. In der vorliegenden Arbeit werden bei den Messmodellen *inhaltlich begründbare* Modifikationen vorgenommen (Boomsa, 2000, S. 475); es handelt sich dabei um die Ermöglichung von Kovarianzen zwischen den Fehlervariablen der Indikatorvariablen.

Da es das Ziel der Studie ist, den Einfluss der Beurteilung und der ausgewählten Persönlichkeitsmerkmale auf die Therapiezufriedenheit zu bestimmen, werden die Modelle nach der ersten Schätzung der Parameter weiter vereinfacht. Nicht signifikante Pfade werden einzeln, in der Reihenfolge der Höhe ihres *t*-Werts beziehungsweise der entsprechenden Signifikanz, aus den Strukturmodellen ausgeschlossen. Nach der erneuten Schätzung der Parameter wird analog vorgegangen, bis schlussendlich nur noch signifikante Koeffizienten in den Modellen verbleiben (ebd.).

3.6.6 Hierarchisch Lineare Modelle

Die Untersuchung der Zusammenhänge zwischen den Mitarbeitermerkmalen und der Therapiezufriedenheit der Klienten erfolgt anhand von hierarchischen Analysen, die auch Mehrebenenanalysen genannt werden. Für die Auswertungen wird das Computerprogramm „Hierarchical Linear Modelling HLM", Version 5.01, verwendet (Bryk & Raudenbush, 1992; Bryk, Raudenbush & Congdon, 2000).

In hierarchischen Analysen werden sowohl die individuellen als auch die institutionellen Einflüsse in mehreren Gleichungen simultan geschätzt. Hierzu wird die Varianz der abhängigen Variablen in die Varianzkomponente der Institutionsebene und diejenige der Individualebene aufgeteilt (Ditton, 1998, S. 11–34). Die Gleichungen der jeweiligen unabhängigen Variablen der Institutionsebene werden zunächst einzeln geschätzt, um darauf alle signifikanten Mitarbeitermerkmale simultan in einem Modell zu rechnen. Variablen, die in der simultanen Analyse nicht signifikant sind, werden schrittweise einzeln aus dem Modell ausgeschlossen. Die Reihenfolge der Elimination richtet sich nach dem Signifikanzniveau, beginnend mit dem Merkmal mit der geringsten Signifikanz beziehungsweise dem tiefsten *t*-Wert, welcher die Basis für die Signifikanzberechnung bildet. Das Prozedere ist abgeschlossen, wenn alle im Modell verbleibenden Variablen signifikant sind. Der Koeffizient Beta wird als Mass für den Zusammenhang zwischen den Mitarbeitermerkmalen und der abhängigen Variablen Therapiezufriedenheit angegeben.

Folgende Grenzwerte werden für die Reliabilität, die als Mass der nicht erklärten Varianz gilt, festgesetzt. Eine Reliabilität von .30 und grösser wird als genügend betrachtet, um weitere Analysen durchzuführen. Bei Reliabilitäten unter .30 finden keine weiteren Auswertungen statt.

4. Ergebnisse

Das Ergebniskapitel ist in drei Teile gegliedert. Der erste Teil umfasst das Ausmass der globalen und spezifischen Therapiezufriedenheit der Klienten, die Interkorrelationen dieser Zufriedenheitsindizes sowie die Regressionsanalyse von ausgewählten, individuellen Merkmalen und der globalen Therapiezufriedenheit. Im Zentrum des zweiten Teils stehen die Strukturgleichungsmodelle zu sechs verschiedenen Bereichen der spezifischen Therapiezufriedenheit. Es geht um die Frage, inwieweit sich die Therapiezufriedenheit durch die Beurteilung entsprechender Behandlungsaspekte sowie durch ausgewählte Persönlichkeitsmerkmale erklären lässt. Der dritte Teil beinhaltet zwei hierarchische Fragestellungen: Erstens soll der Einfluss von Institutionsaspekten – namentlich Merkmalen der Mitarbeiter – auf die globale Zufriedenheit untersucht werden; zweitens interessieren mögliche Moderatoreffekte der Institutionsebene auf den Zusammenhang zwischen Therapiezufriedenheit und Depressivität.

4.1 Die globale und spezifische Therapiezufriedenheit

Die *globale* Therapiezufriedenheit wird anhand der deutschen Version des 24-stufigen, aus acht Items bestehenden „Client Satisfaction Questionnaire (CSQ)" dargestellt. Es ist dabei zu beachten, dass sich die Klienten zum Zeitpunkt der Befragung bereits unterschiedlich lange in der Einrichtung aufgehalten haben (s. Kapitel 3.2.3).

Beinahe die Hälfte der befragten Klienten weist zwischen 17 und 21 Punkten auf, sie sind also „zufrieden" mit der bis anhin erfolgten Behandlung (Abbildung 4.1.). Ein gutes Achtel der Befragten ist sogar „sehr zufrieden", während 30.0% sich als knapp zufrieden erweisen („eher zufrieden"). Lediglich jeder Vierzehnte gibt an, mit der Therapie unzufrieden zu sein, und zwar sind 6.5% der Klienten „eher unzufrieden", 0.8% „unzufrieden" und niemand ist „sehr unzufrieden".

Der Mittelwert der von 0 bis 24 Punkten reichenden Zufriedenheitsskala beträgt 17.32 Punkte, liegt also im Bereich „zufrieden" (Tabelle 4.1.). Die Frauen sind mit 18.35 Punkten im Schnitt leicht zufriedener als die Männer mit einem Wert von 17.05 ($p \leq .05$).

Als *spezifische* Zufriedenheitsbereiche werden in Tabelle 4.2. dargestellt: Die Zufriedenheit mit der Infrastruktur und der Organisation der Einrichtung, mit der allgemeinen Betreuung, mit der persönlichen Betreuung, mit der Einzeltherapie und den Einzelgesprächen, mit der Gruppentherapie und den Gruppengesprächen, mit dem Arbeitsbereich sowie mit dem sozialen Kontakt mit den anderen Klienten. Die Skalen reichen jeweils von null bis fünf, wobei null der Aussage „sehr unzufrieden" entspricht.

Es zeigt sich, dass gut jeder neunte Klient mit der Infrastruktur und der Organisation der Einrichtung unzufrieden ist (11.6% „eher

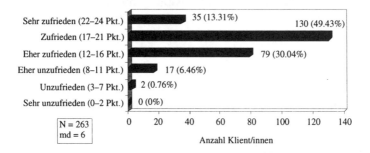

Abbildung 4.1. Ausmass der globalen Zufriedenheit anhand des „Client Satisfaction Questionnaire (CSQ)"

Tabelle 4.1. Geschlecht und Ausmass der globalen Zufriedenheit anhand des „Client Satisfaction Questionnaire (CSQ)"

	Total	Männer	Frauen	*t*-Test
Mittelwert	17.32	17.05	18.35	$p \leq .05$
Standardabweichung	3.83	3.97	3.04	
Minimum	3	3	12	
Maximum	24	24	24	
N / missing data	263 / 6	209 / 5	54 / 1	

176

unzufrieden" bis „sehr unzufrieden"; Tabelle 4.2.). Demgegenüber gibt ein gutes Viertel der Klienten an, dass sie sehr zufrieden sind. Am meisten Zufriedenheit herrscht mit der allgemeinen Betreuung: 91.4% erklären sich als zufrieden (Tabelle 4.2.). Hingegen gibt etwa jeder Achte an, dass er mit der persönlichen Betreuung unzufrieden ist. Bei diesem Therapiebereich ergibt sich auch der einzige Unterschied zwischen den Geschlechtern: Frauen weisen bei der persönlichen Betreuung eine durchschnittliche Zufriedenheit von 4.05 Punkten auf, während die Männer lediglich auf einen Wert von 3.75 kommen ($p \leq .05$; Tabelle 4.2.). Die Zufriedenheit mit der Einzeltherapie und den Einzelgesprächen sowie der Gruppentherapie und den Gruppengesprächen ist im Vergleich mit den anderen Bereichen leicht tiefer. 16.8% zeigten sich unzufrieden mit den Einzelgesprächen, gar jeder Fünfte gab an, mit den Gruppengesprächen nicht zufrieden zu sein (19.9%). Hingegen sind lediglich 15.5% unzufrieden mit dem Arbeitsbereich, und gar nur 11.4% mit dem sozialen Kontakt mit den anderen Klienten. Es geben sogar beinahe drei Viertel der Befragten an, mit den anderen Klienten „zufrieden" oder „sehr zufrieden" zu sein.

Das Alter der Klienten korreliert nicht signifikant mit der Zufriedenheit (Tabelle 4.3.). Weder ist ein Zusammenhang zwischen der globalen Therapiezufriedenheit und dem Alter noch zwischen einer spezifischen Zufriedenheit und dem Alter festzustellen.

Betrachtet man die Korrelationen zwischen den verschiedenen Massen der Zufriedenheit, so fällt als Erstes auf, dass mit Ausnahme einer Kombination alle Koeffizienten erwartungsgemäss signifikant sind, wobei aber die Grösse der Koeffizienten zwischen .13 und .67 stark variiert (Tabelle 4.4.). Einzig die Korrelation zwischen der Zufriedenheit mit der Infrastruktur sowie der Organisation und der Zufriedenheit mit dem sozialen Kontakt ist mit .11 nicht signifikant geworden.

Die *globale Zufriedenheit* – gemessen mit dem CSQ – korreliert am stärksten mit der Zufriedenheit mit der allgemeinen Betreuung sowie mit der Zufriedenheit mit der persönlichen Betreuung (.67 und .63, $p \leq .001$; Tabelle 4.4.). Ebenfalls hoch sind die Zusammenhänge mit der Zufriedenheit mit der Einzeltherapie und den Einzelgesprächen beziehungsweise mit der Gruppentherapie und den Gruppengesprächen (.52 und .48, $p \leq .001$), während die Korrelationen mit

Tabelle 4.2. Ausmass der spezifischen Zufriedenheit insgesamt und nach Geschlecht

		Infrastr. / Organisat.		Allgemeine Betreuung		Persönliche Betreuung		Einzel- therapie		Gruppen- therapie		Arbeits- bereich		Andere Klienten	
		%	n	%	n	%	n	%	n	%	n	%	n	%	n
Sehr zufrieden (5)		27.3	73	13.9	37	25.8	68	26.3	67	13.7	36	25.7	68	14.8	39
Zufrieden (4)		44.9	120	57.7	154	46.2	122	44.7	114	46.6	122	37.4	99	57.4	151
Eher zufrieden (3)		16.1	43	19.9	53	14.8	39	12.2	31	19.8	52	21.5	57	16.3	43
Eher unzufrieden (2)		5.6	15	5.6	15	10.2	27	9.8	25	11.8	31	8.3	22	8.4	22
Unzufrieden (1)		1.9	5	3.0	8	2.7	7	3.1	8	7.3	19	5.7	15	1.9	5
Sehr unzufrieden (0)		4.1	11	0	0	.4	1	3.9	10	.8	2	1.5	4	1.1	3
Total		100	267	100	267	100	264	100	255	100	262	100	265	100	263
Missing data (md)			2		2		5		14		7		4		6
Mittelwert	Total	3.78		3.74		3.81		3.69		3.45		3.65		3.71	
	Männer	3.80		3.72		3.75		3.64		3.43		3.67		3.73	
	Frauen	3.69		3.80		4.05		3.90		3.56		3.54		3.65	
Standard- abweichung	Total	1.20		.87		1.04		1.26		1.14		1.20		.96	
	Männer	1.21		.89		1.07		1.27		1.13		1.25		.95	
	Frauen	1.17		.83		.89		1.22		1.18		.99		.99	
t-Test		n. s.		n. s.		$p \le .05$		n. s.		n. s.		n. s.		n. s.	
n / md	Männer	212 / 2		212 / 2		209 / 5		204 / 10		208 / 6		211 / 4		209 / 5	
	Frauen	55 / 0		55 / 0		55 / 0		51 / 4		54 / 1		54 / 1		54 / 1	

n. s. = nicht signifikant

Tabelle 4.3. *Bivariate Korrelation des Alters mit der globalen und der spezifischen Zufriedenheit*

	Globale Zufriedenh.	Infrastr./ Organis.	Allgemeine Betreuung	Persönliche Betreuung	Einzel- therapie	Gruppen- therapie	Arbeits- bereich	Andere Klienten
Korrelationskoeffizient r	.093	.012	.056	.018	-.091	.037	-.045	-.030
N	263	267	267	264	255	262	265	263
p-Wert	n. s.	n. s.	n. s.	n. s.	n. s.	n. s.	n. s.	n. s.

n. s. = nicht signifikant

Tabelle 4.4. *Bivariate Korrelation der globalen Zufriedenheit (CSQ) und der spezifischen Zufriedenheit*

	Infrastr./ Organis.	Allgemeine Betreuung	Persönliche Betreuung	Einzel- therapie	Gruppen- therapie	Arbeits- bereich	Andere Klienten
Globale Zufriedenheit (CSQ)	.32 ***	.67 ***	.63 ***	.52 ***	.48 ***	.26 ***	.25 ***
Infrastruktur/Organisation		.33 ***	.18 **	.14 *	.13 *	.21 ***	.11
Allgemeine Betreuung			.55 ***	.41 ***	.43 ***	.26 ***	.25 ***
Persönliche Betreuung				.55 ***	.33 ***	.16 *	.31 ***
Einzeltherapie					.32 ***	.15 *	.22 ***
Gruppentherapie						.24 ***	.29 ***
Arbeitsbereich							.15 ***

* p ≤ .05; ** p ≤ .01; *** p ≤ .001
251 < N < 267

Tabelle 4.5. *Bivariate Korrelationen der globalen Zufriedenheit (CSQ) und der spezifischen Zufriedenheit aufgeteilt nach Geschlecht*

	Globale Zufriedenh.	Infrastr./ Organis.	Allgemeine Betreuung	Persönliche Betreuung	Einzel- therapie	Gruppen- therapie	Arbeits- bereich	Andere Klienten
Globale Zufriedenheit (CSQ)		.35 ***	.69 ***	.61 ***	.49 ***	.47 ***	.25 ***	.21 **
Infrastruktur/Organisation	.25		.37 ***	.19 **	.16 *	.14 *	.25 ***	.08
Allgemeine Betreuung	.61 ***	.20		.54 ***	.41 ***	.42 ***	.22 ***	.19 **
Persönliche Betreuung	.69 ***	.16	.59 ***		.53 ***	.30 ***	.14 *	.29 ***
Einzeltherapie	.64 ***	.09	.41 **	.62 ***		.30 ***	.13	.20 **
Gruppentherapie	.55 ***	.09	.46 ***	.45 ***	.38 **		.25 ***	.29 ***
Arbeitsbereich	.42 **	.02	.46 ***	.29 *	.26	.24		.12
Andere Klienten	.53 ***	.19	.52 ***	.44 ***	.29 *	.31 *	.31 *	

$* \ p \leq .05; ** \ p \leq .01; *** \ p \leq .001$
Oberes Dreieck: Männer, $202 < n < 212$; unteres Dreieck: Frauen, $50 < n < 55$

der Zufriedenheit mit dem Arbeitsbereich und dem sozialen Kontakt mit anderen Klienten tiefer ausfallen (.26 und .25, $p \leq .001$). Interessanterweise ist die Korrelation zwischen der globalen Zufriedenheit und der Zufriedenheit mit den anderen Klienten bei Männern und Frauen stark verschieden: Während bei den Männern der Koeffizient lediglich .21 beträgt, ist er bei den Frauen mit .53 beträchtlich grösser (Tabelle 4.5.). Dasselbe lässt sich beim Zusammenhang zwischen der Zufriedenheit mit der allgemeinen Betreuung und der Zufriedenheit mit den anderen Klienten beobachten. Wiederum weisen die Frauen einen wesentlich grösseren Korrelationskoeffizienten auf als die Männer (.52 vs. .19; Tabelle 4.5.).

Die am stärksten miteinander korrelierenden spezifischen Zufriedenheitswerte sind zwischen den Bereichen „Persönliche Betreuung" und „Einzeltherapie und -gespräche" (.53, $p \leq .001$; Tabelle 4.4.) sowie „Persönliche Betreuung" und „Allgemeine Betreuung" (.54, $p \leq .001$) zu beobachten. Demgegenüber bestehen die schwächsten Zusammenhänge jeweils mit dem Bereich „Infrastruktur und Organisation", nämlich .11 mit „Sozialer Kontakt mit anderen Klienten" (nicht signifikant; Tabelle 4.4.), .13 mit „Gruppentherapie und -gespräche" ($p \leq .05$) sowie .14 mit „Einzeltherapie und -gespräche" ($p \leq .05$).

Im Folgenden geht es um die Frage, welche individuellen Merkmale der Klienten einen Zusammenhang mit der globalen Therapiezufriedenheit aufweisen. Dazu werden demographische, therapiespezifische und diagnostische Merkmale sowie ausgewählte Persönlichkeitskonstrukte untersucht.

In der linearen Regressionsanalyse, in der die Merkmale schrittweise in die Gleichung eingeführt werden, haben drei Aspekte einen signifikanten Zusammenhang mit der globalen Zufriedenheit: Die Depressivität, das Geschlecht sowie die Freiwilligkeit der Therapie (Tabelle 4.6.). Mit diesen drei Merkmalen kann ein Anteil von 17.5% der Varianz der globalen Zufriedenheit aufgeklärt werden ($R^2 = .175$; Tabelle 4.6.). Klienten mit höheren Werten im „Beck Depression Inventory (BDI)" zeigen eine tiefere globale Zufriedenheit als Befragte mit weniger ausgeprägten, depressiven Symptomen (standardisiertes Beta $= -.40$, $p \leq .001$; Tabelle 4.6.). Das Geschlecht hat erwartungsgemäss ebenfalls einen signifikanten Zusammenhang mit der Therapiezufriedenheit: Die Frauen weisen eine höhere Zufriedenheit auf als die Männer (standardisiertes Beta = −.23, $p \leq .001$). Noch knapp signifikant ist die Assoziation mit der Freiwilligkeit der Therapie, wobei Klienten, die freiwillig eingetreten sind, eine höhere globale Zufriedenheit angeben als Befragte, die die Behandlung unfreiwillig, also beispielsweise im Rahmen einer gerichtlichen „Massnahme" (Therapie statt Strafe), begonnen haben (standardisiertes Beta = −.14, $p \leq .05$).

Tabelle 4.6. *Globale Therapiezufriedenheit (CSQ) der Klienten in Abhängigkeit individueller Merkmale: Signifikante Merkmale der multivariaten linearen Regressionsanalyse*

Merkmal der Klienten	Beta	Stand.-abw.	Stand. Beta	p-Wert
Freiwilligkeit der Therapie (0 „freiw.", 1 „unfreiw.")	−1.019	.456	−.137	≤ .05
Depressivität (0 für tief bis 39 für hoch)	−.271	.044	−.396	≤ .001
Geschlecht (0 „weiblich", 1 „männlich")	−2.050	.565	−.233	≤ .001

Anzahl Klienten $N = 263$; missing data = 6
Multiple lineare Regression (Methode stepwise): $R^2 = .175$, $F = 15.974$, $p \leq .001$

Tabelle 4.7. *Globale Therapiezufriedenheit (CSQ) der Klienten in Abhängigkeit individueller Merkmale: Nicht signifikante Merkmale der multivariaten linearen Regressionsanalyse*

Merkmal der Klienten	Beta in[a]	p-Wert
Kontrollüberzeugung (0 für tief bis 12 für hoch)	.043	.576
Selbstwertgefühl (0 für tief bis 30 für hoch)	−.008	.921
Aufenthaltsdauer (Tage)	.024	.698
Alter (Jahre)	.008	.894
Soziale Erwünschtheit (0 für tief bis 13 für hoch)	−.046	.467
Frühere stationäre Therapieaufenthalte (0 „nein", 1 „ja")	.059	.332

a) Beta-Koeffizient, wenn das Merkmal in die Gleichung aufgenommen würde

Mehrere der untersuchten Merkmale weisen hingegen keinen signifikanten Zusammenhang mit der Therapiezufriedenheit auf (Tabelle 4.7.). Es sind dies die Persönlichkeitskonstrukte Kontrollüberzeugung, Selbstwertgefühl und soziale Erwünschtheit. Ebensowenig sind das Alter, die Aufenthaltsdauer in der aktuellen Einrichtung und die früheren Aufenthalte in stationären Drogentherapieinstitutionen signifikant.

4.2 Strukturgleichungsmodelle zum Einfluss von Selbsteinschätzung, Affektivität und Behandlungsbeurteilung auf die spezifische Therapiezufriedenheit

Im Folgenden soll der Frage nachgegangen werden, wie die Persönlichkeitskonstrukte einerseits und die Beurteilung einzelner Therapiebereiche anderseits auf die jeweilige spezifische Therapiezufriedenheit wirken. Es werden folgende Therapiebereiche anhand von Strukturgleichungsmodellen analysiert: Infrastruktur und Organisation, allgemeine Betreuung, persönliche Betreuung, therapeutische Behandlung, Arbeitsbereich sowie sozialer Kontakt mit den Mitklienten. Bei allen Modellen beträgt die Anzahl der Befragten 265, während die Werte von vier Klienten den Anforderungen für die Analysen nicht genügen.

4.2.1 Die Zufriedenheit mit der Infrastruktur und der Organisation der Einrichtung

Das Modell zur Zufriedenheit mit der Infrastruktur und der Organisation wird gemäss dem Grundmodell entworfen (s. Kapitel 2.4.3). Die Klienten beurteilten fünf Aspekte der Einrichtung: Die Strukturiertheit und Organisation der Tagesabläufe, die Ausgewogenheit des Zeitplans, den Zeitpunkt der Information über die Organisation von Therapie und Aufenthalt, die Angemessenheit der Grösse des Wohnraums sowie das Ausmass und die Wahrung der eigenen Privatsphäre. Das Strukturgleichungsmodell und die standardisierten Parameter sind in Abbildung 4.2. aufgeführt, während die unstandardisierten und standardisierten Koeffizienten, die Standardfehler sowie die t-Werte („Critical ratio") und deren jeweiliges Signifikanzniveau in

Tabelle 4.8. nachzulesen sind. Die entsprechenden Zahlen der Messmodelle, also der Indikatorvariablen, sind aus Platzgründen im Anhang A1 ausführlich dargestellt. Die Entwicklung und Modifikation der latenten Variablen „Negative Selbsteinschätzung und Affektivität" wurde bereits im Methodikteil aufgeführt (s. Kapitel 3.5.1.10).

Bevor auf die inhaltlichen Aspekte eingegangen werden kann, ist zunächst die Passung („Model fit") und die Reliabilität des Modells zu beurteilen, um wichtige Hinweise auf die Qualität des Ergebnisses zu erhalten. Da die Fragestellung sich auf den prädiktiven Wert der eingeführten Variablen konzentriert – und also nicht auf die Etablierung eines möglichst realitäts- beziehungsweise datengetreuen Modells –, stehen bei den vorliegenden Analysen nicht die Passungen der Modelle an erster Stelle, sondern die Grösse und die Signifikanzen der Pfadkoeffizienten. Dennoch kann die Passung nicht vollständig ausser Acht gelassen werden, denn die adäquate Schätzung der Pfadkoeffizienten beruht auf einer angemessenen Passung des Modells, wobei für diese Angemessenheit der sogenannte „close fit" beziehungsweise die *annähernde Passung* ausreichend ist (s. Kapitel 2.4.3 und 3.6.5).

Für den angestrebten Zweck der prädiktiven Analyse sind die Kennwerte des Modells zur Zufriedenheit der Klienten mit der Infrastruktur und der Organisation der Therapieeinrichtungen zufriedenstellend (Abbildung 4.2.). Die *perfekte* Passung zwischen Modell und Population ist zwar nicht gegeben – die Hypothese, dass RMSEA gleich null sei, ist hochsignifikant abzulehnen ($p \leq .001$) –, aber der Chi-Quadrat-Wert ist weniger als zwei Mal so gross wie die Anzahl Freiheitsgrade (1.38), und die Kennwerte für die *annähernde* Passung sind genügend (RMSEA = .038, RMSEA-90%-Konfidenzwert = .049[35], *p*-annähernd = .97). Dies lässt auf eine annähernde Passung des vorliegenden Modells schliessen. Bezüglich der erklärten Varianz ist das Modell knapp genügend (GFI = .92, AGFI = .89), denn diese Kennwerte sollen mindestens .90 erreichen. Hingegen ist die durch das Modell nicht erklärte Varianz mit .05 erfreulich tief (SRMR-

---

35 Die annähernde Passung ist zufriedenstellend, falls die Signifikanz (*p*-annähernd) grösser als .50 wird oder falls der Kennwert RMSEA kleiner als .05 und der RMSEA-90%-Konfidenzwert kleiner als .08 wird (s. Kapitel 3.6.5).

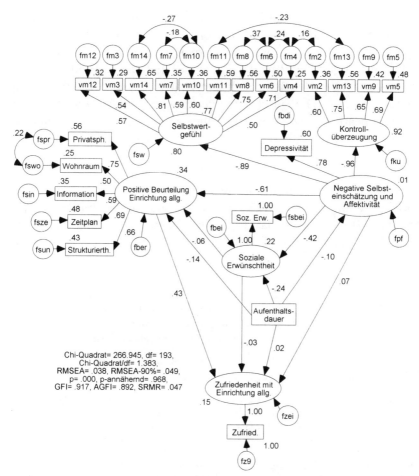

Abbildung 4.2. Ursprüngliches Strukturgleichungsmodell: Die Zufriedenheit mit der Infrastruktur und der Organisation der Einrichtung (standardisierte Werte)

Wert). Zusammenfassend kann festgehalten werden, dass eine annähernde Passung erreicht wird, die für die Beurteilung der Vorhersagekraft der latenten Variablen genügend ist.

Im Folgenden werden die Zuverlässigkeit des Messmodells und die Gültigkeit der Parameter betrachtet. Die Zuverlässigkeit des Messmodells der endogenen latenten Variablen „Positive Beurteilung Einrichtung allgemein" ist hoch, wobei die Indikatorvariable „Privatsphäre" mit einem standardisierten quadrierten multiplen Koeffizienten von .56 die reliabelste und derselbe Wert der Variablen „Wohnraum" mit .25 die am wenigsten zuverlässige Messung darstellen (Abbildung 4.2.). Die Zuverlässigkeit der Indikatorvariablen der latenten Variablen „Negative Selbsteinschätzung und Affektivität" ist ebenfalls hoch[36]. Die geschätzten Parameter werden ebenfalls auf Multikollinearität geprüft, es kann aber keine verzerrende Gleichförmigkeit der Werte festgestellt werden. Auf eine gute Reliabilität des Modells weist auch die Höhe der Standardfehler der Pfadkoeffizienten hin, die sich auf höchstens .09 beläuft (Tabelle 4.8.).

Die Faktorladungen der latenten Variablen „Positive Beurteilung Einrichtung allgemein" sind zufriedenstellend, da die Indikatorvariablen mit .50 bis .75 auf das Konstrukt laden (Abbildung 4.2.). Die Werte der standardisierten Parameter, die sich im Rahmen der Definition von −1 bis +1 bewegen, sind ebenfalls ein Hinweis auf die Gültigkeit des Modells und der Konstrukte.

Tabelle 4.8.   *Zufriedenheit mit der Infrastruktur und der Organisation der Einrichtung: Statistische Kennwerte der Parameter der relevanten Variablen des ursprünglichen Strukturgleichungmodells*

Pfad	Stand. Wert	Unstand. Wert	Stand.- fehler	*t*-Wert	*p*-Wert
Aufenthaltsdauer – Negative Affektivität	−.097	−.002	.001	−1.468	.142
Aufenthaltsdauer – Soziale Erwünschtheit	−.236	−.003	.001	−4.227	≤ .001
Negative Affektivität – Soziale Erwünschtheit	−.425	−.271	.041	−6.691	≤ .001
Negative Affektivität – Beurteilung	−.608	−.199	.030	−6.593	≤ .001
Aufenthaltsdauer – Beurteilung	−.135	−.001	.000	−2.089	≤ .05
Soziale Erwünschtheit – Beurteilung	−.064	−.033	.036	−.907	.364
Aufenthaltsdauer – Zufriedenheit	.018	.000	.000	.295	.768
Negative Affektivität – Zufriedenheit	.069	.020	.027	.744	.457
Soziale Erwünschtheit – Zufriedenheit	−.035	−.016	.031	−.517	.605
Beurteilung – Zufriedenheit	.434	.387	.085	4.571	≤ .001
Indirekter und totaler Effekt:					
Negative Affektivität – Zufriedenheit: indirekt	−.237	−.069			
total	−.168	−.049			
Quadrierte multiple Korrelation der spezifischen Zufriedenheit	.154				

---

36   Die Entwicklung und Prüfung der latenten Variablen „Negative Selbsteinschätzung und Affektivität" ist im Methodikteil aufgeführt (s. Kapitel 3.5.1.10).

Mehrere Pfadkoeffizienten des Strukturmodells in Abbildung 4.2. sind nicht signifikant (z. B. „Aufenthaltsdauer" – „Zufriedenheit"; Tabelle 4.8.), das heisst, ihre Werte sind zu nahe bei null und die Standardfehler sind zu gross. Diese Pfade sollen deshalb ausgeschlossen und neue Modelle gerechnet werden. Die nicht signifikanten Pfadkoeffizienten des ursprünglichen Modells werden eliminiert, beginnend mit dem Pfad mit dem tiefsten t-Wert (Tabelle 4.8.). Nach dem Ausschluss eines Parameters wird das neue Modell gerechnet und wiederum der nicht signifikante Pfad mit dem geringsten t-Wert aufgehoben. Dieses Vorgehen führt zum Ausschluss der Pfade „Aufenthaltsdauer" – „Zufriedenheit", „Soziale Erwünschtheit" – „Zufriedenheit", „Soziale Erwünschtheit" – „Beurteilung", „Negative Selbsteinschätzung und Affektivität" – „Zufriedenheit", „Aufenthaltsdauer" – „Negative Selbsteinschätzung und Affektivität", „Aufenthaltsdauer" – „Beurteilung" sowie „Aufenthaltsdauer" – „Soziale Erwünschtheit" in dieser Reihenfolge. Auf die ausführliche Darstellung der Zwischenmodelle wird verzichtet, da diese für die Fragestellung nicht wichtig sind.

Nach diesem Ausschlussprozedere haben die im Modell verbliebenen Variablen „Aufenthaltsdauer" und „Soziale Erwünschtheit" keine für die Fragestellung relevanten Pfade mehr. Das heisst, die Aufenthaltsdauer wirkt nur noch auf die soziale Erwünschtheit. Die soziale Erwünschtheit wiederum wird von der negativen Selbsteinschätzung und Affektivität sowie der Aufenthaltsdauer beeinflusst, jedoch gehen von ihr keine Pfade mehr aus. Somit kann das Modell weiter vereinfacht werden, indem sowohl die Aufenthaltsdauer als auch die soziale Erwünschtheit aus dem Modell entfernt werden, ohne dass dadurch die Beantwortung der Fragestellung tangiert würde. Auf die Darstellung des Zwischenmodells wird an dieser Stelle verzichtet und direkt das vereinfachte Schlussmodell besprochen. Ersteres ist aber im Anhang A1 aufgeführt.

In Abbildung 4.3. ist das modifizierte Modell zur Zufriedenheit mit der Infrastruktur und der Organisation dargestellt. Die Kennwerte der Koeffizienten sind aus Tabelle 4.9. ersichtlich, während die ausführliche Darstellung aller Koeffizienten des modifizierten Modells im Anhang A1 nachzulesen ist. Vor der Betrachtung der inhaltlichen Be-

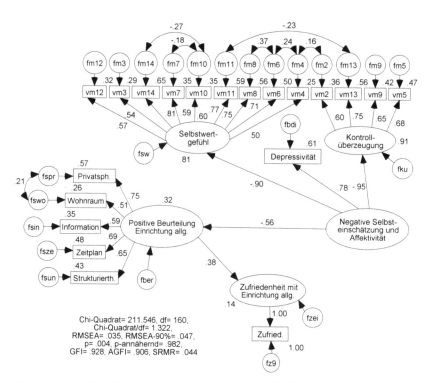

Abbildung 4.3. Modifiziertes Strukturgleichungsmodell: Die Zufriedenheit mit der Infrastruktur und der Organisation der Einrichtung (standardisierte Werte)

Tabelle 4.9. Zufriedenheit mit der Infrastruktur und der Organisation der Einrichtung: Statistische Kennwerte der Parameter der relevanten Variablen des modifizierten Strukturgleichungmodells

Pfad	Stand. Wert	Unstand. Wert	Stand.-fehler	t-Wert	p-Wert
Negative Affektivität – Beurteilung	−.562	−.182	.027	−6.748	≤ .001
Beurteilung – Zufriedenheit	.377	.339	.064	5.292	≤ .001
Indirekter Effekt: Negative Affektivität – Zufriedenheit	−.212	−.062			
Quadrierte multiple Korrelation der spezifischen Zufriedenheit	.142				

188

deutung der Koeffizienten soll zuerst wiederum die Güte des Modells und der Konstrukte betrachtet werden.

Die Kennwerte der Passung sind beim modifizierten Modell wiederum zufriedenstellend. Die *perfekte* Passung zwischen Modell und der Population wird zwar nicht erreicht ($p \leq .001$; Abbildung 4.3.), der Chi-Quadrat-Wert ist aber weniger als zwei Mal so gross wie die Anzahl Freiheitsgrade (1.32) und die Kennwerte für die *annähernde* Passung sind wieder sehr gut (RMSEA = .035, RMSEA-90%-Konfidenzwert = .047, *p*-annähernd = .98). Eine annähernde Passung liegt gemäss diesen Kennwerten also vor. Hinsichtlich der erklärten Varianz ist das Modell ebenfalls genügend: Die erklärte Ausgangsvarianz steigt gegenüber dem ursprünglichen Modell (Abbildung 4.2.) ein wenig an (GFI = .93, AGFI = .91; Abbildung 4.3.). Die nicht erklärte Varianz ist mit .04 sehr tief (SRMR-Wert). Zusammenfassend kann also wiederum festgehalten werden, dass eine annähernde Passung erreicht wird, die für die Beurteilung der Vorhersagekraft der latenten Variablen genügt.

Die Zuverlässigkeit des Messmodells der endogenen latenten Variablen „Positive Beurteilung Einrichtung allgemein" ist beinahe unverändert hoch: Die standardisierten quadrierten multiplen Koeffizienten bewegen sich zwischen .26 und .75 (Abbildung 4.3.). Die Prüfung der Parameter führt wiederum zu keinen Hinweisen auf Multikollinearität, und die Kontrolle der Standardfehler der Parameterschätzungen ergibt durchgehend tiefe Werte: Sie betragen höchstens .06 (Tabelle 4.9.), was auf die gute Reliabilität des Modells schliessen lässt.

Die Faktorladungen des Konstrukts „Positive Beurteilung Einrichtung allgemein" sind wie beim ursprünglichen Modell gut, da die Indikatorvariablen mit .51 bis .75 auf die latente Variable laden (Abbildung 4.3.). Die Werte der standardisierten Parameter, die sich im Rahmen der Definition von -1 bis $+1$ bewegen, sind ein zusätzlicher Hinweis auf die Gültigkeit des Modells und der Konstrukte.

Im Folgenden werden die relevanten Koeffizienten und Varianzen des modifizierten Strukturmodells besprochen (Abbildung 4.3.). Das Hauptinteresse gilt den Pfaden „Negative Selbsteinschätzung und Affektivität" – „Positive Beurteilung Einrichtung allgemein" und „Positive Beurteilung Einrichtung allgemein" – „Zufriedenheit mit

Einrichtung allgemein". Die Koeffizienten beider Pfade sind hochsignifikant ($p \leq .001$; Tabelle 4.9.), wobei die Beurteilung mit .38 einen mittleren Effekt auf die Zufriedenheit ausübt: Je besser die Beurteilung der Infrastruktur und der Organisation der Einrichtungen ausfällt, desto zufriedener sind diese Klienten. Die Beurteilung ihrerseits wird stark von der negativen Selbsteinschätzung und Affektivität beeinflusst; der Koeffizient ist mit −.56 hoch: Je negativer die Selbsteinschätzung der Klienten ist, desto ungünstiger fällt auch ihre Beurteilung der Infrastruktur und Organisation aus. Der Pfad von der negativen Selbsteinschätzung und Affektivität zur Zufriedenheit ist indessen nicht signifikant (Tabelle 4.8.). Somit wirkt diese lediglich indirekt über die Beurteilung auf die Zufriedenheit; der standardisierte indirekte Effekt beträgt −.21 (Tabelle 4.9.).

Mit einer quadrierten multiplen Korrelation von .14 beziehungsweise 14.2% kann nur ein geringer Teil der Varianz der Zufriedenheit mit der Infrastruktur und Organisation durch die Beurteilung von Klienten aufgeklärt werden (Abbildung 4.3.). Von diesen 14.2% sind wiederum ein knappes Drittel[37] beziehungsweise 4.5%[38] auf den Einfluss der negativen Selbsteinschätzung und Affektivität zurückzuführen.

4.2.2 Die Zufriedenheit mit der allgemeinen Betreuung

Im Folgenden interessiert die Zufriedenheit mit der *allgemeinen* Betreuung, während im nächsten Kapitel die Zufriedenheit mit der *persönlichen* Betreuung analysiert wird. Das Modell zur Zufriedenheit mit der allgemeinen Betreuung wurde analog zum Grundmodell entworfen (s. Kapitel 2.4.3). Die Klienten beurteilten inkonsistentes Verhalten der Mitarbeiter und das Ausmass an Konflikten mit den Mitarbeitern. Die Variablen werden für die Analyse umkodiert, sodass die latente Variable „Beurteilung der allgemeinen Betreuung" einer positiven Beurteilung entspricht. Das Strukturgleichungsmodell und die standardisierten Parameter sind in Abbildung 4.4. aufgeführt, während die Koeffizienten des Strukturmodells, die unstandardisierten

---

37 $-.562^2 = .316$
38 $(-.562 * .377)^2 = .045$

und standardisierten Werte, die Standardfehler sowie die *t*-Werte („Critical Ratio") und deren Signifikanzniveaus in Tabelle 4.10. nachzulesen sind. Die entsprechenden Zahlen des Messmodells sind im Anhang A2 ausführlich dargestellt.

Im Folgenden werden die Passung des Modells, die Zuverlässigkeit des Messmodells und die Gültigkeit der Konstrukte betrachtet. Wie bereits erwähnt, tritt die Passung des Modells bei einer *prädiktiven*

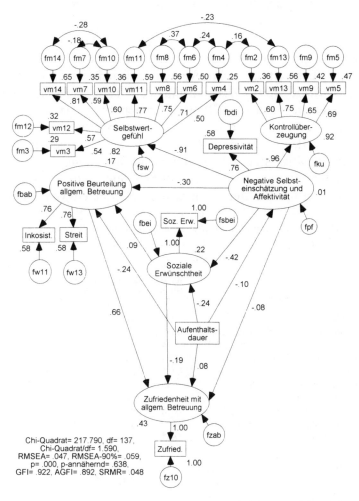

Abbildung 4.4. Ursprüngliches Strukturgleichungsmodell: Die Zufriedenheit mit der allgemeinen Betreuung (standardisierte Werte)

191

Analyse in den Hintergrund. Für den intendierten Zweck sind die Kennwerte des vorliegenden Modells zufriedenstellend. Die *perfekte* Passung zwischen dem Modell und der Population ist zwar nicht gegeben – die Hypothese, dass RMSEA gleich null sei, ist hochsignifikant abzulehnen ($p \leq .001$; Abbildung 4.4.) –, aber der Chi-Quadrat-Wert ist weniger als zwei Mal so gross wie die Anzahl Freiheitsgrade (1.59) und die Kennwerte für die *annähernde* Passung sind genügend (RMSEA = .047, RMSEA-90%-Konfidenzwert = .059, *p*-annähernd = .64). Dies lässt auf eine annähernde Passung des vorliegenden Modells schliessen. Bezüglich der erklärten Varianz ist das Modell wiederum knapp genügend (GFI = .92, AGFI = .89). Auch der standardisierte Kennwert der nicht erklärten Varianz ist mit .05 zufriedenstellend (SRMR-Wert). Zusammenfassend kann also festgehalten werden, dass eine annähernde Passung erreicht wird, die für die Beurteilung der Vorhersagekraft der latenten Variablen genügend ist.

Die Zuverlässigkeit des Messmodells der endogenen latenten Variablen „Positive Beurteilung allgemeine Betreuung" ist hoch. Die beiden Indikatorvariablen „Inkonsistenz" und „Streit" stellen mit standardisierten quadrierten multiplen Koeffizienten von jeweils .58

Tabelle 4.10. Zufriedenheit mit der allgemeinen Betreuung: Statistische Kennwerte der Parameter der relevanten Variablen des ursprünglichen Strukturgleichungmodells

Pfad	Stand. Wert	Unstand. Wert	Stand.-fehler	*t*-Wert	*p*-Wert
Aufenthaltsdauer – Negative Affektivität	–.098	–.002	.001	–1.486	.137
Aufenthaltsdauer – Soziale Erwünschtheit	–.236	–.003	.001	–4.233	≤ .001
Negative Affektivität – Soziale Erwünschtheit	–.424	–.275	.041	–6.654	≤ .001
Negative Affektivität – Beurteilung	–.298	–.083	.024	–3.513	≤ .001
Aufenthaltsdauer – Beurteilung	–.236	–.001	.000	–3.291	≤ .001
Soziale Erwünschtheit – Beurteilung	.085	.037	.033	1.098	.272
Aufenthaltsdauer – Zufriedenheit	.080	.000	.000	1.378	.168
Negative Affektivität – Zufriedenheit	–.078	–.017	.015	–1.134	.257
Soziale Erwünschtheit – Zufriedenheit	–.190	–.063	.020	–3.125	≤ .01
Beurteilung – Zufriedenheit	.662	.514	.065	7.931	≤ .001
Indirekter und totaler Effekt:					
Negative Affektivität – Zufriedenheit: indirekt	–.141	–.030			
total	–.219	–.047			
Quadrierte multiple Korrelation der spezifischen Zufriedenheit	.428				

reliable Messungen der latenten Variablen dar (Abbildung 4.4.). Die geschätzten Parameter werden ebenfalls auf Multikollinearität geprüft, wobei keine verzerrende Gleichförmigkeit der Werte festgestellt wird. Die Kontrolle der Standardfehler der Parameterschätzungen ergibt durchgehend tiefe Werte: Sie betragen höchsten .07 (Tabelle 4.10.), ein weiteres Indiz für die gute Reliabilität des Modells.

Die Faktorparameter der Konstrukte sind sehr gut, da die Indikatorvariablen „Inkonsistenz" und „Streit" mit jeweils .76 auf die latente Variable „Positive Beurteilung allgemeine Betreuung" laden (Abbildung 4.4.). Die Werte aller standardisierten Koeffizienten, die sich im Rahmen der Definition von –1 bis +1 bewegen, sind ebenfalls ein Hinweis auf die Gültigkeit des Modells und der Konstrukte.

Mehrere Pfadkoeffizienten des Strukturmodells in Abbildung 4.4. sind nicht signifikant (z. B. „Aufenthaltsdauer" – „Zufriedenheit"; Tabelle 4.10.), das heisst, ihre Werte sind zu nahe bei null und die Standardfehler sind zu gross. Diese Pfade werden deshalb aus dem Modell ausgeschlossen und ein neues Modell gerechnet. Die nicht signifikanten Pfadkoeffizienten des ursprünglichen Modells werden eliminiert, beginnend mit dem Pfad mit dem tiefsten t-Wert (Tabelle 4.10.). Nach dem Ausschluss eines Parameters wird das neue Modell gerechnet und wiederum der nicht signifikante Pfad mit dem geringsten t-Wert aufgehoben. Dieses Vorgehen führt zum Ausschluss der Pfade „Soziale Erwünschtheit" – „Beurteilung", „Negative Selbsteinschätzung und Affektivität" – „Zufriedenheit", „Aufenthaltsdauer" – „Negative Selbsteinschätzung und Affektivität" und „Aufenthaltsdauer" – „Zufriedenheit" in dieser Reihenfolge. Auf die ausführliche Darstellung dieser Zwischenmodelle wird verzichtet, da diese für die Fragestellung nicht relevant sind.

In Abbildung 4.5. ist das modifizierte Modell zur Zufriedenheit mit der allgemeinen Betreuung dargestellt. Die Kennwerte der Koeffizienten sind aus Tabelle 4.11. ersichtlich, während die ausführliche Darstellung aller Koeffizienten des modifizierten Modells im Anhang A2 nachzulesen ist. Bevor auf die inhaltliche Bedeutung eingegangen wird, soll zunächst wiederum die Güte des Modells und der Konstrukte betrachtet werden.

Die Kennwerte der Passung sind beim modifizierten Modell wiederum zufriedenstellend. Die *perfekte* Passung zwischen Modell und Population wird nicht erreicht (*p* ≤ .001; Abbildung 4.5.). Der Chi-Quadrat-Wert ist aber weniger als zwei Mal so gross wie die Anzahl Freiheitsgrade (1.60) und die Kennwerte für die *annähernde* Passung sind genügend (RMSEA = .048, RMSEA-90%-Konfidenzwert = .059, *p*-annähernd = .62). Hinsichtlich der erklärten Varianz ist das Modell wiederum knapp genügend: Die erklärte Ausgangsvarianz bleibt

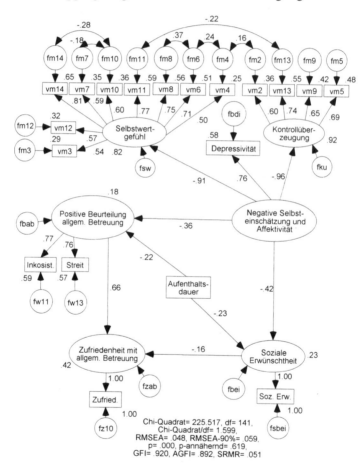

Abbildung 4.5. Modifiziertes Strukturgleichungsmodell: Die Zufriedenheit mit der allgemeinen Betreuung (standardisierte Werte)

194

unverändert tief (GFI = .92, AGFI = .89), während die nicht erklärte Varianz mit .05 zufriedenstellend ist (SRMR-Wert). Zusammenfassend kann wiederum festgehalten werden, dass eine annähernde Passung erreicht wird, die für die Beurteilung der Vorhersagekraft der latenten Variablen genügend ist.

Die Zuverlässigkeit des Messmodells der endogenen latenten Variablen „Positive Beurteilung allgemeine Betreuung" ist beinahe unverändert hoch (Abbildung 4.5.). Die Prüfung der Parameter führt zu keinen Hinweisen auf Multikollinearität. Die Kontrolle der Standardfehler der Parameterschätzungen ergibt durchgehend tiefe Werte: Sie betragen höchsten .06 (Tabelle 4.11.), ein weiteres Indiz für die gute Reliabilität des Modells.

Die Faktorladungen des Konstrukts „Positive Beurteilung allgemeine Betreuung" sind wie beim ursprünglichen Modell gut, da die entsprechenden Koeffizienten der Indikatorvariablen „Inkonsistenz" und „Streit" .77 beziehungsweise .76 betragen (Abbildung 4.5.). Die Werte der standardisierten Parameter, die sich im Rahmen der Definition von −1 bis +1 bewegen, sind ebenfalls ein Hinweis auf die Gültigkeit des Modells und der Konstrukte.

Im Folgenden werden die relevanten Koeffizienten und Varianzen des modifizierten Strukturmodells besprochen (Abbildung 4.5.). Das Hauptinteresse gilt den Pfaden „Negative Selbsteinschätzung und Af-

Tabelle 4.11. Zufriedenheit mit der allgemeinen Betreuung: Statistische Kennwerte der Parameter der relevanten Variablen des modifizierten Strukturgleichungsmodells

Pfad	Stand. Wert	Unstand. Wert	Stand.- fehler	t-Wert	p-Wert
Aufenthaltsdauer – Soziale Erwünschtheit	−.229	−.003	.001	−4.176	≤ .001
Negative Affektivität – Soziale Erwünschtheit	−.423	−.278	.041	−6.733	≤ .001
Negative Affektivität – Beurteilung	−.357	−.101	.021	−4.749	≤ .001
Aufenthaltsdauer – Beurteilung	−.220	−.001	.000	−3.316	≤ .001
Soziale Erwünschtheit – Zufriedenheit	−.162	−.054	.018	−3.054	≤ .01
Beurteilung – Zufriedenheit	.664	.510	.058	8.766	≤ .001
Indirekter Effekt: Negative Affektivität – Zufriedenheit	−.168	−.037			
Quadrierte multiple Korrelation der spezifischen Zufriedenheit	.424				

fektivität" – „Positive Beurteilung" und „Positive Beurteilung" – „Zufriedenheit mit allgemeiner Betreuung". Beide Koeffizienten sind hochsignifikant ($p \leq .001$; Tabelle 4.11.), wobei die Beurteilung der allgemeinen Betreuung mit .66 sehr stark auf die Zufriedenheit wirkt. Mit anderen Worten ausgedrückt: Je besser die Beurteilung der allgemeinen Betreuung ausfällt, desto zufriedener sind diese Klienten. Die Beurteilung ihrerseits wird von der negativen Selbsteinschätzung und Affektivität beeinflusst, der Koeffizient ist mit –.36 mittelhoch. Je schlechter die Selbsteinschätzung der Klienten ist, desto ungünstiger fällt auch ihre Beurteilung der allgemeinen Betreuung aus. Der Pfad von der negativen Selbsteinschätzung und Affektivität zur Zufriedenheit ist indessen nicht signifikant (Tabelle 4.10.). Somit wirkt diese lediglich indirekt über die Beurteilung und die soziale Erwünschtheit auf die Zufriedenheit, der standardisierte indirekte Effekt beträgt –.17 (Tabelle 4.11.). Die indirekten Effekte der negativen Selbsteinschätzung und Affektivität sind indessen gegenläufig, weil derjenige via die Beurteilung negativ auf die Zufriedenheit wirkt, während derjenige über die soziale Erwünschtheit positiv ist.

Die Aufenthaltsdauer in der Therapie beeinflusst die Beurteilung der allgemeinen Betreuung und die soziale Erwünschtheit signifikant, wobei beide Effekte mit –.22 beziehungsweise –.23 mittelhoch sind (Abbildung 4.5.). Je länger sich die Klienten vor der Befragung bereits in der Einrichtung aufgehalten haben, desto negativer beurteilen sie die allgemeine Betreuung. Das heisst, sie berichten häufiger von Inkonsistenz der Mitarbeiter sowie von mehr Streit zwischen Betreuern und Klienten. Ebenso sinkt bei den Klienten mit zunehmender Aufenthaltsdauer das Ausmass der sozialen Erwünschtheit, also der Tendenz, allgemein akzeptierte und „angenehme" Antworten zu geben.

Die negative Selbsteinschätzung und Affektivität wirkt ebenfalls auf die soziale Erwünschtheit, wobei der Koeffizient entgegen der ursprünglichen Annahme negativ ist, das heisst, eine hohe negative Selbsteinschätzung und Affektivität geht mit tiefen Werten der sozialen Erwünschtheit einher. Die latente Variable „Soziale Erwünschtheit" ihrerseits übt einen negativen Effekt auf die Zufriedenheit aus. Indessen ist dieser Pfadkoeffizient mit –.16 eher klein (Abbildung 4.5.). Dieses Ergebnis steht im Widerspruch zur Annahme, dass Klienten, die tendenziell sozial erwünschte Antworten geben, auch eher hö-

196

here Zufriedenheitswerte aufweisen. Vielmehr senkt eine hohe soziale Erwünschtheit das Ausmass der Zufriedenheit mit der allgemeinen Betreuung.

Insgesamt kann mit einer quadrierten multiplen Korrelation von .42 beziehungsweise 42.4% ein hohes Mass der Varianz der Zufriedenheit mit der allgemeinen Betreuung durch die verwendeten Prädiktoren aufgeklärt werden (Abbildung 4.5.). Die negative Selbsteinschätzung und Affektivität trägt mittels indirekter Effekte lediglich 2.8%[39] an diese 42.4% erklärter Varianz bei.

4.2.3 Die Zufriedenheit mit der persönlichen Betreuung

Während im vorangegangenen Kapitel die Zufriedenheit mit der *allgemeinen* Betreuung untersucht wurde, steht jetzt die Zufriedenheit mit der *persönlichen* Betreuung im Zentrum. Die Klienten beurteilten die Konstanz der persönlichen Betreuung, indem sie sich zur Häufigkeit von Wechseln und der Konstanz der für sie persönlich zuständigen Betreuern äusserten. Das Strukturgleichungsmodell und die standardisierten Parameter sind in Abbildung 4.6. aufgeführt, während die Koeffizienten des Strukturmodells, die unstandardisierten und standardisierten Werte, die Standardfehler sowie die *t*-Werte („Critical Ratio") und deren Signifikanzniveaus in Tabelle 4.12. nachzulesen sind. Die entsprechenden Zahlen des Messmodells sind im Anhang A3 ausführlich dargestellt.

Im Folgenden werden die Passung des Modells, die Zuverlässigkeit des Messmodells und die Gültigkeit der Konstrukte beurteilt. Die Kennwerte des vorliegenden Modells sind für das Ziel einer prädiktiven Analyse zufriedenstellend. Die Hypothese, dass RMSEA gleich null sei, ist hochsignifikant abzulehnen ($p \leq .001$; Abbildung 4.6.). Somit wird einerseits die *perfekte* Passung zwischen dem Modell und den Daten in der Population nicht erreicht. Anderseits ist der Chi-Quadrat-Wert weniger als zwei Mal so gross wie die Anzahl Freiheitsgrade (1.58) und die Kennwerte für die *annähernde* Passung sind genügend (RMSEA = .047, RMSEA-90%-Konfidenzwert = .058,

---

39   $-.168^2 = .028$

p-annähernd = .67). Hinsichtlich der erklärten Ausgangsvarianz genügt das Modell knapp (GFI = .92, AGFI = .89). Die durch das Modell nicht erklärte Varianz ist mit .05 zufriedenstellend tief (SRMR-Wert). Zusammenfassend ist festzuhalten, dass mit dem Modell eine für die Beurteilung der Vorhersagekraft der latenten Variablen genügende annähernde Passung erreicht wird.

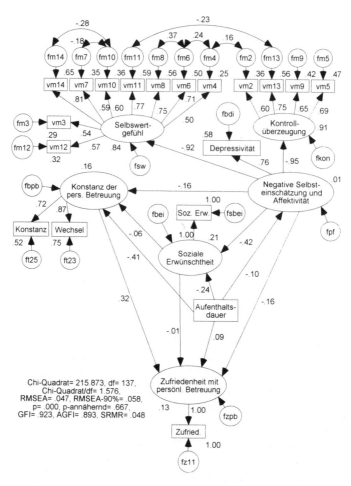

Abbildung 4.6. Ursprüngliches Strukturgleichungsmodell: Die Zufriedenheit mit der persönlichen Betreuung (standardisierte Werte)

Die Zuverlässigkeit des Messmodells der endogenen latenten Variablen „Konstanz der persönlichen Betreuung" ist hoch, da die beiden Indikatorvariablen „Konstanz" und „Wechsel" mit standardisierten quadrierten multiplen Koeffizienten von .52 beziehungsweise .75 reliable Messungen der latenten Variablen darstellen (Abbildung 4.6.). Die Prüfung der geschätzten Parameter auf Multikollinearität ergibt keine verzerrende Gleichförmigkeit der Werte. Bei der Kontrolle der Standardfehler der Parameterschätzungen zeigen sich durchgehend tiefe Werte: Sie betragen höchsten .08 (Tabelle 4.12.), was auf eine gute Reliabilität des Modells hinweist.

Die Faktorladungen des Konstruktes „Konstanz der persönlichen Betreuung" sind gut, die Koeffizienten der Indikatorvariablen „Konstanz" und „Wechsel" betragen .72 beziehungsweise .87 (Abbildung 4.6.). Die Werte der standardisierten Parameter bewegen sich im Rahmen der Definition von −1 bis +1, was auf die Gültigkeit des Modells und der Konstrukte hinweist.

Die Mehrheit der Pfadkoeffizienten ist nicht signifikant (z. B. „Aufenthaltsdauer" − „Zufriedenheit"; Tabelle 4.12.). Die nicht signifi-

Tabelle 4.12. Zufriedenheit mit der persönlichen Betreuung: Statistische Kennwerte der Parameter der relevanten Variablen des ursprünglichen Strukturgleichungmodells

Pfad	Stand. Wert	Unstand. Wert	Stand.- fehler	t-Wert	p-Wert
Aufenthaltsdauer − Negative Affektivität	−.100	−.002	.001	−1.515	.130
Aufenthaltsdauer − Soziale Erwünschtheit	−.237	−.003	.001	−4.242	≤ .001
Negative Affektivität − Soziale Erwünschtheit	−.422	−.275	.042	−6.628	≤ .001
Negative Affektivität − Beurteilung Konstanz	−.158	−.043	.021	−2.029	≤ .05
Aufenthaltsdauer − Beurteilung Konstanz	−.406	−.002	.000	−5.931	≤ .001
Soziale Erwünschtheit − Beurteilung Konstanz	−.063	−.026	.031	−.858	.391
Aufenthaltsdauer − Zufriedenheit	.088	.000	.000	1.288	.198
Negative Affektivität − Zufriedenheit	−.165	−.042	.019	−2.274	≤ .05
Soziale Erwünschtheit − Zufriedenheit	−.010	−.004	.027	−.151	.880
Beurteilung Konstanz − Zufriedenheit	.318	.299	.076	3.936	≤ .001
Indirekter und totaler Effekt:					
Negative Affektivität − Zufriedenheit: indirekt	−.038	−.010			
total	−.202	−.052			
Quadrierte multiple Korrelation der spezifischen Zufriedenheit	.126				

kanten Pfadkoeffizienten des ursprünglichen Modells werden deshalb ausgeschlossen, beginnend mit dem Pfad mit dem tiefsten t-Wert. Nach dem Ausschluss eines Parameters wird das neue Modell gerechnet und wiederum der nicht signifikante Pfad mit dem geringsten t-Wert eliminiert. Es werden in dieser Reihenfolge die Pfade „Soziale Erwünschtheit" – „Zufriedenheit", „Soziale Erwünschtheit" – „Beurteilung Konstanz", „Aufenthaltsdauer" – „Zufriedenheit", „Aufenthaltsdauer" – „Negative Selbsteinschätzung und Affektivität" und „Negative Selbsteinschätzung und Affektivität" – „Beurteilung Konstanz" ausgeschlossen. Auf die ausführliche Darstellung dieser Zwischenmodelle wird verzichtet, da diese für die Fragestellung nicht relevant sind.

Nach diesem Ausschlussprozedere weist die soziale Erwünschtheit keine für die Fragestellung relevanten Pfade mehr auf. Sie wird von der negativen Selbsteinschätzung und Affektivität sowie der Aufenthaltsdauer beeinflusst, jedoch gehen von ihr keine Pfade mehr aus. Zur Vereinfachung des Modells kann somit die soziale Erwünschtheit entfernt werden, ohne dass dadurch die Beantwortung der Fragestellung tangiert würde. Das letzte Zwischenmodell, in dem die soziale Erwünschtheit noch enthalten ist, wird der Vollständigkeit wegen im Anhang A3 wiedergegeben.

In Abbildung 4.7. ist das modifizierte Modell zur Zufriedenheit mit der persönlichen Betreuung dargestellt, die Kennwerte der Koeffizienten sind aus Tabelle 4.13. ersichtlich, während die Werte aller Koeffizienten des modifizierten Modells im Anhang A3 aufgeführt sind. Bevor auf die inhaltliche Bedeutung eingegangen wird, soll zunächst wiederum die Güte des Modells und der Konstrukte betrachtet werden.

Die Kennwerte der Passung des modifizierten Modells sind zufriedenstellend. Die *perfekte* Passung wird wiederum nicht erreicht ($p \leq .001$; Abbildung 4.7.). Das Verhältnis des Chi-Quadrat-Werts und der Anzahl Freiheitsgrade beträgt aber weniger als zwei (1.56) und die Kennwerte für die *annähernde* Passung sind genügend (RMSEA = .046, RMSEA-90%-Konfidenzwert = .058, p-annähernd = .69). Dies lässt auf eine annähernde Passung des vorliegenden Modells schliessen. Die erklärte Ausgangsvarianz verändert sich bezüglich des ursprünglichen Modells nur geringfügig und ist knapp genügend (GFI = .93, AGFI = .90). Weiterhin befriedigend bleibt auch die nicht erklärte Varianz, der SRMR-Wert ist mit .05 tief. Zusammenfassend kann festgehalten werden, dass eine annähernde

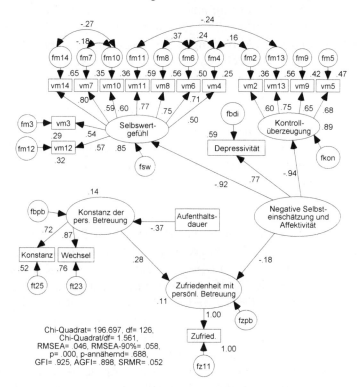

Abbildung 4.7. Modifiziertes Strukturgleichungsmodell: Die Zufriedenheit mit der persönlichen Betreuung (standardisierte Werte)

Tabelle 4.13. Zufriedenheit mit der persönlichen Betreuung: Statistische Kennwerte der Parameter der relevanten Variablen des modifizierten Strukturgleichungmodells

Pfad	Stand. Wert	Unstand. Wert	Stand.-fehler	*t*-Wert	*p*-Wert
Aufenthaltsdauer – Beurteilung	−.372	−.002	.000	−5.617	≤ .001
Negative Affektivität – Zufriedenheit	−.182	−.046	.016	−2.865	≤ .01
Beurteilung – Zufriedenheit	.278	.260	.067	3.886	≤ .001
Quadrierte multiple Korrelation der spezifischen Zufriedenheit	.110				

Passung erreicht wird, die für die Beurteilung der Vorhersagekraft der latenten Variablen ausreichend ist.

Die Zuverlässigkeit des Messmodells der endogenen latenten Variablen „Konstanz der persönlichen Betreuung" ist beinahe unverändert hoch; die standardisierten quadrierten multiplen Koeffizienten betragen .52 und .76 (Abbildung 4.7.). Auch die Reliabilität der Parameterschätzungen ist hoch: Es können keine Hinweise auf Multikollinearität gefunden werden, und die Kontrolle der Standardfehler ergibt durchgehend tiefe Werte von .07 oder geringer (Tabelle 4.13.).

Die Faktorladungen des Konstruktes „Konstanz der persönlichen Betreuung" sind wie beim ursprünglichen Modell mit .72 beziehungsweise .87 gut (Abbildung 4.7.). Auf die Gültigkeit des Modells und der Konstrukte weisen ebenfalls die Werte der standardisierten Parameter zwischen −1 bis +1 hin.

Im Folgenden werden die relevanten Koeffizienten und Varianzen des modifizierten Strukturmodells besprochen (Abbildung 4.7.). Das Hauptinteresse gilt den Pfaden „Negative Selbsteinschätzung und Affektivität" – „Zufriedenheit" und „Beurteilung der Konstanz" – „Zufriedenheit". Beide Koeffizienten sind hochsignifikant ($p \leq .001$; Tabelle 4.13.), wobei die Beurteilung der Konstanz der persönlichen Betreuung mit .28 mittelhoch auf die Zufriedenheit wirkt. Mit anderen Worten ausgedrückt: Je besser die Beurteilung der Konstanz der persönlichen Betreuung ausfällt, desto zufriedener sind diese Klienten. Die Beurteilung ihrerseits wird von der Aufenthaltsdauer beeinflusst, der Koeffizient ist mit −.37 mittelhoch; je länger sich die Klienten in der Therapie befinden, desto negativer fällt die Beurteilung der Konstanz der persönlichen Betreuung aus. Da mit einem längeren Aufenthalt auch die Wahrscheinlichkeit zunimmt, dass ein Wechsel in der persönlichen Betreuung stattfindet, beispielsweise durch Kündigung oder Reorganisation, ist dieses Resultat dadurch erklärbar. Interessanterweise wirkt die negative Selbsteinschätzung und Affektivität direkt auf die Zufriedenheit mit der persönlichen Betreuung, während bei den vorangegangenen zwei Modellen der Effekt indirekt, über die Beurteilung, erfolgte. Je negativer die Selbsteinschätzung und Affektivität der Klienten ist, desto unzufriedener sind sie mit der persönlichen Betreuung. Der Effekt ist mit −.18 jedoch nur schwach (Tabelle 4.13.).

Insgesamt kann mit einer quadrierten multiplen Korrelation von .11 respektive 11.0% nur ein geringes Mass der Varianz der Zufriedenheit mit der persönlichen Betreuung durch die Beurteilung der Konstanz sowie durch die negative Selbsteinschätzung und Affektivität aufgeklärt werden (Abbildung 4.7.).

4.2.4 Die Zufriedenheit mit der therapeutischen Behandlung

Die therapeutische Behandlung im Einzel- oder Gruppensetting besitzt in vielen Einrichtungen einen wichtigen Stellenwert. Die entsprechende Zufriedenheit steht im Zentrum der folgenden Strukturgleichungsmodelle, wobei gemäss dem Grundmodell angenommen wird, dass sie von der Aufenthaltsdauer, der sozialen Erwünschtheit, der negativen Selbsteinschätzung und Affektivität sowie der Beurteilung der Einzel- beziehungsweise Gruppentherapie beeinflusst ist. Die latente Variable „Positive Beurteilung der Therapie" wird aus der Beurteilung des Therapieprozesses einerseits und des bisherigen Therapieergebnisses anderseits gebildet. Es handelt sich also um eine latente Variable zweiter Ordnung, da sie aus zwei latenten Variablen gebildet wird, wobei Letztere selbst wiederum aus mehreren Indikatorvariablen bestehen. Im Falle der Beurteilung des Therapieprozesses handelt es sich um die Einschätzung von Grenzüberschreitungen beziehungsweise Zwang (in Abbildung 4.8. mit „Grenzübers." bezeichnet), den Respekt vor der Selbständigkeit der Klienten („Selbst."), die therapeutische Beziehung, insbesondere Verständnis, Vertrauen und Zuverlässigkeit („Bezieh.") sowie die Berücksichtigung der Bedürfnisse der Klienten („Bedürfn."). Die latente Variable der Beurteilung des Therapieergebnisses besteht demgegenüber aus drei Indikatorvariablen: Der Angemessenheit der Behandlung („Angemess."), den Fortschritten seit Therapiebeginn („Fortschr.") sowie dem Ausmass an Sitzungen („Ausmass").

Das Strukturgleichungsmodell und die standardisierten Parameter sind in Abbildung 4.8. aufgeführt, während die Koeffizienten des Strukturmodells, die unstandardisierten und standardisierten Werte, die Standardfehler sowie die t-Werte („Critical Ratio") und deren Signifikanzniveaus in Tabelle 4.14. nachzulesen sind. Die entsprechenden Zahlen des Messmodells sind im Anhang A4 ausführlich darge-stellt.

Im Folgenden werden die Passung des Modells, die Zuverlässigkeit des Messmodells und die Gültigkeit der Konstrukte besprochen. Die Kennwerte des vorliegenden Modells sind für das Ziel einer prädikti-ven Analyse zufriedenstellend. Die *perfekte* Passung zwischen Modell und Population wird zwar nicht erreicht, da RMSEA hochsignifikant verschieden von null ist ($p \le .001$; Abbildung 4.8.). Hingegen ist der Chi-Quadrat-Wert weniger als zwei Mal so gross wie die Anzahl Frei-heitsgrade (1.49) und die Kennwerte für die *annähernde* Passung sind genügend (RMSEA = .043, RMSEA-90%-Konfidenzwert = .052, *p*-annähernd = .89). Daraus kann auf eine annähernde Passung des vorliegenden Modells geschlossen werden. Hinsichtlich der durch das Modell erklärten Ausgangsvarianz muss festgehalten werden, dass das Modell nur sehr knapp genügt, da einer der Kennwerte, der „Adjus-ted Goodness of Fit Index" AGFI, unter .90 liegt (GFI = .90, AGFI = .88). Hingegen ist die durch das Modell nicht erklärte Varianz mit .05 tief (SRMR-Wert). Zusammenfassend ist aber festzuhalten, dass mit dem Modell eine für die Beurteilung der Vorhersagekraft der latenten Variablen genügende annähernde Passung erreicht worden ist.

Die Zuverlässigkeit des Messmodells der endogenen latenten Variablen zweiter Ordnung – „Positive Beurteilung der Therapie" – ist hoch, da die beiden entsprechenden latenten Variablen mit standardisierten quadrierten multiplen Koeffizienten von .72 bezie-hungsweise .80 reliable Messungen darstellen (Abbildung 4.8.). Diese wiederum sind ebenfalls zuverlässig gemessen worden, da die standar-disierten quadrierten multiplen Koeffizienten ihrer jeweiligen Indika-torvariablen zwischen .54 und .70 (Therapieprozess) sowie .23 und .69 (Therapieergebnis) variieren, wobei der Wert von .23 der Varia-blen „Ausmass" die untere Grenze darstellt, die akzeptiert werden kann.

Weiter zeigt die Prüfung der geschätzten Parameter auf Multi-kollinearität keine verzerrende Gleichförmigkeit der Werte. Bei der Kontrolle der Standardfehler der Parameterschätzungen ergaben sich, mit Ausnahme des Koeffizienten „Positive Beurteilung Therapie" – „Beurteilung Therapieprozess", durchgehend tiefe Werte von höch-stens .05 (Tabelle 4.14.). Der erwähnte Standardfehler ist mit .12 eher gross, wird aber durch einen hohen unstandardisierten Pfadkoeffizienten von .97 relativiert. Insgesamt scheint die Reliabilität des Modells gut zu sein.

Die Güte des Konstrukts „Positive Beurteilung der Therapie" ist sehr hoch, die latenten Variablen „Beurteilung Therapieprozess" und

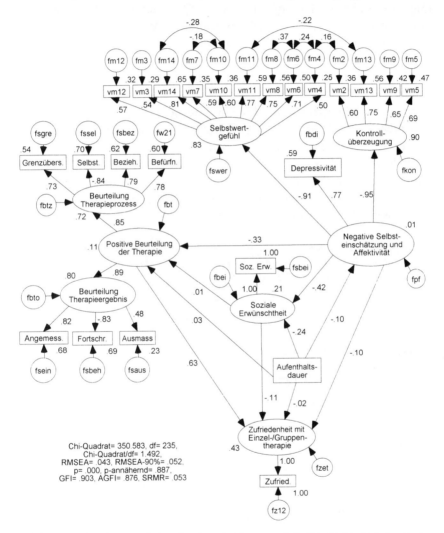

Abbildung 4.8. Ursprüngliches Strukturgleichungsmodell: Die Zufriedenheit mit der Einzel- beziehungsweise Gruppentherapie (standardisierte Werte)

„Beurteilung Therapieergebnis" laden mit .85 beziehungsweise .89 auf die Variable zweiter Ordnung (Tabelle 4.14.). Ebenso ist das Konstrukt „Beurteilung Therapieprozess" gut abgestützt, denn die Indikatorvariablen weisen Faktorladungen zwischen .73 und –.84 auf. Etwas weniger überzeugend, aber noch genügend, ist die latente Variable „Beurteilung Therapieergebnis": Die Ladungen bewegen sich zwischen .48 und –.83. Die Überprüfung der Werte der standardisierten Parameter zeigt, dass keiner grösser als +1 oder kleiner als –1 ist und diese somit im Rahmen der Definition liegen, was ebenfalls auf die Gültigkeit des Modells und der Konstrukte hinweist.

Mehrere Pfadkoeffizienten des Strukturmodells in Abbildung 4.8. sind nicht signifikant (z. B. „Aufenthaltsdauer" – „Zufriedenheit"; Tabelle 4.14.). Diese Pfade werden deshalb ausgeschlossen, um neue Modelle zu rechnen. Die nicht signifikanten Pfadkoeffizienten des ursprünglichen Modells werden eliminiert, beginnend mit dem Pfad mit dem tiefsten t-Wert (Tabelle 4.14.). Nach dem Ausschluss eines Parameters wird das neue Modell gerechnet und wiederum der nicht signi-

Tabelle 4.14. *Zufriedenheit mit der Einzel- beziehungsweise Gruppentherapie: Statistische Kennwerte der Parameter der relevanten Variablen des ursprünglichen Strukturgleichungmodells*

Pfad	Stand. Wert	Unstand. Wert	Stand.-fehler	t-Wert	p-Wert
Aufenthaltsdauer – Negative Affektivität	–.100	–.002	.001	–1.512	.131
Aufenthaltsdauer – Soziale Erwünschtheit	–.236	–.003	.001	–4.240	≤ .001
Negative Affektivität – Soziale Erwünschtheit	–.423	–.272	.041	–6.645	≤ .001
Beurteilung Therapie – Be. Therapieprozess	.851	.969	.115	8.393	≤ .001
Beurteilung Therapie – Be. Therapieergebnis	.892	1.000			
Negative Affektivität – Beurteilung	–.325	–.127	.033	–3.826	≤ .001
Aufenthaltsdauer – Beurteilung	.025	.000	.001	.363	.716
Soziale Erwünschtheit – Beurteilung	.015	.009	.047	.195	.846
Aufenthaltsdauer – Zufriedenheit	–.022	.000	.000	–.411	.681
Negative Affektivität – Zufriedenheit	–.100	–.025	.016	–1.516	.130
Soziale Erwünschtheit – Zufriedenheit	–.108	–.041	.022	–1.856	.063
Beurteilung – Zufriedenheit	.628	.394	.048	8.190	≤ .001
Indirekter und totaler Effekt:					
Negative Affektivität – Zufriedenheit: indirekt	–.162	–.040			
total	–.263	–.065			
Quadrierte multiple Korrelation der spezifischen Zufriedenheit	.428				

fikante Pfad mit dem geringsten *t*-Wert aufgehoben. Dieses Vorgehen führt zum Ausschluss der Pfade „Soziale Erwünschtheit" – „Positive Beurteilung der Therapie", „Aufenthaltsdauer" – „Positive Beurteilung der Therapie", „Aufenthaltsdauer" – „Zufriedenheit", „Negative Selbsteinschätzung und Affektivität" – „Zufriedenheit", „Soziale Erwünschtheit" – „Zufriedenheit" sowie „Aufenthaltsdauer" – „Negative Selbsteinschätzung und Affektivität" in dieser Reihenfolge. Auf die ausführliche Darstellung dieser Zwischenmodelle wird verzichtet, da diese für die Fragestellung unerheblich sind.

Nach diesem Ausschlussprozedere haben die Aufenthaltsdauer und die soziale Erwünschtheit keine für die Fragestellung relevanten Pfade mehr. Das heisst, die Aufenthaltsdauer wirkt nur noch auf die soziale Erwünschtheit. Die soziale Erwünschtheit wiederum wird von der negativen Selbsteinschätzung und Affektivität sowie von der Aufenthaltsdauer beeinflusst, jedoch gehen von ihr keine Pfade mehr aus. Somit kann das Modell weiter vereinfacht werden, indem sowohl die Aufenthaltsdauer als auch die soziale Erwünschtheit aus dem Modell entfernt werden, ohne dass dadurch die Beantwortung der Fragestellung tangiert würde. Auf die Darstellung dieses Zwischenmodells wird an dieser Stelle verzichtet, es ist aber im Anhang A4 aufgeführt.

In Abbildung 4.9. ist das modifizierte Modell zur Zufriedenheit mit der Einzel- beziehungsweise Gruppentherapie dargestellt, die Kennwerte der Koeffizienten sind aus Tabelle 4.15. ersichtlich, während die ausführliche Darstellung aller Koeffizienten des modifizierten Modells im Anhang A4 nachzulesen ist. Zunächst wird die Güte des Modells und der Konstrukte betrachtet, darauf erfolgt die Erörterung der inhaltlichen Bedeutung.

Die Kennwerte der Passung des modifizierten Modells sind zufriedenstellend (Abbildung 4.9.). Das Verhältnis des Chi-Quadrat-Werts und der Anzahl Freiheitsgrade beträgt weniger als zwei (1.42) und die Kennwerte für die annähernde Passung sind genügend (RMSEA = .040, RMSEA-90%-Konfidenzwert = .050, *p*-annähernd = .95). Dies lässt auf eine *annähernde* Passung des vorliegenden Modells schliessen, während die *perfekte* Passung zwischen Modell und Population nicht erreicht wird ($p \leq .001$). Die erklärte Ausgangsvarianz ist knapp genügend (GFI = .92, AGFI = .89), während der

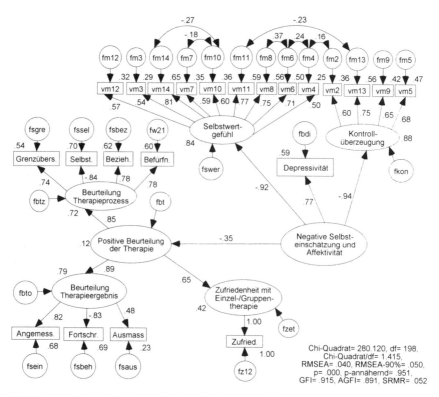

Abbildung 4.9. Modifiziertes Strukturgleichungsmodell: Die Zufriedenheit mit der Einzel- beziehungsweise Gruppentherapie (standardisierte Werte)

Tabelle 4.15. Zufriedenheit mit der Einzel- beziehungsweise Gruppentherapie: Statistische Kennwerte der Parameter der relevanten Variablen des modifizierten Strukturgleichungmodells

Pfad	Stand. Wert	Unstand. Wert	Stand.- fehler	t-Wert	p-Wert
Beurteilung Therapie – Be. Therapieprozess	.851	.979	.116	8.427	≤ .001
Beurteilung Therapie – Be. Therapieergebnis	.887	1.000			
Negative Affektivität – Beurteilung	−.347	−.134	.029	−4.588	≤ .001
Beurteilung – Zufriedenheit	.651	.412	.046	8.873	≤ .001
Indirekter Effekt: Negative Affektivität – Zufriedenheit	−.226	−.055			
Quadrierte multiple Korrelation der spezifischen Zufriedenheit	.424				

208

Kennwert der durch das Modell nicht erklärten Varianz wiederum nahe null ist und somit den Anforderungen genügt (SRMR = .05). Zusammenfassend kann festgehalten werden, dass eine annähernde Passung besteht, die für die Beurteilung der Vorhersagekraft der latenten Variablen ausreichend ist.

Die Zuverlässigkeit des Messmodells der endogenen latenten Variablen zweiter Ordnung – „Positive Beurteilung der Therapie" – ist beinahe unverändert hoch; die standardisierten quadrierten multiplen Koeffizienten betragen .72 und .79 (Abbildung 4.9.). Dasselbe gilt für die entsprechenden Werte der latenten Variablen „Beurteilung Therapieprozess" und „Beurteilung Therapieergebnis": Die standardisierten quadrierten multiplen Koeffizienten der Indikatorvariablen haben sich gegenüber dem ursprünglichen Modell nicht verändert. Auch die Reliabilität der Parameterschätzungen ist hoch: Es können bei den Parametern keine Hinweise auf Multikollinearität gefunden werden. Bei der Kontrolle der Standardfehler der Parameterschätzungen ergeben sich mit Ausnahme des Koeffizienten „Positive Beurteilung Therapie" – „Beurteilung Therapieprozess" wiederum tiefe Werte von höchsten .05 (Tabelle 4.15.). Der erwähnte Standardfehler ist mit .12 eher gross, wird aber ebenfalls durch einen hohen unstandardisierten Pfadkoeffizienten von .98 relativiert. Insgesamt scheint die Reliabilität des Modells zufriedenstellend zu sein.

Die Güte des Konstruktes „Positive Beurteilung der Therapie" ist wie beim ursprünglichen Modell hoch: Die latenten Variablen „Beurteilung Therapieprozess" und „Beurteilung Therapieergebnis" weisen Koeffizienten von .85 beziehungsweise .89 auf (Abbildung 4.9.). Die Werte der standardisierten Parameter, die sich im Rahmen der Definition von –1 bis +1 bewegen, weisen ebenfalls auf die Gültigkeit des Modells und der Konstrukte hin.

Im Folgenden werden die relevanten Koeffizienten und Varianzen des modifizierten Strukturmodells besprochen (Abbildung 4.9.). Nach dem Ausschluss der nicht signifikanten Koeffizienten bleiben lediglich die beiden Pfade „Negative Selbsteinschätzung und Affektivität" – „Positive Beurteilung der Therapie" sowie „Positive Beurteilung der Therapie" – „Zufriedenheit mit Einzel-/Gruppentherapie" übrig. Beide sind hochsignifikant ($p \leq .001$; Tabelle 4.15.), wobei die Beurteilung mit einem Koeffizienten von .65 einen sehr starken Effekt auf die Zufriedenheit ausübt. Je besser die Beurteilung der Einzel-beziehungsweise Gruppentherapie ausfällt, desto zufriedener sind diese Klienten. Diese Beurteilung ihrerseits wird mässig von der negativen Selbsteinschätzung und Affektivität beeinflusst. Der Koeffizient ist mit –.35 als mittelhoch zu betrachten. Je negativer die Selbstein-schätzung der Klienten ist, desto ungünstiger fällt auch ihre Beurtei-lung der Einzel- beziehungsweise Gruppentherapie aus. Der Pfad von der negativen Selbsteinschätzung und Affektivität zur Zufriedenheit ist indessen nicht signifikant (Tabelle 4.14.). Diese wirkt nur indirekt, über die Beurteilung, auf die Zufriedenheit. Der standardisierte indi-rekte Effekt beträgt –.23 (Tabelle 4.15.).

Mit einer quadrierten multiplen Korrelation von .42 respektive 42.4% kann ein erheblicher Teil der Varianz der Zufriedenheit mit der Einzel- beziehungsweise Gruppentherapie durch die Beurteilung der Klienten aufgeklärt werden (Tabelle 4.15.). Von diesen 42.4% sind wiederum ein knappes Achtel[40] oder 5.1%[41] auf den indirekten Einfluss der negativen Selbsteinschätzung und Affektivität zurückzu-führen.

4.2.5 Die Zufriedenheit mit dem Arbeitsbereich

Das Modell zur Zufriedenheit mit dem Arbeitsbereich wird wie die vorangegangenen Modelle analog zum Grundmodell entworfen (s. Kapitel 2.4.3). Durch die Klienten beurteilt werden das Ausmass der Unterstützung durch den Vorgesetzten, das Vorhandensein von Problemen mit dem Vorgesetzten sowie Gefühle der Überforderung. Das Strukturgleichungsmodell und die standardisierten Parameter sind in Abbildung 4.10. aufgeführt, während die Koeffizienten des Strukturmodells, die unstandardisierten und standardisierten Werte, die Standardfehler sowie die t-Werte („Critical Ratio") und deren Signifikanzniveaus in Tabelle 4.16. nachzulesen sind. Die entspre-chenden Zahlen des Messmodells sind im Anhang A5 ausführlich dargestellt.

---

40   $-.347^2 = .120$
41   $(-.347 * .651)^2 = .051$

Im Folgenden werden die Passung des Modells, die Zuverlässigkeit des Messmodells und die Gültigkeit der Konstrukte betrachtet. Wie bereits erwähnt, tritt die Passung des Modells bei einer prädiktiven Analyse in den Hintergrund. Für diesen angestrebten Zweck sind die Kennwerte bei dem vorliegenden Modell zufriedenstellend. Die *per-*

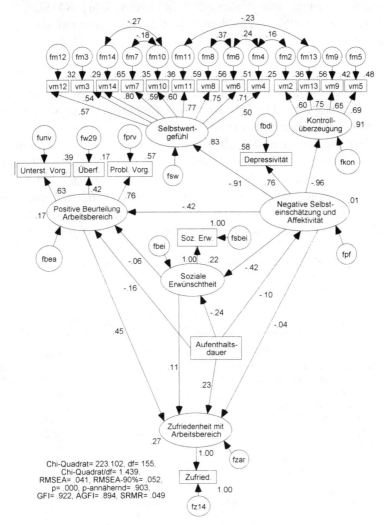

Abbildung 4.10. Ursprüngliches Strukturgleichungsmodell: Die Zufriedenheit mit dem Arbeitsbereich (standardisierte Werte)

211

fekte Passung zwischen dem Modell und den Informationen aus der Population ist zwar nicht gegeben – die Hypothese, dass RMSEA gleich null sei, ist hochsignifikant abzulehnen ($p \le .001$; Abbildung 4.10.) –, aber der Chi-Quadrat-Wert ist weniger als zwei Mal so gross wie die Anzahl Freiheitsgrade (1.44), und die Kennwerte für die *annähernde* Passung sind genügend (RMSEA = .041, RMSEA-90%-Konfidenzwert = .052, *p*-annähernd = .90). Dies lässt auf eine annähernde Passung des vorliegenden Modells schliessen. Hinsichtlich der erklärten Varianz ist das Modell knapp genügend (GFI = .92, AGFI = .89), und die nicht erklärte Varianz ist mit .05 nahe bei null. (SRMR-Wert). Zusammenfassend kann festgehalten werden, dass eine annähernde Passung erreicht wird, die für die Beurteilung der Vorhersagekraft der latenten Variablen ausreichend ist.

Die Zuverlässigkeit des Messmodells der endogenen latenten Variablen „Positive Beurteilung Arbeitsbereich" ist genügend: Während die Indikatorvariablen „Unterstützung durch Vorgesetzte" und „Probleme mit Vorgesetzten" mit standardisierten quadrierten multiplen Koeffizienten von .39 respektive .57 reliable Messungen der latenten Variablen darstellen, ist der Wert der Variablen „Überforderung" mit

Tabelle 4.16. Zufriedenheit mit dem Arbeitsbereich: Statistische Kennwerte der Parameter der relevanten Variablen des ursprünglichen Strukturgleichungsmodells

Pfad	Stand. Wert	Unstand. Wert	Stand.-fehler	*t*-Wert	*p*-Wert
Aufenthaltsdauer – Negative Affektivität	−.098	−.002	.001	−1.492	.136
Aufenthaltsdauer – Soziale Erwünschtheit	−.236	−.003	.001	−4.234	≤ .001
Negative Affektivität – Soziale Erwünschtheit	−.423	−.275	.041	−6.647	≤ .001
Negative Affektivität – Beurteilung	−.422	−.220	.047	−4.641	≤ .001
Aufenthaltsdauer – Beurteilung	−.157	−.002	.001	−2.117	≤ .05
Soziale Erwünschtheit – Beurteilung	−.061	−.049	.065	−.750	.453
Aufenthaltsdauer – Zufriedenheit	.235	.002	.000	3.929	≤ .001
Negative Affektivität – Zufriedenheit	−.040	−.012	.023	−.515	.607
Soziale Erwünschtheit – Zufriedenheit	.109	.049	.029	1.687	.092
Beurteilung – Zufriedenheit	.449	.255	.051	4.992	≤ .001
Indirekter und totaler Effekt:					
Negative Affektivität – Zufriedenheit: indirekt	−.224	−.066			
total	−.264	−.078			
Quadrierte multiple Korrelation der spezifischen Zufriedenheit	.271				

.17 tief und genügt nur knapp (Abbildung 4.10.). Die geschätzten Parameter werden ebenfalls auf Multikollinearität geprüft, wobei keine verzerrende Gleichförmigkeit der Werte festgestellt wird. Die Kontrolle der Standardfehler der Parameterschätzungen ergibt durchgehend tiefe Werte: Sie betragen höchsten .07 (Tabelle 4.16.), ein weiteres Indiz für die gute Reliabilität des Modells.

Die Faktorladungen sind zufriedenstellend, da die Indikatorvariablen „Unterstützung durch Vorgesetzte" und „Probleme mit Vorgesetzten" mit .63 beziehungsweise .76 auf die latente Variable „Positive Beurteilung Arbeitsbereich" laden (Abbildung 4.10.). Einzig die Faktorladung der Indikatorvariablen „Überforderung" liegt mit einem Koeffizienten von .42 im untersten, noch akzeptierbaren Bereich. Die Werte der standardisierten Parameter, die sich im Rahmen der Definition von −1 bis +1 bewegen, sind ebenfalls ein Hinweis auf die Gültigkeit des Modells und der Konstrukte.

Mehrere Pfadkoeffizienten des Strukturmodells in Abbildung 4.10. sind nicht signifikant (z. B. „Aufenthaltsdauer" – „Negative Selbsteinschätzung und Affektivität"; Tabelle 4.16.). Die nicht signifikanten Pfadkoeffizienten des ursprünglichen Modells werden eliminiert, beginnend mit dem Pfad mit dem tiefsten t-Wert (Tabelle 4.16.). Nach dem Ausschluss eines Parameters wird das neue Modell gerechnet und wiederum der nicht signifikante Pfad mit dem geringsten t-Wert aufgehoben. Dieses Vorgehen führt zum Ausschluss der Pfade „Negative Selbsteinschätzung und Affektivität" – „Zufriedenheit", „Soziale Erwünschtheit" – „Beurteilung", „Aufenthaltsdauer" – „Negative Selbsteinschätzung und Affektivität" sowie „Aufenthaltsdauer" – „Positive Beurteilung Arbeitsbereich" in dieser Reihenfolge. Auf die ausführliche Darstellung dieser Zwischenmodelle wird verzichtet, da diese für die Fragestellung nicht relevant sind.

In Abbildung 4.11. ist das modifizierte Modell zur Zufriedenheit mit dem Arbeitsbereich dargestellt, die Kennwerte der Koeffizienten sind aus Tabelle 4.17. ersichtlich, während die ausführliche Darstellung aller Koeffizienten des modifizierten Modells im Anhang A5 nachzulesen ist. Bevor auf die inhaltliche Bedeutung eingegangen wird, soll zunächst wiederum die Güte des Modells und der Konstrukte betrachtet werden.

213

Die Kennwerte der Passung sind beim modifizierten Modell zufriedenstellend (Abbildung 4.11.). Die *perfekte* Passung zwischen dem Modell und der Population wird nicht erreicht ($p \leq .001$). Das Verhältnis zwischen dem Chi-Quadrat-Wert und den Freiheitsgraden ist aber geringer als zwei (1.45), und die Kennwerte für die *annähernde* Passung sind genügend (RMSEA = .041, RMSEA-90%-Konfidenzwert = .052, *p*-annähernd = .90). Hinsichtlich der erklärten Varianz ist das Modell wiederum knapp genügend (GFI = .92, AGFI = .89). Die durch das Modell nicht erklärte Varianz ist mit .05 tief

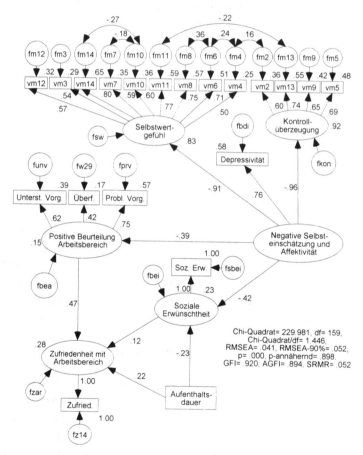

Abbildung 4.11. Modifiziertes Strukturgleichungsmodell: Die Zufriedenheit mit dem Arbeitsbereich (standardisierte Werte)

(SRMR-Wert). Zusammenfassend kann festgehalten werden, dass eine annähernde Passung erreicht wird, die für die Beurteilung der Vorhersagekraft der latenten Variablen genügend ist.

Die Zuverlässigkeit des Messmodells der endogenen latenten Variablen „Positive Beurteilung Arbeitsbereich" ist beinahe unverändert: Der standardisierte quadrierte multiple Koeffizient der Indikatorvariablen „Überforderung" ist mit .17 nur knapp genügend, während die anderen beiden Indikatorvariablen bessere Werte aufweisen (Abbildung 4.11.). Die Prüfung der Parameter führt zu keinen Hinweisen auf Multikollinearität. Die Kontrolle der Standardfehler der Parameterschätzungen ergibt durchgehend tiefe Werte: Sie betragen höchstens .05 (Tabelle 4.17.), was ebenfalls auf die gute Reliabilität des Modells hindeutet.

Die Faktorladungen des Konstrukts „Positive Beurteilung Arbeitsbereich" sind wie beim ursprünglichen Modell nur knapp genügend, da die Indikatorvariable „Überforderung" mit lediglich .42 auf die latente Variable lädt (Abbildung 4.11.). Die Werte der standardisierten Parameter im Rahmen der Definition von −1 bis +1 sind ein zusätzlicher Hinweis auf die Gültigkeit des Modells und der Konstrukte.

Im Folgenden werden die relevanten Koeffizienten und Varianzen des modifizierten Strukturmodells besprochen. Insgesamt kann mit einer quadrierten multiplen Korrelation von .28 beziehungsweise 28.4% ein erhebliches Mass der Varianz der Zufriedenheit mit dem Arbeitsbereich durch die drei Prädiktoren Beurteilung, Aufenthaltsdauer und soziale Erwünschtheit aufgeklärt werden (Abbildung 4.11.). Das Hauptinteresse gilt den Pfaden „Negative Selbsteinschätzung und Affektivität" – „Positive Beurteilung Arbeitsbereich" und „Positive Beurteilung Arbeitsbereich" – „Zufriedenheit mit Arbeitsbereich". Beide Koeffizienten sind hochsignifikant ($p \leq .001$; Tabelle 4.17.). Die Beurteilung übt mit .47 einen starken Effekt auf die Zufriedenheit aus: Je besser die Beurteilung des Arbeitsbereichs ausfällt, desto zufriedener sind diese Klienten. Die Beurteilung selbst wird von der negativen Selbsteinschätzung und Affektivität beeinflusst. Der Koeffizient ist mit −.39 mittelhoch. Je schlechter die Selbsteinschätzung der Klienten ist, desto ungünstiger fällt auch ihre Beurteilung des Arbeitsbereichs aus.

Die negative Selbsteinschätzung und Affektivität wirkt ebenfalls auf die soziale Erwünschtheit, wobei der Koeffizient entgegen der ursprünglichen Annahme negativ ist, das heisst, eine hohe negative Selbsteinschätzung und Affektivität geht mit tiefen Werten der sozialen Erwünschtheit einher. Die negative Selbsteinschätzung und Affektivität wirkt also lediglich indirekt auf die Zufriedenheit mit dem Arbeitsbereich: Einerseits über die Beurteilung und anderseits über die soziale Erwünschtheit. Der indirekte Effekt beträgt insgesamt $-.23$ (Tabelle 4.17.), das heisst, von den 28.4% der aufgeklärten Varianz der Zufriedenheit mit dem Arbeitsbereich werden 5.2%[42] durch die negative Selbsteinschätzung und Affektivität erklärt.

Die Aufenthaltsdauer in der Therapie beeinflusst die Zufriedenheit mit dem Arbeitsbereich sowie die soziale Erwünschtheit signifikant, wobei beide Effekte mit .22 beziehungsweise $-.23$ mittelhoch sind (Abbildung 4.11.). Je länger sich die Klienten vor der Befragung bereits in der Einrichtung aufgehalten haben, desto grösser ist ihre Zufriedenheit mit dem Arbeitsbereich. Ebenso sinkt bei den Klienten mit zunehmender Aufenthaltsdauer das Ausmass der sozialen Erwünschtheit, also der Tendenz, allgemein akzeptierte, „angenehme" Antworten zu geben.

Tabelle 4.17. Zufriedenheit mit dem Arbeitsbereich: Statistische Kennwerte der Parameter der relevanten Variablen des modifizierten Strukturgleichungmodells

Pfad	Stand. Wert	Unstand. Wert	Stand.-fehler	t-Wert	p-Wert
Aufenthaltsdauer – Soziale Erwünschtheit	−.226	−.003	.001	−4.120	≤ .001
Negative Affektivität – Soziale Erwünschtheit	−.418	−.274	.041	−6.647	≤ .001
Negative Affektivität – Beurteilung	−.389	−.202	.042	−4.824	≤ .001
Aufenthaltsdauer – Zufriedenheit	.219	.001	.000	3.908	≤ .001
Soziale Erwünschtheit – Zufriedenheit	.116	.053	.026	2.023	≤ .05
Beurteilung – Zufriedenheit	.465	.267	.046	5.799	≤ .001
Indirekter Effekt: Negative Affektivität – Zufriedenheit	−.229	−.068			
Quadrierte multiple Korrelation der spezifischen Zufriedenheit	.284				

---

42   $-.229^2 = .052$

Die latente Variable „Soziale Erwünschtheit" ihrerseits übt einen positiven Effekt auf die Zufriedenheit aus. Indessen ist dieser Pfadkoeffizient mit .12 klein und nur knapp signifikant (Tabelle 4.17.). Dieses Ergebnis ist im Einklang mit der Annahme, dass Klienten, die tendenziell sozial erwünschte Antworten geben, auch eher höhere Zufriedenheitswerte aufweisen. Indessen war dieser Effekt bei der Zufriedenheit mit der allgemeinen Betreuung gerade umgekehrt: Eine hohe soziale Erwünschtheit ging mit einer tieferen Zufriedenheit einher (Abbildung 4.5.).

4.2.6 Die Zufriedenheit mit dem sozialen Kontakt mit den Klienten

In therapeutischen Einrichtungen für Drogenabhängige leben mehrere Klienten, zum Teil bis zu 30 oder 40, auf beschränktem Raum zusammen. Deshalb kommt dem Kontakt mit den Mitklienten ein nicht geringer Stellenwert zu. Die entsprechende Zufriedenheit steht im Zentrum des folgenden Strukturgleichungmodells, wobei gemäss dem Grundmodell angenommen wird, dass sie von der Aufenthaltsdauer, der sozialen Erwünschtheit, der negativen Selbsteinschätzung und Affektivität sowie der Beurteilung des Kontakts mit den anderen Klienten beeinflusst ist. Die latente Variable „Positive Beurteilung der Mitklienten" wird einerseits aus der Beurteilung der allgemeinen Stimmung untereinander und anderseits dem Ausmass an Konflikten miteinander gebildet.

Das Strukturgleichungmodell und die standardisierten Parameter sind in Abbildung 4.12. aufgeführt, während die Koeffizienten des Strukturmodells, die unstandardisierten und standardisierten Werte, die Standardfehler sowie die t-Werte („Critical Ratio") und deren Signifikanzniveaus in Tabelle 4.18. nachzulesen sind. Die entsprechenden Zahlen des Messmodells sind im Anhang A6 ausführlich dargestellt.

Im Folgenden werden die Passung des Modells, die Zuverlässigkeit des Messmodells und die Gültigkeit der Konstrukte besprochen. Die Kennwerte für die *annähernde* Passung sind genügend (RMSEA = .048, RMSEA-90%-Konfidenzwert = .059, *p*-annähernd = .61; Abbildung 4.12.). Zudem ist der Chi-Quadrat-Wert weniger als zwei Mal so gross wie die Anzahl Freiheitsgrade (1.60). Indessen wird die *perfekte* Passung zwischen Modell und Population nicht erreicht, da RMSEA hochsignifikant verschieden von null ist ($p \leq .001$). Hinsichtlich der durch das Modell erklärten Ausgangsvarianz ist festzustellen, dass das Modell knapp genügt (GFI = .92, AGFI = .89). Die durch das Modell nicht erklärte Varianz ist mit .05 ausreichend tief (SRMR-Wert). Zusammenfassend ist festzuhalten, dass mit dem Mo-

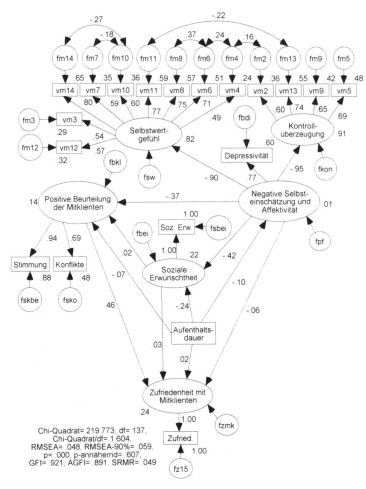

Abbildung 4.12. Ursprüngliches Strukturgleichungsmodell: Die Zufriedenheit mit dem sozialen Kontakt mit den Klienten (standardisierte Werte)

dell eine für die Beurteilung der Vorhersagekraft der latenten Variablen genügende, annähernde Passung erreicht wird.

Die Zuverlässigkeit des Messmodells der endogenen latenten Variablen „Positive Beurteilung der Mitklienten" ist hoch, da die beiden entsprechenden Indikatorvariablen mit standardisierten quadrierten multiplen Koeffizienten von .88 beziehungsweise .48 reliable Messungen darstellen (Abbildung 4.12.). Weiter zeigt die Prüfung der geschätzten Parameter auf Multikollinearität keine verzerrende Gleichförmigkeit der Werte, und bei der Kontrolle der Standardfehler der Parameterschätzungen ergeben sich durchgehend tiefe Werte von höchstens .05 (Tabelle 4.18.).

Das Konstrukt „Positive Beurteilung der Mitklienten" weist eine hohe Güte auf, die Indikatorvariable „Konflikte" lädt mit .69, „Stimmung" sogar mit .94 auf die latente Variable (Abbildung 4.12.). Die Überprüfung der Werte der standardisierten Parameter zeigt, dass keiner grösser als +1 oder kleiner als −1 ist und diese somit im Rahmen der Definition liegen, was ebenfalls auf die Gültigkeit des Modells und der Konstrukte hinweist.

Tabelle 4.18. Zufriedenheit mit dem sozialen Kontakt mit den Klienten: Statistische Kennwerte der Parameter der relevanten Variablen des ursprünglichen Strukturgleichungsmodells

Pfad	Stand. Wert	Unstand. Wert	Stand.-fehler	t-Wert	p-Wert
Aufenthaltsdauer – Negative Affektivität	−.098	−.002	.001	−1.485	.137
Aufenthaltsdauer – Soziale Erwünschtheit	−.236	−.003	.001	−4.233	≤ .001
Negative Affektivität – Soziale Erwünschtheit	−.424	−.272	.041	−6.671	≤ .001
Negative Affektivität – Beurteilung	−.370	−.154	.036	−4.258	≤ .001
Aufenthaltsdauer – Beurteilung	−.067	−.001	.001	−1.044	.296
Soziale Erwünschtheit – Beurteilung	.021	.014	.046	.299	.765
Aufenthaltsdauer – Zufriedenheit	.022	.000	.000	.381	.703
Negative Affektivität – Zufriedenheit	−.060	−.014	.017	−.813	.416
Soziale Erwünschtheit – Zufriedenheit	.031	.011	.023	.493	.622
Beurteilung – Zufriedenheit	.460	.259	.039	6.550	≤ .001

Indirekter und totaler Effekt:

Negative Affektivität – Zufriedenheit: indirekt	−.187	−.044			
total	−.247	−.058			

Quadrierte multiple Korrelation der spezifischen Zufriedenheit   .243

Mehrere Pfadkoeffizienten des Strukturmodells in Abbildung 4.12. sind nicht signifikant (z. B. „Aufenthaltsdauer" – „Zufriedenheit"; Tabelle 4.18.). Die nicht signifikanten Pfadkoeffizienten des ursprünglichen Modells werden eliminiert, beginnend mit dem Pfad mit dem tiefsten t-Wert. Nach dem Ausschluss eines Parameters wird das neue Modell gerechnet und wiederum der nicht signifikante Pfad mit dem geringsten t-Wert aufgehoben. Dieses Vorgehen führt zum Ausschluss der Pfade „Soziale Erwünschtheit" – „Positive Beurteilung der Mitklienten", „Aufenthaltsdauer" – „Zufriedenheit", „Soziale Erwünschtheit" – „Zufriedenheit", „Aufenthaltsdauer" – „Positive Beurteilung der Mitklienten", „Negative Selbsteinschätzung und Affektivität" – „Zufriedenheit" sowie „Aufenthaltsdauer" – „Negative Selbsteinschätzung und Affektivität" in dieser Reihenfolge. Auf die ausführliche Darstellung dieser Zwischenmodelle wird verzichtet, da diese für die Fragestellung keine Bedeutung aufweisen.

Nach diesem Ausschlussprozedere haben die Aufenthaltsdauer und die soziale Erwünschtheit keine für die Fragestellung relevanten Pfade mehr. Das heisst, die Aufenthaltsdauer wirkt nur noch auf die soziale Erwünschtheit. Die soziale Erwünschtheit wiederum wird von der negativen Selbsteinschätzung und Affektivität sowie der Aufenthaltsdauer beeinflusst, jedoch gehen von ihr keine Pfade mehr aus. Somit kann das Modell weiter vereinfacht werden, indem sowohl die Aufenthaltsdauer als auch die soziale Erwünschtheit aus dem Modell entfernt werden, ohne dass dadurch die Beantwortung der Fragestellung tangiert würde. Auf die Darstellung dieses Zwischenmodells wird an dieser Stelle verzichtet, es ist indessen im Anhang A6 aufgeführt.

In Abbildung 4.13. ist das modifizierte Modell zur Zufriedenheit mit dem sozialen Kontakt mit den anderen Klienten dargestellt. Die Kennwerte der Koeffizienten sind in Tabelle 4.19. ersichtlich, während die ausführliche Darstellung aller Koeffizienten des modifizierten Modells im Anhang A6 nachzulesen ist. Zunächst wird die Güte des Modells und der Konstrukte betrachtet, darauf folgt die inhaltliche Erörterung.

Die Kennwerte der Passung des modifizierten Modells sind zufriedenstellend. Das Verhältnis des Chi-Quadrat-Werts und der Anzahl Freiheitsgrade beträgt weniger als zwei (1.46; Abbildung 4.13.) und die Kennwerte für die annähernde Passung sind genügend (RMSEA = .042, RMSEA-90%-Konfidenzwert = .055, p-annähernd = .84). Dies lässt auf eine *annähernde* Passung des vorliegenden Modells schliessen, während die *perfekte* Passung zwischen dem Modell und den Daten aus der Population nicht erreicht wird ($p \leq .001$). Die erklärte Ausgangsvarianz nimmt gegenüber dem Ursprungsmodell leicht zu (GFI = .94, AGFI = .91). Ebenfalls zufriedenstellend ist der Kennwert für das Ausmass der nicht erklärten Varianz, der nahe bei null liegt (SRMR = .05). Zusammenfassend kann festgehalten werden, dass eine annähernde Passung erreicht wird, die für die Beurteilung der Vorhersagekraft der latenten Variablen ausreicht.

Die Zuverlässigkeit des Messmodells der endogenen latenten Variablen „Positive Beurteilung der Mitklienten" ist beinahe unverändert gut, denn die standardisierten quadrierten multiplen Koeffizienten betragen .87 und .49 (Abbildung 4.13.). Auch die Reliabilität der Parameterschätzungen ist hoch: Es können bei den Parametern keine Hinweise auf Multikollinearität gefunden werden, und bei der Kontrolle der Standardfehler der Parameterschätzungen ergeben sich wiederum tiefe Werte von höchstens .04 (Tabelle 4.19.).

Die Faktorladungen des Konstrukts „Positive Beurteilung der Mitklienten" sind wie beim ursprünglichen Modell gut: Die Indikatorvariablen weisen Ladungen von .93 beziehungsweise .70 auf (Abbildung 4.13.). Die Werte der standardisierten Parameter, die sich im Rahmen der Definition von −1 bis +1 bewegen, weisen ebenfalls auf die Gültigkeit des Modells und der Konstrukte hin.

Im Folgenden werden die relevanten Koeffizienten und Varianzen des modifizierten Strukturmodells besprochen (Abbildung 4.13.). Nach dem Ausschluss der nicht signifikanten Koeffizienten bleiben lediglich die beiden Pfade „Negative Selbsteinschätzung und Affektivität" − „Positive Beurteilung der Therapie" sowie „Positive Beurteilung der Therapie" − „Zufriedenheit mit Mitklienten" übrig. Beide sind hochsignifikant ($p \leq .001$; Tabelle 4.19.), wobei die Beurteilung mit einem Koeffizienten von .49 einen starken Effekt auf die Zufriedenheit ausübt. Je besser die Beurteilung des sozialen Kontakts mit den Mitklienten ausfällt, desto zufriedener sind diese Klienten mit ihren Therapiegenossen. Diese Beurteilung ihrerseits wird mässig von

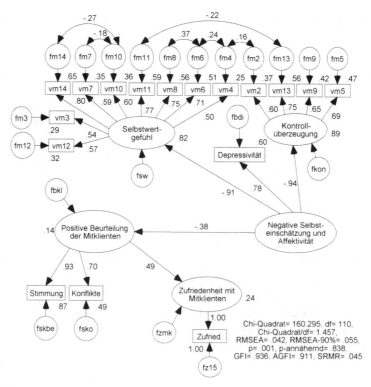

Abbildung 4.13. Modifiziertes Strukturgleichungsmodell: Die Zufriedenheit mit dem sozialen Kontakt mit den Klienten (standardisierte Werte)

Tabelle 4.19. Zufriedenheit mit dem sozialen Kontakt mit den Klienten: Statistische Kennwerte der Parameter der relevanten Variablen des modifizierten Strukturgleichungmodells

Pfad	Stand. Wert	Unstand. Wert	Stand.-fehler	*t*-Wert	*p*-Wert
Negative Affektivität – Beurteilung	–.378	–.157	.033	–4.809	≤ .001
Beurteilung – Zufriedenheit	.492	.276	.037	7.431	≤ .001
Indirekter Effekt:					
Negative Affektivität – Zufriedenheit	–.186	–.043			
Quadrierte multiple Korrelation der spezifischen Zufriedenheit	.242				

der negativen Selbsteinschätzung und Affektivität beeinflusst; der Koeffizient ist mit −.38 als mittelhoch zu betrachten. Je negativer die Selbsteinschätzung und Affektivität der Klienten ist, desto ungünstiger fällt auch ihre Beurteilung des sozialen Kontakts mit den Mitklienten aus. Der Pfad von der negativen Selbsteinschätzung und Affektivität zur Zufriedenheit ist indessen nicht signifikant (Tabelle 4.18.). Diese wirkt also nur indirekt, über die Beurteilung, auf die Zufriedenheit; der standardisierte indirekte Effekt beträgt −.19 (Tabelle 4.19.).

Mit einer quadrierten multiplen Korrelation von .24 respektive 24.2% konnte durch die latente Variable „Positive Beurteilung der Mitklienten" etwa ein Viertel der Varianz der Zufriedenheit mit dem sozialen Kontakt mit den Therapiegenossen aufgeklärt werden (Tabelle 4.19.). Von diesen 24.2% sind also wiederum ein Siebtel[43] beziehungsweise 3.5%[44] auf den Einfluss der negativen Selbsteinschätzung und Affektivität zurückzuführen.

4.2.7 Zusammenfassung der Ergebnisse der Strukturgleichungsmodelle zur spezifischen Therapiezufriedenheit

Mit einer Zusammenfassung der für die Fragestellung relevanten, signifikanten Pfadkoeffizienten sollen die Ergebnisse zu den einzelnen Bereichen der Einrichtungen übersichtlich dargestellt werden. Es wird auf die jeweiligen modifizierten Modelle Bezug genommen.

Die Beurteilung der jeweiligen Institutionsbereiche übt in allen Modellen einen signifikanten Effekt auf die spezifische Zufriedenheit aus: Je positiver die Beurteilung durch die Klienten ausfällt, desto grösser ist auch die spezifische Zufriedenheit (Tabelle 4.20.). Indessen variiert die Grösse der Pfadkoeffizienten stark, nämlich von .28 beim Bereich der persönlichen Betreuung bis zu .66 bei der allgemeinen Betreuung. Auch der Einfluss der negativen Selbsteinschätzung und Affektivität auf die jeweilige Beurteilung ist beinahe bei allen betrachteten Therapiebereichen signifikant: Der Pfadkoeffizient be-

---

43 $-.378^2 = .143$
44 $(-.378 * .492)^2 = .035$

wegt sich zwischen –.35 beim Aspekt der therapeutischen Behandlung bis zu –.56 bei der Infrastruktur und Organisation. Lediglich bei der persönlichen Betreuung weist die negative Selbsteinschätzung und Affektivität keinen signifikanten Effekt auf die Beurteilung auf, sondern wirkt direkt auf die spezifische Zufriedenheit. Betrachtet man die totale Wirkung, also die direkten und indirekten Effekte, der negativen Selbsteinschätzung und Affektivität auf die Zufriedenheit, so ergeben sich recht konstante Koeffizienten von –.17 bis –.23, das heisst, die negative Selbsteinschätzung und Affektivität klärt zwischen 2.8% und 5.2%[45] der Varianz der spezifischen Zufriedenheit auf.

Die soziale Erwünschtheit weist nur zwei Mal einen signifikanten Effekt auf die jeweilige spezifische Zufriedenheit auf: Bei der Zufriedenheit mit der allgemeinen Betreuung einen negativen, bei der Zufriedenheit mit dem Arbeitsbereich einen positiven (Tabelle 4.20.). Das heisst, Klienten mit einem hohen Wert hinsichtlich der sozialen Erwünschtheit sind mit dem Arbeitsbereich zufriedener und mit der allgemeinen Betreuung unzufriedener. Indessen übt die soziale Erwünschtheit bei keinem Therapiebereich einen signifikanten Effekt auf die jeweilige Beurteilung aus.

Tabelle 4.20. *Übersicht der relevanten, signifikanten Parameter der Strukturgleichungsmodelle zur spezifischen Zufriedenheit (standardisierte Werte der modifizierten Modelle)*

Pfad	Zufriedenheit mit: Infrast./ Organ.	Allg. Betr.	Pers. Betr.	Therap. Behandl.	Arbeits- bereich	Andere Klienten
Beurteilung – Zufriedenheit	.377	.664	.278	.651	.465	.492
Negative Affektivität – Zufriedenheit			–.182			
Soziale Erwünschtheit – Zufriedenheit		–.162			.116	
Negative Affektivität – Beurteilung	–.562	–.357		–.347	–.389	–.378
Soziale Erwünschtheit – Beurteilung						
Direkter und Indirekter Effekt:						
Negative Affektivität – Zufriedenheit	–.212	–.168	–.182	–.226	–.229	–.186
Quadrierte multiple Korrelation der						
jeweiligen spezifischen Zufriedenheit	.142	.424	.110	.424	.284	.242

---

45   $-.168^2 = .028$ beziehungsweise $-.229^2 = .052$

Die erklärte Varianz der jeweiligen spezifischen Zufriedenheit (quadrierte multiple Korrelation, Tabelle 4.20.) gibt Aufschluss darüber, wieweit die endogene latente Variable „Zufriedenheit" durch die im Modell verbliebenen latenten Variablen aufgeklärt beziehungsweise vorausgesagt werden kann. Diese Werte variieren in den verschiedenen Bereichen stark: Während die spezifische Zufriedenheit mit der therapeutischen Behandlung sowie diejenige mit der allgemeinen Betreuung zu jeweils erheblichen 42.4% aufgeklärt werden konnten, sind die Werte bei der persönlichen Betreuung sowie der Organisation und Infrastruktur mit 11.0% beziehungsweise 14.2% tief.

4.3 Hierarchische Analyse der Mitarbeitermerkmale und der globalen Therapiezufriedenheit

Die hierarchische, mehr als eine Ebene umfassende Analyse der Informationen der Klienten und der Einrichtungen steht im Zentrum dieses Kapitels. Die eine Ebene besteht aus den individuellen Daten der Klienten, während die zweite, übergeordnete Ebene diejenige der einzelnen Therapieeinrichtungen darstellt. Jeder Einheit der hierarchisch höheren Institutionsebene sind mehrere Einheiten der individuellen Ebene, also Klienten, zugeordnet.

Zwei unterschiedliche Analysen werden vorgenommen. Erstens wird der direkte Effekt von ausgewählten Merkmalen der Einrichtungen auf die *globale* Therapiezufriedenheit der Klienten untersucht. Dabei handelt es sich von Seiten der Einrichtungen ausschliesslich um Merkmale der Mitarbeiter. Zweitens werden dieselben Aspekte der Einrichtungsebene hinsichtlich ihres Moderatoreffekts auf den Zusammenhang zwischen der Depressivität und der globalen Therapiezufriedenheit geprüft.

4.3.1 Zusammenhang von Mitarbeitermerkmalen mit der Therapiezufriedenheit

Der direkte Zusammenhang von ausgewählten Merkmalen der Mitarbeiter mit der globalen Therapiezufriedenheit der Klienten wird untersucht. Es handelt sich dabei um Informationen, Einstellungen sowie Beurteilungen der Mitarbeiter aus den Bereichen soziodemographische Variablen, Berufserfahrung, Burnout, Rückfall von Klienten, Einrichtungskonzept, Betriebsorganisation sowie Mitarbeiterteam. Auf der Einrichtungsebene werden die Angaben aller Mitarbeiter einer Therapieinstitution zusammengefasst und der Durchschnitt ihrer Angaben in der hierarchischen Analyse verwendet.

Die 269 Klienten verteilen sich auf 23 Therapieeinrichtungen (Tabelle 4.21.). Von 263 Klienten sind genügend Informationen zur Therapiezufriedenheit vorhanden, um für die hierarchischen Analysen verwendet zu werden. Die Anzahl Klienten pro Einrichtung variiert zwischen 4 und 27, die durchschnittlichen Zufriedenheitswerte auf der von 0 bis 24 reichenden Skala bewegen sich zwischen 12.0 und 21.3[46].

Die Aufteilung der Varianzkomponenten ergibt für die Ebene der Institutionen einen Wert von 6.01 und für die Individualebene einen von 9.61 (Tabelle 4.22.). Daraus folgt, dass 38.4%[47] beziehungsweise beinahe zwei Fünftel der Varianz der globalen Therapiezufriedenheit auf die Institutionsebene zurückzuführen sind, während der Rest Individualvarianz darstellt. Im Weiteren konzentrieren sich die Analysen auf diejenige Varianz, die der Institutionsebene zugeordnet werden kann und die nun durch ausgewählte Merkmale der Mitarbeiter erklärt werden soll.

---

46 Es ist zu beachten, dass in Tabelle 4.21. die Angaben zur Stichprobe und zur Therapiezufriedenheit der einzelnen Institutionen nicht in derselben Reihenfolge aufgeführt sind, um Rückschlüssen auf die Identität der Einrichtungen und ihre jeweiligen Zufriedenheitswerte vorzubeugen. Darauf weist auch die Kennzeichnung der Therapieeinrichtungen mit Nummern bei den Zufriedenheitswerten und mit Buchstaben bei der Stichprobengrösse hin.

47 $U0 / (U0 + R) = 6.005 / (6.005 + 9.613) = .384$ (s. Tabelle 4.22.)

Als Erstes werden die Merkmale der Mitarbeiter einzeln auf ihren Zusammenhang mit der globalen Therapiezufriedenheit der Klienten geprüft (Tabelle 4.23.). In einem zweiten Schritt soll die simultane Analyse der *signifikanten* Merkmale weitere Erkenntnisse liefern, wobei jeweils das Merkmal mit der geringsten Signifikanz ausgeschlossen wird und eine neue Berechnung stattfindet (Tabellen 4.24. und 4.25.). Dieses schrittweise Vorgehen wird abgeschlossen, wenn alle in der simultanen Analyse verbliebenen Merkmale einen signifikanten Zusammenhang mit der Therapiezufriedenheit aufweisen.

Insgesamt weisen elf der 23 Mitarbeitermerkmale einen signifikanten Zusammenhang mit der Therapiezufriedenheit der Klienten auf (Tabelle 4.23.). Einen hohen Anteil von über 30% an aufgeklärter Varianz der Institutionsebene weisen die Einstellungen zum Einrichtungs-

Tabelle 4.21. Statistische Kennwerte der globalen Zufriedenheit und Anzahl Klienten pro Therapieeinrichtung

Statistische Kennwerte der globalen Zufriedenheit					Stichprobengrösse		
Institution	Durchschnitt	Standardabweichung	Minimum	Maximum	Institution	n	missing data
1	12.00	3.50	3	16	A	4	0
2	12.50	2.08	10	15	B	4	0
3	12.80	4.09	8	19	C	5	0
4	15.22	3.04	8	22	D	5	0
5	15.50	3.57	9	22	E	5	1
6	15.60	3.66	10	21	F	6	0
7	15.67	4.32	10	22	G	6	0
8	16.11	4.04	4	21	H	7	1
9	16.29	2.56	13	20	I	8	0
10	16.73	3.34	10	24	J	8	1
11	17.44	1.59	16	21	K	9	0
12	18.26	3.23	10	24	L	9	0
13	18.47	2.96	13	23	M	9	0
14	18.50	2.89	16	21	N	10	0
15	18.84	2.65	12	23	O	10	0
16	19.13	1.55	17	21	P	17	0
17	19.17	2.53	14	24	Q	18	0
18	20.11	2.62	16	24	R	18	0
19	20.38	2.83	17	24	S	18	0
20	20.44	2.79	15	24	T	19	1
21	20.60	2.79	16	23	U	19	0
22	20.80	1.48	19	23	V	22	2
23	21.33	2.80	16	24	W	27	0

konzept, die „Burn-out"-Subskala „Erschöpfung" sowie die Beurteilung der Kommunikationsstruktur auf. Anteile zwischen 20% und 30% haben die beiden anderen „Burn-out"-Subskalen – die entpersönlichte Behandlung von Klienten sowie die eingeschränkte Zielerreichung und Leistungsfähigkeit –, das Verhältnis zu den Vorgesetzten sowie ein Aspekt der Berufserfahrung. Die Beurteilung der Führungsstruktur und des Teamklimas sowie die Einstellung, dass es nach einem Rückfall zwangsläufig „bergab" gehe, erreichen zwar eine Aufklärungsquote von unter 20%, sind aber immer noch signifikant. Im Folgenden werden die Ergebnisse ausführlich besprochen.

Den höchsten Grad an Aufklärung des Varianzanteils der Institutionsebene weist mit 55.6% die Identifikation der Mitarbeiter mit dem Konzept der Einrichtung auf ($p \leq .001$; Tabelle 4.23.). Der Beta-Koeffizient von 1.16 bedeutet, dass mit jedem Punkt durchschnittlicher Identifikation der Mitarbeiter mit dem Konzept die Therapiezufriedenheit der Klienten um 1.16 Punkte ansteigt. Da die Skala der Therapiezufriedenheit von 0 bis 24 und diejenige der Identifikation mit dem Konzept von 0 bis 20 reicht, ist dies als ein sehr starker Zusammenhang zu betrachten. Die „Burn-out"-Subskala „Erschöpfung" weist mit 51.9% ebenfalls einen äusserst hohen erklärten Varianzanteil auf: Je erschöpfter sich die Mitarbeiter einer Institution im Schnitt fühlten, desto unzufriedener waren die Klienten mit der Therapie ($p \leq .001$, Beta $= -.53$). In Anbetracht der grossen Spannweite der Skala „Erschöpfung" von 0 bis 65 ist der Beta-

Tabelle 4.22. Varianzkomponenten und fixe Effekte der globalen Therapiezufriedenheit der Klienten

	Variable	Varianz-komp.	Stand.-abw.	df	Chi-Quadrat	p-Wert
Varianzkom-ponenten	Ebene Institution (*U0*)	6.005	2.451	22	160.097	$\leq .001$
	Ebene Individuen (*R*)	9.613	3.100			

	Variable	Koeffi-zient	Stand.-fehler			
Fixe Effekte	Durchschnitt der Therapie-zufriedenheit (Intercept *B0*)	17.464	.544			

df = Freiheitsgrade
Gesamtgruppe der untersuchten Klienten N = 263; missing data = 6; Anzahl Institutionen N = 23
Random-Effekt auf Unterschiede zwischen den Institutionen: Reliabilität .844

Koeffizient mit −.53 als sehr hoch einzuschätzen, da mit jedem durchschnittlichen Punkt mehr auf der „Burn-out"-Subskala die globale Therapiezufriedenheit der Klienten um beinahe einen halben Punkt sinkt. Die Beurteilung der eigenen Umsetzung des Konzepts durch die einzelnen Mitarbeiter erklärt mit 46.9% ebenfalls einen sehr hohen Anteil der Varianz der Institutionsebene ($p \leq .001$). Der Beta-Koeffizient ist mit 1.14 nur geringfügig kleiner als bei der Identifikation mit dem Konzept. Mit jedem durchschnittlichen Punkt mehr bei der Beurteilung der Umsetzung des Konzepts steigt die durchschnittliche globale Therapiezufriedenheit in einer Einrichtung um 1.14 Punkte. Auch die Beurteilung der Kommunikationsstruktur durch die Mitarbeiter klärt mit 36.2% einen hohen Anteil der Varianzkomponente der Institutionsebene auf. Der Koeffizient von .75 bedeutet, dass mit einer besser beurteilten Kommunikationsstruktur auch eine höhere Therapiezufriedenheit der Klienten einhergeht ($p \leq .001$).

Einen weiteren, etwas weniger starken Zusammenhang weist die Beurteilung des Verhältnisses zu den Vorgesetzten auf. Je schlechter dieses Verhältnis von den Mitarbeitern einer Einrichtung im Durchschnitt beurteilt wird, desto unzufriedener sind die Klienten mit der Therapie (Beta = −1.41, $p \leq .05$; Tabelle 4.23.). Der erklärte Anteil an der Varianzkomponente der Institutionsebene beläuft sich auf 28.7%. Einen ähnlich hohen Varianzanteil hat ein Merkmal der Berufserfahrung, nämlich die Erfahrung in stationären Therapieeinrichtungen für Drogenabhängige *vor der aktuellen Anstellung*. Mit jedem Monat, den die Mitarbeiter im Durchschnitt bereits in einer stationären Institution gearbeitet haben, nimmt die Therapiezufriedenheit der Klienten um .17 Punkte zu (Beta = .17, $p \leq .01$). Eine weitere „Burn-out"-Subskala, die entpersönlichte Behandlung von Klienten durch die Mitarbeiter, hat ebenfalls einen stärkeren Zusammenhang mit der globalen Therapiezufriedenheit der Klienten. Der Koeffizient von −1.14 zeigt, dass ein durchschnittlich höherer Wert einer Einrichtung mit einer tieferen globalen Therapiezufriedenheit der Klienten einhergeht ($p \leq .01$). Durch dieses Merkmal kann 25.6% der Varianzkomponente der Institutionsebene aufgeklärt werden. Einen leicht tieferen Erklärungsanteil weist mit 21.9% die dritte „Burn-out"-Subskala, die eingeschränkte Zielerreichung und Leistungsfähigkeit, auf. Der Beta-Koeffizient von −1.07 deutet darauf hin, dass mit steigender, durch-

Tabelle 4.23. Zusammenhang der einzelnen Mitarbeitermerkmale mit der globalen Therapiezufriedenheit der Klienten

Merkmals-gruppe	Merkmal	Relia-bilität[a]	Beta	Stand.-fehler	Erklärte Varianz[b]	p-Wert
Alter	Alter der Mitarbeiter (Jahre)	.845	-.164	.166	–	.333
Erfahrung im Suchtbereich	Berufserfahrung im Suchtbereich (Monate)	.851	-.003	.026	–	.896
	Berufserfahrung im stationären Suchtbereich (Monate)	.850	-.001	.031	–	.790
	Anstellungsdauer in der aktuellen Einrichtung (Monate)	.838	-.034	.031	–	.284
	Berufserfahrung im stationären Suchtbereich vor der aktuellen Anstellung (Mt.)	.802	.165	.050	26.56%	≤ .01
„Burn-out"	Eingeschränkte Zielerreichung/Leistungsfähigkeit (0 „keine" bis 30 „sehr stark")	.811	-1.072	.340	21.85%	≤ .01
	Emotionale, kognitive und geistige Erschöpfung (0 „keine" bis 65 „sehr stark")	.730	-.526	.124	51.89%	≤ .001
	Entpersönlichte Behandlung der Klienten (0 „keine" bis 30 „sehr stark")	.804	-1.136	.375	25.58%	≤ .01
Einstellung zum Rückfall	Hauptziel der Arbeit ist die Abstinenz (0 „überhaupt nicht" bis 5 „vollständig")	.848	-.710	1.101	–	.525
	Ein Rückfall ist ausschliesslich negativ (0 bis 5; s. o.)	.850	-.517	.996	–	.608
	Nach einem Rückfall geht es immer bergab (0 bis 5; s. o.)	.820	-2.808	1.128	17.07%	≤ .05
	Bei Rückfall: Arbeit hat keinen Sinn (0 bis 5; s. o.)	.848	-.890	1.051	–	.407
	Eigenattribution des Rückfalls (0 „keine" bis 10 „stark")	.816	-1.698	.964	–	.092
Konzept	Umsetzung des Konzepts (0 „sehr schlecht" bis 20 „sehr gut")	.725	1.135	.251	46.86%	≤ .001
	Identifikation mit dem Konzept (0 „keine" bis 20 „sehr stark")	.715	1.158	.199	55.60%	≤ .001
Beurteilung	Führungsstruktur (0 „sehr schlecht" bis 10 „sehr gut")	.819	1.078	.470	17.24%	≤ .05
Organisation	Kommunikationsstruktur (0 „sehr schlecht" bis 25 „sehr gut")	.780	.752	.186	36.17%	≤ .001
	Weiterbildung (0 „sehr schlecht" bis 15 „sehr gut")	.843	.374	.273	–	.185
	Reflexion über Klientenprozesse (0 „genügend" bis 5 „zu wenig Zeit")	.845	-.922	.516	–	.088
	Räumlichkeiten (0 „sehr schlecht" bis 10 „sehr gut")	.842	.561	.371	–	.145
Team/Klima	Unterstützendes Klima im Team (0 „sehr gut" bis 20 „sehr schlecht")	.818	-.854	.327	18.15%	≤ .05
	Verhältnis zu Vorgesetzten (0 „sehr gut" bis 15 „sehr schlecht")	.797	-1.410	.628	28.69%	≤ .05

Gesamtgruppe der untersuchten Klienten N = 263; missing data = 6; Anzahl Institutionen N = 23
a) Reliabilität für Random-Effekt auf Unterschiede zwischen den Institutionen
b) Durch dieses Merkmal aufgeklärter Anteil an der Varianzkomponente der Institutionsebene (U0 = 6.005). Diese wiederum klärt 38.4% der Gesamtvarianz der globalen Therapiezufriedenheit der Klienten auf (Tabelle 4.22.)

schnittlicher Einschränkung die globale Therapiezufriedenheit der Klienten abnimmt ($p \leq .01$).

Die Klientenzufriedenheit in einer Institution sinkt ebenfalls, wenn das Teamklima durch die Mitarbeiter als wenig unterstützend beurteilt wird (Beta = $-.85$, $p \leq .05$; Tabelle 4.23.). Durch diesen Aspekt können noch 18.2% der Varianzkomponente der Institutionsebene erklärt werden. Eine weitere Gefährdung der Therapiezufriedenheit stellt die Führungsstruktur dar: Wird diese von den Mitarbeitern als schlecht beurteilt, so ist in solchen Einrichtungen im Schnitt eine tiefere Therapiezufriedenheit festzustellen (Beta = 1.08, $p \leq .05$). Am wenigsten Varianzanteil der signifikanten Mitarbeitermerkmale ergibt sich für die Einstellung, dass es nach einem Rückfall eines Klienten zwangsläufig wieder „bergab" gehe (17.1%). Der Beta-Koeffizient von -2.81 bedeutet, dass eine tiefere Therapiezufriedenheit in Einrichtungen festgestellt wird, in denen diese Einstellung bei den Mitarbeitern besonders ausgeprägt ist ($p \leq .05$).

Die Tabelle 4.24. umfasst nun alle signifikanten Mitarbeitermerkmale nach einer erneuten, *simultanen* Berechnung. Aufgrund der kleinen Stichprobe auf der Institutionsebene und der grossen Anzahl von Variablen im Modell werden indessen selbst grössere Effekte nicht signifikant (z. B. „Burn-out"-Subskala „Entpersönlichte Behandlung der Klienten"). Mit den Merkmalen können insgesamt 61.5%[48] der ursprünglichen Varianzkomponente der Institutionsebene aufgeklärt werden.

Mit einem schrittweisen Vorgehen soll das Modell weiter vereinfacht werden, indem jeweils Merkmale einzeln, in der Reihenfolge ihres Signifikanzniveaus, eliminiert werden. Danach wird das Modell neu gerechnet und ebenso vorgegangen. Dies führt zum Ausschluss der Merkmale „Kommunikationsstruktur", „Führungsstruktur", „Umsetzung des Konzepts", „Erschöpfung", „Nach einem Rückfall geht es immer bergab", „Eingeschränkte Zielerreichung und

---

48 ($U0 - U0'$) / $U0$ = (6.005 − 2.311) / 6.005 = .615 (s. Tabellen 4.22. und 4.24.)

Tabelle 4.24. Submodell 1 des Zusammenhangs der Mitarbeitermerkmale mit der globalen Therapiezufriedenheit der Klienten

Merkmalsgruppe	Merkmal	Beta	Stand.-fehler	p-Wert
Berufserfahrung	Berufserfahrung im stationären Suchtbereich vor der aktuellen Anstellung (Monate)	.139	.071	.078
„Burn-out"	Eingeschränkte Zielerreichung/Leistungsfähigkeit (0 „keine" bis 30 „sehr stark")	.671	.598	.286
	Emotionale, kognitive und geistige Erschöpfung (0 „keine" bis 65 „sehr stark")	-.040	.243	.872
	Entpersönlichte Behandlung der Klienten (0 „keine" bis 30 „sehr stark")	-1.072	.705	.157
Rückfall	Nach einem Rückfall geht es immer bergab (0 „überhaupt nicht" bis 5 „vollständig")	-.905	1.386	.527
Konzept	Umsetzung des Konzepts (0 „sehr schlecht" bis 20 „sehr gut")	.117	.907	.900
	Identifikation mit dem Konzept (0 „keine" bis 20 „sehr stark")	.685	.668	.328
Organisation	Führungsstruktur (0 „sehr schlecht" bis 10 „sehr gut")	-.088	.640	.893
	Kommunikationsstruktur (0 „sehr schlecht" bis 25 „sehr gut")	.024	.627	.971
Team/Klima	Unterstützendes Klima im Team (0 „sehr gut" bis 20 „sehr schlecht")	.599	.569	.316
	Verhältnis zu Vorgesetzten (0 „sehr gut" bis 15 „sehr schlecht")	-.736	.894	.428

Gesamtgruppe der untersuchten Klienten N = 263; missing data = 6; Anzahl Institutionen N = 23
Random-Effekt auf Unterschiede zwischen den Institutionen: Reliabilität = .687
Varianzkomponente U0' = 2.311; Standardabweichung = 1.520; Chi-Quadrat = 40.776; 11 Freiheitsgrade; $p \leq .001$

Tabelle 4.25. Submodell 2 des Zusammenhangs der Mitarbeitermerkmale mit der globalen Therapiezufriedenheit der Klienten

Merkmalsgruppe	Merkmal	Beta	Stand.-fehler	p-Wert
Berufserfahrung	Berufserfahrung im stationären Suchtbereich vor der aktuellen Anstellung (Monate)	.123	.034	$\leq .01$
Konzept	Identifikation mit dem Konzept (0 „keine" bis 20 „sehr stark")	1.036	.163	$\leq .001$

Gesamtgruppe der untersuchten Klienten N = 263; missing data = 6; Anzahl Institutionen N = 23
Random-Effekt auf Unterschiede zwischen den Institutionen = .638
Varianzkomponente U0' = 1.827; Standardabweichung = 1.352; Chi-Quadrat = 65.536; 20 Freiheitsgrade; $p \leq .001$

Leistungsfähigkeit", „Unterstützendes Klima im Team", „Verhältnis zu Vorgesetzten" sowie „Entpersönlichte Behandlung der Klienten" in dieser Reihenfolge.

Das Schlussmodell beinhaltet nunmehr die Identifikation mit dem Konzept und die Berufserfahrung im stationären Therapiebereich vor der Anstellung in der aktuellen Einrichtung (Tabelle 4.25.). Mit diesen zwei verbliebenen, signifikanten Merkmalen können beachtliche 69.6%[49] der Varianzkomponente der Institutionsebene aufgeklärt werden. Indessen bleiben die übrigen 30.4% der Varianzkomponente ungeklärt ($p \leq .001$); diese könnten gegebenenfalls mit anderen Institutionsmerkmalen weiter reduziert werden. Zudem besteht die Möglichkeit, dass bei einer grösseren Anzahl untersuchter Institutionen auch Merkmale signifikant würden, die bei der jetzigen Stichprobengrösse von 23 Einrichtungen ausgeschlossen werden mussten, und somit könnte gegebenenfalls mit den gefundenen Merkmalen ein grösserer Anteil der Varianzkomponente der Institutionsebene erklärt werden. Da der Anteil der Institutionsebene selbst wiederum 38.4% an der Gesamtvarianz der Zufriedenheit beträgt (Tabelle 4.22.), klärt das Schlussmodell ein gutes Viertel beziehungsweise 26.7%[50] der globalen Therapiezufriedenheit der Klienten auf.

Der Beta-Koeffizient der Identifikation der Mitarbeiter mit dem Einrichtungskonzept von 1.04 bedeutet, dass mit jedem durchschnittlichen Punkt mehr die Therapiezufriedenheit der Klienten um ebenfalls einen Punkt zunimmt ($p \leq .001$; Tabelle 4.25.). In Anbetracht der Spannweite der Identifikationsskala von 0 bis 20 und diejenige der Zufriedenheitsskala von 0 bis 24 ist dies ein sehr starker Zusammenhang. Die Berufserfahrung in stationären Suchttherapieeinrichtungen vor der aktuellen Anstellung weist einen positiven Beta-Koeffizienten von .12 auf ($p \leq .01$). Dies bedeutet, dass mit jedem Monat durchschnittlicher, zusätzlicher Erfahrung die globale Therapiezufriedenheit der Klienten um knapp ein Achtel eines Punktes zunimmt. Oder mit anderen Worten ausgedrückt: Mit jedem Jahr

---

49 $(U0 - U0'') / U0 = (6.005 - 1.827) / 6.005 = .696$ (s. Tabellen 4.22. und 4.25.)
50 $((U0 - U0'') / U0) * (U0 / (R + U0)) = .696 * .384 = .267$ (s. Tabellen 4.22. und 4.25.)

zusätzlicher Erfahrung nimmt die Therapiezufriedenheit um beinahe eineinhalb Punkte zu.

Es ist auffällig, dass die „Burn-out"-Subskalen aus dem Modell ausgeschlossen werden, obwohl sie bei der einzelnen Berechnung sehr starke Effekte aufweisen. Um zu überprüfen, ob dies die Folge der Aufteilung der „Burn-out"-Gesamtskala in ihre drei Subskalen ist, wurde zur Kontrolle das ganze Modell auch mit der Gesamtskala gerechnet – es resultierte indessen dasselbe Schlussmodell.

Zusammenfassend kann festgehalten werden, dass bei der einzelnen Berechnung 11 der 23 untersuchten Informationen der Mitarbeiter einen signifikanten Effekt auf die globale Therapiezufriedenheit der Klienten aufweisen. Die gleichzeitige Analyse dieser elf Merkmale in einem Modell ergibt keine signifikanten Zusammenhänge mehr, was nicht zuletzt auf die kleine Stichprobengrösse von 23 Institutionen zurückzuführen ist. Der schrittweise Ausschluss des jeweils am wenigsten signifikanten Merkmals führt zum Schlussmodell mit den Aspekten „Identifikation mit dem Einrichtungskonzept" und „Berufserfahrung im stationären Suchttherapiebereich vor der aktuellen Anstellung". Mit diesen beiden Variablen wird mit 69.6% ein hoher Anteil der Varianzkomponente der Institutionsebene erklärt. Dies wiederum bedeutet, dass durch diese beiden Merkmale gut ein Viertel der Varianz der globalen Therapiezufriedenheit der Klienten bestimmt werden kann.

4.3.2 Moderatoreffekte von Mitarbeitermerkmalen auf den Zusammenhang von Depressivität und Therapiezufriedenheit

Der Zusammenhang zwischen der Depressivität der Klienten und ihrer globalen Therapiezufriedenheit wurde bereits weiter oben belegt (Tabelle 4.6.). Im Folgenden interessiert, ob dieser Zusammenhang – also der Regressionskoeffizient – zwischen den Therapieeinrichtungen variiert und durch welche Merkmale der Mitarbeiter sich diese Variation gegebenenfalls erklären liesse. Zu diesem Zweck werden die Information wiederum hierarchisch analysiert, wobei nun auf der Institutionsebene die jeweiligen Regressionskoeffizienten der Depressivität auf die Therapiezufriedenheit die abhängigen Variablen bilden.

234

Als Erstes ist aber zu prüfen, ob sich die Regressionskoeffizienten der einzelnen Institutionen denn signifikant voneinander unterscheiden (Tabelle 4.26.).

Es zeigt sich, dass sich die Koeffizienten der einzelnen Therapieeinrichtungen zu wenig voneinander unterscheiden beziehungsweise die Varianz zu gering ist ($p > .500$; Tabelle 4.26.). Die Varianzkomponente der Depressivität beträgt lediglich .03 ($U1$). Auch die Reliabilität ist tief und beläuft sich ebenfalls auf nur knapp .03 (Random-Effekt auf Unterschiede zwischen den Institutionen bezüglich Depressivität; Tabelle 4.26.), das heisst, lediglich 2.8% sind Parametervarianz, während die restlichen 97.2% der Varianz der Regressionskoeffizienten Fehlervarianz darstellen. In der Folge können keine Moderatoreffekte berechnet werden, da die Regressionskoeffizienten zwischen den Institutionen zu wenig variieren. Mit anderen Worten, in den verschiedenen Therapieeinrichtungen ist der Zusammenhang zwischen der Depressivität der Klienten und deren globalen Therapiezufriedenheit einigermassen konstant und allfällige Unterschiede sind nicht systematisch.

Tabelle 4.26. Varianzkomponenten und fixe Effekte des Zusammenhangs zwischen Depressivität und globaler Therapiezufriedenheit der Klienten

	Variable	Varianz-komp.	Stand.-abw.	df	Chi-Quadrat	p-Wert
Varianzkomponenten	Ebene Institution ($U0$)	6.081	2.455	22	66.402	≤ .001
	Ebene Individuen (R)	8.932	2.989			
	Depressivität ($U1$)	.001	.031	22	14.402	> .500

	Variable	Koeffizient	Stand.-fehler
Fixe Effekte	Durchschnitt der Therapiezufriedenheit (Intercept $B0$)	18.556	.582
	Durchschnitt des Koeffizienten der Depressivität ($B1$)	–.179	.033

df = Freiheitsgrade
Gesamtgruppe der untersuchten Klienten N = 261; missing data = 8; Anzahl Institutionen N = 23
Random-Effekt auf Unterschiede zwischen den Institutionen: Therapiezufriedenheit .841
Random-Effekt auf Unterschiede zwischen den Institutionen: Depressivität .028

5. Diskussion

In diesem Kapitel werden die wichtigsten Ergebnisse im Lichte der Hypothesen und der relevanten Forschungsliteratur diskutiert. Zunächst stehen allgemeine Befunde im Zentrum des Interesses. Danach erfolgt die Besprechung der Strukturgleichungsmodelle, mit denen der Einfluss der Behandlungsbeurteilung und ausgewählter Persönlichkeitsmerkmale auf die Therapiezufriedenheit unterschieden wird. Als Nächstes werden die Resultate zum Zusammenhang zwischen den Mitarbeitermerkmalen und der Klientenzufriedenheit thematisiert. Darauf folgen Empfehlungen für die Praxis und ein Ausblick mit Vorschlägen für zukünftige Forschung. Zur Förderung der Leserlichkeit wird die Annahme oder Ablehnung der Hypothesen jeweils in den Fussnoten vermerkt.

Bevor auf die Diskussion der Ergebnisse eingetreten wird, sollen zwei methodische Aspekte der vorliegenden Studie erörtert werden. Erstens ergibt die Analyse soziodemographischer Daten sowie verschiedener Informationen zum Therapieaufenthalt und zur Suchtbiographie keine signifikanten Unterschiede zwischen den 269 Klienten, die bei der Befragung mitmachten, und denjenigen 61 Personen, die von einer Partizipation absahen. Es kann demnach davon ausgegangen werden, dass bei der Stichprobe keine systematischen Selektionseffekte vorliegen. Zweitens sind keine Informationen über die Abbrecher erhoben worden. Es ist zu vermuten, dass die Klienten, welche die Behandlung abgebrochen haben, ein tieferes Zufriedenheitsniveau aufwiesen als die Befragten. Anderseits sind in der Stichprobe auch Klienten enthalten, die sich zwar zum Zeitpunkt der Befragung noch in der Therapie aufhielten, später aber die Behandlung abbrachen. Gemäss obigen Überlegungen sollten auch deren erfasste Zufriedenheitsäusserungen ein tieferes Niveau aufweisen als dasjenige der Klienten, die die Therapie nicht vorzeitig abbrachen. Ob dies den Verzerrungseffekt der Klienten, die die Behandlung bereits abgebrochen haben, ausgeglichen hat, kann hier nicht beantwortet werden; eine Kontrolle dieser Verzerrungseffekte ist mit einer Querschnittsuntersuchung nicht möglich.

5.1 Allgemeine Befunde zur globalen und spezifischen Therapiezufriedenheit

Ausmass der Klientenzufriedenheit

Das Ausmass der globalen Therapiezufriedenheit der Klienten ist hoch und bewegt sich mit einem auf eine Skala von null bis eins umgerechneten Wert[51] von .72 ungefähr in der Mitte der Ergebnisse anderer Studien aus dem stationären Suchtbereich. Diese lagen entweder leicht darüber (.77 bei Cernovsky et al., 1997b, S. 781; .74 bei Chan et al., 1997, S. 373; .80 bei Moos & Moos, 1998, S. 48) oder deutlich darunter (.63 bei Herbst & Hanel, 1989, S. 243). Im Vergleich zu 108 Studien aus dem medizinischen Bereich, deren mittlere Patientenzufriedenheit .76 betrug (Hall & Dornan, 1988a, S. 641), ist die beobachtete Klientenzufriedenheit leicht geringer.

Hinsichtlich der spezifischen Klientenzufriedenheit mit verschiedenen Aspekten der Behandlung ergibt sich ein ähnliches Bild, da sie mit einer Ausnahme von .73 bis .76[52] variiert und somit ebenfalls hoch ist. Einzig die Zufriedenheit mit der Gruppentherapie und den Gruppengesprächen ist geringfügig tiefer und beträgt .69. Die Ergebnisse können nur mit einer Studie verglichen werden, in der die relativen Anteile der „zufriedenen" oder „sehr zufriedenen", nicht aber der „eher zufriedenen" Klienten einer stationären Therapiestation für Drogenabhängige angegeben wurden (Herbst & Hanel, 1989, S. 243–244). Während in jener 83% der Befragten mit den Therapeuten zufrieden waren, beträgt in der vorliegenden Arbeit der Anteil

---

51 Die Formel für die Umrechnung lautet: *a / b / c*, wobei *a* dem summativen Zufriedenheitswert aller Items entspricht, *b* der Anzahl Items und *c* der Anzahl Antwortkategorien (Hall & Dornan, 1988a, S. 638).
52 Die Werte werden wiederum auf eine Skala von null bis eins umgerechnet.

der mit der Einzeltherapie und den Einzelgesprächen Zufriedenen 71% und der mit der Gruppentherapie und den Gruppengesprächen Zufriedenen 60%. Die Werte sind also erheblich tiefer. Dies könnte aber auch auf die unterschiedliche Formulierung der Fragen zurückzuführen sein. Des Weiteren waren in jener Studie 76% mit dem Arbeits- und Beschäftigungstherapeuten zufrieden, aber nur 32% mit der zu leistenden Arbeit. Demgegenüber beträgt in dieser Untersuchung der Anteil der mit dem Arbeitsbereich sehr zufriedenen oder zufriedenen Klienten 63%, was zwischen den zitierten Werten der beiden Aspekte der Beschäftigungstherapie liegt. Auch diese Aussagen sind aber wiederum nur bedingt vergleichbar.

Geschlecht und Alter

Das Geschlecht weist in der vorliegenden Studie eine Verbindung mit der globalen Klientenzufriedenheit auf: Männer und Frauen unterscheiden sich signifikant[53]. Der Mittelwert der Männer beträgt .71[54], derjenige der Frauen .76. Dieses Ergebnis steht in Widerspruch sowohl zu den zwei Studien in stationären Therapieeinrichtungen für Drogenabhängige (Cernovsky et al., 1997b, S. 782; Chan et al., 1997, S. 373) als auch zu den Ergebnissen einer Metaanalyse mit 19 Untersuchungen im medizinischen Bereich (Hall & Dornan, 1990, S. 814), in denen keine solche Differenz gefunden wurde. Indessen war die Forschung zum Zusammenhang von Geschlecht und Patientenzufriedenheit nicht frei von widersprüchlichen Resultaten (vgl. Pascoe, 1983, S. 197), wobei bei signifikanten Ergebnissen meistens die Frauen die höheren Zufriedenheitswerte aufwiesen. Das Auftreten eines Unterschieds könnte vom Feld der Befragung sowie vom benutzten Instrument abhängig sein, sodass das abweichende Ergebnis der vorliegenden Arbeit im Rahmen einer üblichen Varianz liegt. Im Gegensatz zur globalen Klientenzufriedenheit ergibt sich bei sechs der sieben Dimensionen der spezifischen Zufriedenheit kein signifikanter Unterschied. Frauen und Männer sind nur bei der Zufriedenheit mit

---

53 Die Alternativhypothese 1 wird angenommen, während die Nullhypothese 1 abgelehnt wird.

54 Die Werte werden wiederum auf eine Skala von null bis eins umgerechnet.

der persönlichen Betreuung verschieden, wobei Erstere zufriedener sind[55].

Hinsichtlich des Alters ist das Ergebnis dieser Studie wiederum inkonsistent mit den meisten übrigen Studien, da es weder einen Zusammenhang mit der globalen Therapiezufriedenheit noch mit einer der Dimensionen der spezifischen Zufriedenheit aufweist[56]. Dies deckt sich zwar mit der Studie von Cernovsky et al. (1997b, S. 782), aber in der Studie von Chan et al. (1997, S. 373) und vor allem in der Metaanalyse von Hall und Dornan (1990, S. 814) war das Alter mit der globalen Zufriedenheit verknüpft. Ältere Menschen waren mit der Behandlung zufriedener als jüngere. Da in den obigen zwei Untersuchungen zur stationären Therapie für Drogenabhängige widersprüchliche Ergebnisse berichtet wurden (Cernovsky et al., 1997b; Chan et al., 1997), können an dieser Stelle keine Schlüsse gezogen werden. Es ist aber durchaus denkbar, dass bei Drogenabhängigen in stationärer Behandlung das Alter nicht mit der Zufriedenheit zusammenhängt, zumal bei Chan et al. (1997) die Stichprobe zur Hälfte aus Klienten einer Tagesklinik bestand. Zudem ist einzubeziehen, dass Drogenabhängige meist junge Erwachsene sind – das Durchschnittsalter beträgt in der vorliegenden Stichprobe knapp 28 Jahre –, während medizinische Dienstleistungen häufiger von älteren Menschen in Anspruch genommen werden. Dies könnte ebenfalls ein Grund sein, weshalb in dieser Arbeit kein Zusammenhang zwischen dem Alter und der globalen Therapiezufriedenheit beobachtet wird. Diesbezüglich könnten weitere Untersuchungen zusätzliche Erkenntnisse liefern.

Multivariate Analyse des Zusammenhangs individueller Merkmale mit der globalen Therapiezufriedenheit

Im Folgenden werden die Ergebnisse der multivariaten, linearen Regressionsanalyse erörtert. Einzelne der erwähnten Merkmale werden später im Rahmen der Diskussion der Strukturgleichungsmodelle

---

55 Die Alternativhypothese 2c wird angenommen. Die Alternativhypothesen 2a, 2b, 2d, 2e und 2f werden abgelehnt und die entsprechenden Nullhypothesen beibehalten.

56 Die Alternativhypothesen 3, 4a, 4b, 4c, 4d, 4e und 4f werden abgelehnt und die korrespondierenden Nullhypothesen beibehalten.

nochmals besprochen, in denen zusätzlich die Behandlungsbeurteilung und indirekte Effekte einbezogen werden.

Das Alter und das Geschlecht werden als Kontrollvariablen in die Analyse eingeschlossen. Während das Alter wiederum keine Assoziation mit der globalen Zufriedenheit aufweist, hat das Geschlecht erwartungsgemäss einen Zusammenhang: Frauen sind mit der Therapie zufriedener als die Männer.

Der Zusammenhang zwischen der Depressivität und der Klientenzufriedenheit, welcher in der Psychiatrie regelmässig beobachtet wurde (Greenley et al., 1982, S. 374; LeVois et al., 1981, S. 174), kann auch in der vorliegenden Stichprobe festgestellt werden: Je mehr depressive Symptome zu beobachten sind, desto geringer ist die globale Klientenzufriedenheit[57]. Dies ist interessant, weil in zwei anderen Studien über Drogenabhängige in stationärer Behandlung die Depressivität keine Verknüpfung mit der Therapiezufriedenheit aufwies (Cernovsky et al., 1997a, S. 278; Chan et al., 1997, S. 373–374). Die Klientenzufriedenheit hängt in dieser Studie also wie in Untersuchungen im psychiatrischen Bereich mit der „Störvariable" Depressivität zusammen.

Anderseits werden keine Zusammenhänge mit den Persönlichkeitskonstrukten „Selbstwertgefühl" und „Kontrollüberzeugung" festgestellt[58]. Insofern scheinen diese Persönlichkeitsmerkmale die globale Therapiezufriedenheit nicht zu tangieren. Das Ergebnis hinsichtlich des Selbstwertgefühls entspricht demjenigen in der Studie von Cernovsky et al. (1997a, S. 278), in welcher das Selbstwertgefühl ebenfalls keine Verbindung mit der Klientenzufriedenheit aufwies. Ein höheres Selbstwertgefühl scheint also nicht dazu zu führen, mit der Therapie besonders zufrieden oder unzufrieden zu sein, beispielsweise weil die Betreuer positiver auf solche Klienten reagierten und diese in der Folge bessere Erfahrungen machten. Ebenso wenig ist die Kontrollüberzeugung mit einer höheren oder tieferen Klientenzufriedenheit assoziiert.

Es wurde untersucht, ob die soziale Erwünschtheit mit der Therapiezufriedenheit zusammenhängen könnte. Es geht dabei um die Fra-

---

57 Die Alternativhypothese 8 wird dementsprechend angenommen.
58 Die Alternativhypothesen 9 und 10 werden abgelehnt und die entsprechenden Nullhypothesen beibehalten.

ge, ob die Klienten in Richtung von kulturell und sozial akzeptierten Antworten tendieren. In dieser Untersuchung würde dies bedeuten, dass die Zufriedenheitsäusserungen nach oben verzerrt wären. Es ist indessen keine solche Tendenz festzustellen: Die Klienten beantworteten die Fragen zu ihrer Zufriedenheit mit der Behandlung, ohne dass ihre Aussagen durch den Wunsch, sozialen Normen zu entsprechen, verzerrt wurden[59]. Dieses Ergebnis korrespondiert mit demjenigen von Cernovsky et al. (1997a, S. 280), die in einer stationären Therapieinstitution für Drogenabhängige ebenfalls keine Assoziation zwischen der sozialen Erwünschtheit und der globalen Zufriedenheit beobachteten.

Von den drei untersuchten Aufenthaltsmerkmalen – der Therapiedauer, der Freiwilligkeit des Eintritts sowie der Behandlungserfahrung – weist lediglich eines einen Zusammenhang mit der globalen Zufriedenheit auf. Klienten, die sich unfreiwillig, also meist wegen einer gerichtlich verfügten Massnahme, in die Behandlung begeben haben, sind mit der Therapie weniger zufrieden als solche, die freiwillig eingetreten sind[60]. Auch in der Psychiatrie waren Patienten, die unfreiwillig in die Klinik eintraten, mit der Behandlung weniger zufrieden (Lebow, 1983a, S. 220; Spiessl et al., 1995, S. 158). Das Ergebnis besitzt eine gewisse Selbstevidenz, indessen ist damit kein Schluss darauf möglich, ob sich dieser Unterschied in einer länger dauernden Behandlung verändert und die Zufriedenheit sich angleicht, oder ob er die ganze Behandlung hindurch bestehen bleibt. Es ist beispielsweise vorstellbar, dass die eingeschränkte Entscheidungsfreiheit, bei Unzufriedenheit oder Problemen die Behandlung abzubrechen, sich im Sinne einer Reaktanzreaktion während des gesamten Aufenthalts auf die Zufriedenheit senkend auswirkt.

Die Aufenthaltsdauer in der Therapie weist keinen Zusammenhang mit der globalen Klientenzufriedenheit auf[61]. Es ist also wie in der Studie von Herbst und Hanel (1989, S. 245) kein Trend der Zufriedenheit über die Zeit festzustellen. Indessen muss berücksichtigt

---

59 Die Nullhypothese 11 wird beibehalten und die entsprechende Alternativhypothese abgelehnt.

60 Die Alternativhypothese 6 wird angenommen.

61 Die Alternativhypothese 5 wird abgelehnt und die korrespondierende Nullhypothese beibehalten.

werden, dass die Befragung aller Klienten zu einem einzigen Zeitpunkt stattfand, an welchem sich die Befragten unterschiedlich lange in der Therapie aufhielten – es sind also keine Verlaufsdaten zur Zufriedenheit einzelner Klienten vorhanden. Somit sind keine Folgerungen dazu möglich, ob die unzufriedenen Klienten die Therapie bereits abgebrochen haben, sodass in der Stichprobe nur noch zufriedene Personen enthalten wären. Diese Vermutung ist nicht unbegründet, denn in der Untersuchung von Chan et al. (1997, S. 373), in der auch Abbrecher in die Stichprobe eingeschlossen waren, ergab sich ein signifikanter Zusammenhang zwischen der Aufenthaltsdauer und der Klientenzufriedenheit. Um weiterführende Informationen zu dieser Frage zu gewinnen, müsste eine Längsschnittstudie durchgeführt werden.

Die Anzahl früherer Aufenthalte in stationären Einrichtungen für Drogenabhängige zeigt keinen Zusammenhang mit der globalen Therapiezufriedenheit[62]. Die Vermutung, dass Klienten mit grösserer Behandlungserfahrung besonders zufrieden oder unzufrieden sein könnten, hat sich nicht bestätigt.

Schlussfolgerungen

Aus den obigen Erörterungen können Schlussfolgerungen für die Theorie gezogen werden. Es zeigt sich in der vorliegenden Arbeit, dass bei der anonymen Erhebung der Therapiezufriedenheit von Drogenabhängigen keine Artefakte durch soziale Erwünschtheit entstehen. Die häufig geäusserte Vermutung, dass durch diese Antworttendenz eine Verzerrung zu höheren Zufriedenheitswerten erfolgen könnte, hat sich in dieser wie und auch einer weiteren Studie (Cernovsky et al., 1997a, S. 280) als unbegründet erwiesen.

Auch die Persönlichkeitskonstrukte „Selbstwertgefühl" und „Kontrollüberzeugung" weisen jeweils keinen direkten Zusammenhang mit der Klientenzufriedenheit auf. Hinsichtlich des Selbstwertgefühls wurde dieses Ergebnis bereits in einer anderen Studie beobachtet (ebd., S. 278), sodass bei diesem von einer grösseren Gewissheit ausgegangen werden kann als bei der Kontrollüberzeugung.

---

62 Die Nullhypothese 7 wird beibehalten und die entsprechende Alternativhypothese abgelehnt.

Die Depressivität hat eine Verbindung mit der Therapiezufriedenheit. Sie sollte deshalb in weiteren Studien als Kontrollvariable einbezogen werden. Es ist zudem naheliegend, dass die Depressivität auch ausserhalb des Suchtbereichs und der Psychiatrie, also in der allgemeinen medizinischen Behandlung, einen Zusammenhang mit der Patientenzufriedenheit aufweisen könnte.

Die Rolle des Geschlechts ist weiterhin unklar. Auch wenn sich in einer umfangreichen Metaanalyse in der Medizin kein Zusammenhang zwischen Geschlecht und Patientenzufriedenheit ergab (Hall & Dornan, 1990, S. 814), ist in einigen Studien ein solcher beobachtet worden (vgl. Pascoe, 1983, S. 197; Ware et al., 1978, S. 11). In der vorliegenden Arbeit besteht zwischen Männern und Frauen jedenfalls ein Unterschied bezüglich der globalen Therapiezufriedenheit. Es sollten in weiteren Untersuchungen die Bedingungen für diese Assoziation geklärt werden, indem beispielsweise nach dem Untersuchungsfeld, dem verwendeten Instrument beziehungsweise den benutzten Items und weiteren Aspekten kontrolliert wird.

Für die Praxis können ebenfalls Schlussfolgerungen gezogen werden. Weder die globale noch die spezifische Therapiezufriedenheit von Klienten, die sich wegen Drogenabhängigkeit in einer stationären Behandlung befinden, sind tiefer als in medizinischen und psychiatrischen Einrichtungen. Die allenthalben von Praktikern geäusserte Vermutung, dass Drogenabhängige grundsätzlich unzufriedener sein könnten, hat sich nicht bestätigt. Vielmehr ist die globale Zufriedenheit der Klienten hoch und mit anderen Diensten der gesundheitlichen Versorgung vergleichbar.

Es ist festzuhalten, dass die Depressivität der Klienten einen Zusammenhang mit der globalen Therapiezufriedenheit aufweist. Dies schränkt die Verwendbarkeit solcher Zufriedenheitsäusserungen ein. Es ist zumindest fraglich, ob sie direkt für die Bewertung und Modifikation von Therapieelementen oder der Behandlung als Ganzes benutzt werden sollen. Im nächsten Kapitel findet sich eine weitere Differenzierung dieser Problematik.

Bestimmte Untergruppen der Klienten sind mit der Behandlung unzufriedener als die übrigen Befragten. Daraus ergeben sich Konsequenzen, da aus der Medizin bekannt ist, dass unzufriedene Klienten eine schlechtere „Compliance" zeigten (Aharony & Strasser, 1993,

S. 51; Gruyters & Priebe, 1994, S. 91-92; Pascoe, 1983, S. 199). Dies wirkte sich wiederum auf den Behandlungserfolg aus (Gruyters & Priebe, 1994, S. 92; Lebow, 1983b, S. 242–243). Auf diese Untergruppen sollte deshalb ein spezielles Augenmerk gerichtet werden. Es handelt sich dabei gemäss der vorliegenden Studie um die unfreiwillig eingetretenen Klienten und um Personen mit einer erhöhten Depressivität. Zudem scheinen auch Männer eher zu einer tieferen globalen Therapiezufriedenheit zu neigen.

Klienten, die sich unterschiedlich lange in der Therapie aufgehalten haben, sind in ungefähr ähnlichem Ausmass zufrieden. Es wird kein linearer Trend über die Zeit festgestellt. Spezifische, zusätzliche Massnahmen zur Erhöhung der Zufriedenheit während bestimmter Therapiephasen sind gemäss diesem Ergebnis nicht erforderlich.

5.2 Der Einfluss von negativer Selbsteinschätzung und Affektivität sowie Behandlungsbeurteilung auf die Therapiezufriedenheit

Das Ziel der Analysen ist es, den Einfluss der Behandlungsbeurteilung sowie der negativen Selbsteinschätzung und Affektivität auf die spezifische Therapiezufriedenheit zu überprüfen. Das Konstrukt „Negative Selbsteinschätzung und Affektivität" besteht aus den zwei Persönlichkeitsmerkmalen „Selbstwertgefühl" und „Kontrollüberzeugung" sowie einer Symptomliste für Depressivität. Zudem dienen die soziale Erwünschtheit und die Aufenthaltsdauer als Kontrollvariablen. Die untersuchten Dimensionen der spezifischen Zufriedenheit sind die Organisation und Infrastruktur der Einrichtung, die allgemeine Betreuung, die persönliche Betreuung, die therapeutische Behandlung in Einzel- und Gruppengesprächen, der Arbeitsbereich und der soziale Kontakt mit den anderen Klienten. Die Auswertungen haben prädiktiven Charakter, das heisst, die Vorzeichen und die Höhe der Parameter werden stärker gewichtet als die inferenzstatistischen und deskriptiven Gütemasse der Modelle. Ausgehend vom oben skizzierten Ursprungsmodell werden die Modelle jeweils vereinfacht, indem der am wenigsten zuverlässige Wirkpfad ausgeschlossen wird. Im Weiteren erfolgt die Diskussion auf der Grundlage der modifizierten Schlussmodelle, bei welchen alle nicht signifikanten Pfade aus dem Modell entfernt sind. Falls die Aufenthaltsdauer lediglich noch auf die soziale Erwünschtheit wirkt und diese wiederum keinen weggehenden Pfad mehr aufweist, so sind diese Variablen für die Beantwortung der Fragestellung nicht mehr relevant und werden ebenfalls ausgeschlossen.

Es ist einschränkend anzumerken, dass die vorliegenden Analysen auf Querschnittsdaten beruhen. Da somit keine zeitliche Abfolge der eingeführten Variablen gegeben ist, sind kausale Aussagen nur mit Vorbehalt möglich. Unter gewissen Bedingungen, wenn beispielsweise nur eine Wirkungsrichtung zwischen den untersuchten Variablen als plausibel erscheint, können solche Zusammenhänge aber mit der nötigen Vorsicht als Effekte interpretiert werden.

Bei allen Modellen besteht eine negative Beziehung zwischen der Aufenthaltsdauer und der sozialen Erwünschtheit: Je länger die Klienten sich in der Therapie aufhielten, desto geringer war ihre Tendenz zu sozialer Erwünschtheit. Ebenfalls bei allen Modellen wirkt die negative Selbsteinschätzung und Affektivität auf die soziale Erwünschtheit. Dabei ist eine negativere Selbsteinschätzung und Affektivität mit einer tieferen Tendenz zu sozialer Erwünschtheit verknüpft. Das heisst, Klienten, die eine bessere psychische Befindlichkeit aufweisen, sind verstärkt zu sozial erwünschten Antworten bereit.

Im Modell zur *spezifischen Zufriedenheit mit der Infrastruktur und der Organisation der Einrichtung* weist lediglich die Beurteilung einen direkten Wirkpfad auf: Je besser die Beurteilung ist, desto höher ist auch die spezifische Zufriedenheit[63]. Hingegen hat die negative Selbsteinschätzung und Affektivität keinen direkten Einfluss auf die spezifische Zufriedenheit[64]; sie wirkt aber direkt negativ auf die Beurteilung von Infrastruktur und Organisation[65]. Dadurch übt die nega-

---

63 Die Alternativhypothese 12 wird angenommen und die entsprechende Nullhypothese abgelehnt.

64 Die Alternativhypothese 13 wird abgelehnt und die korrespondierende Nullhypothese beibehalten.

65 Die Alternativhypothese 14 wird angenommen.

tive Selbsteinschätzung und Affektivität einen indirekten Effekt auf die Zufriedenheit aus, der als mittelhoch anzusehen ist. Die übrigen Pfade werden alle aus dem Modell ausgeschlossen, wobei die Aufenthaltsdauer zwar negativ auf die soziale Erwünschtheit wirkt, für die Fragestellung jedoch keine Relevanz mehr aufweist[66]. Der durch die Beurteilung aufgeklärte Anteil an der Varianz der spezifischen Zufriedenheit ist mit 14.2% eher gering. Zudem ist davon ein knappes Drittel beziehungsweise 4.5% auf den indirekten Einfluss der negativen Selbsteinschätzung und Affektivität zurückzuführen.

Die *spezifische Zufriedenheit mit der allgemeinen Betreuung* wird von zwei Merkmalen beeinflusst: Je besser die Beurteilung der allgemeinen Betreuung ist, desto höher fällt die spezifische Zufriedenheit aus[67]; und je grösser die Tendenz zur sozialen Erwünschtheit ist, desto tiefer ist die spezifische Zufriedenheit[68]. Der erstgenannte Einfluss ist sehr stark, der letztere nur gering. Die negative Selbsteinschätzung und Affektivität wirkt nicht direkt auf die spezifische Zufriedenheit[69]. Aber die Beurteilung wird wiederum negativ durch die negative Selbsteinschätzung und Affektivität beeinflusst. Das heisst, je schlechter die psychische Befindlichkeit von Klienten ist, desto schlechter beurteilen sie die allgemeine Betreuung[70]. Der indirekte Effekt der negativen Selbsteinschätzung und Affektivität auf die spezifische Zufriedenheit ist indessen nur schwach. Aber wiederum zeigt sich, dass die Beurteilung direkt auf die spezifische Zufriedenheit wirkt, während die psychische Befindlichkeit die spezifische Zufriedenheit nicht direkt, sondern über die Beurteilung indirekt beeinflusst. Des Weiteren wirkt die Aufenthaltsdauer auf die Beurteilung und die soziale Erwünschtheit, jedoch nicht auf die spezifische Zufriedenheit und die

---

66 Die Alternativhypothese 15 wird abgelehnt. Die Alternativhypothese 16 wird in Bezug auf die soziale Erwünschtheit angenommen, aber hinsichtlich der Beurteilung, der negativen Selbsteinschätzung und Affektivität sowie der spezifischen Zufriedenheit abgelehnt.
67 Die Alternativhypothese 17 wird angenommen.
68 Die Alternativhypothese 20 wird in Bezug auf die spezifische Zufriedenheit angenommen, während sie hinsichtlich der Beurteilung abgelehnt wird.
69 Die Alternativhypothese 18 wird abgelehnt.
70 Die Alternativhypothese 19 wird angenommen.

negative Selbsteinschätzung und Affektivität[71]. Je länger sich die Klienten in der Therapie befinden, desto schlechter beurteilen sie die allgemeine Betreuung und desto weniger neigen sie zu sozial erwünschten Antworten. Dies könnte damit zusammenhängen, dass mit andauernder Behandlung häufiger Streit mit den Betreuern sowie öfter inkonsistentes Verhalten erlebt werden und sich deshalb die Beurteilung kontinuierlich verschlechtert. Mit der Beurteilung und – in weit geringerem Masse – mit der sozialen Erwünschtheit können 42.4% der Varianz der Zufriedenheit mit der allgemeinen Betreuung erklärt werden. Dieser Anteil ist als sehr hoch anzusehen und ist ex aequo der höchste, der in diesen Analysen erreicht wird. Von diesen 42.4% sind aber lediglich ein Fünfzehntel beziehungsweise 2.8% auf den indirekten Effekt der negativen Selbsteinschätzung und Affektivität zurückzuführen.

Die *Zufriedenheit mit der persönlichen Betreuung* wird von der Beurteilung der persönlichen Betreuung beeinflusst. Je besser Letztere ausfällt, desto höher ist die Zufriedenheit[72]. Die negative Selbsteinschätzung und Affektivität wirkt bei diesem Modell nicht auf die Beurteilung, sondern direkt auf die spezifische Zufriedenheit[73]. Zudem beeinflusst die Aufenthaltsdauer die Beurteilung wiederum negativ, das heisst, je länger die Klienten in der Therapie sind, desto schlechter beurteilen sie die persönliche Betreuung. Die Beurteilung umfasst die Konstanz der Bezugsbetreuungsperson, weshalb dieses Ergebnis vorhersehbar war. Zudem wirkt die Aufenthaltsdauer negativ auf die soziale Erwünschtheit, welche aber ausgeschlossen wird, da von ihr keine Wirkpfade ausgehen[74]. Der Anteil von 11.0% an aufgeklärter Varianz der spezifischen Zufriedenheit, verursacht durch die Beurteilung und die negative Selbsteinschätzung und Affektivität, ist als

---

71 Die Alternativhypothese 21 wird in Bezug auf die Beurteilung und die soziale Erwünschtheit angenommen, während sie hinsichtlich der spezifischen Zufriedenheit sowie der negativen Selbsteinschätzung und Affektivität abgelehnt wird.

72 Die Alternativhypothese 22 wird angenommen.

73 Die Alternativhypothese 23 wird angenommen, während die Alternativhypothese 24 abgelehnt wird.

74 Die Alternativhypothese 25 wird abgelehnt. Die Alternativhypothese 26 wird in Bezug auf die Beurteilung und die soziale Erwünschtheit angenommen. Hingegen wird sie hinsichtlich der negativen Selbsteinschätzung und Affektivität sowie der spezifischen Zufriedenheit abgelehnt.

gering anzusehen. Der Anteil der negativen Selbsteinschätzung und Affektivität an der Varianz der spezifischen Zufriedenheit ist mit 3.3% klein.

Die *Zufriedenheit mit der therapeutischen Behandlung* in Einzel- beziehungsweise Gruppengesprächen wird lediglich durch die entsprechende Beurteilung beeinflusst[75]. Diese positive Wirkung ist sehr stark. Die Beurteilung ihrerseits hängt mittelstark von der negativen Selbsteinschätzung und Affektivität ab: Je schlechter die psychische Verfassung der Befragten ist, desto negativer beurteilen sie die thera- peutische Behandlung. Auch hier zeigt sich ein mittelstarker, negati- ver Einfluss der psychischen Befindlichkeit auf die spezifische Zufriedenheit, wobei dieser wiederum nicht direkt, sondern aus- schliesslich indirekt erfolgt[76]. Die soziale Erwünschtheit und die Auf- enthaltsdauer sind aus dem Modell ausgeschlossen, da sie – ausser untereinander – wiederum keine relevanten Pfade mehr aufweisen[77]. Der durch die Beurteilung aufgeklärte Anteil der Varianz der spezifi- schen Zufriedenheit mit der therapeutischen Behandlung ist mit 42.4% sehr hoch. Immerhin ein knappes Achtel dieses Anteils ist auf die negative Selbsteinschätzung und Affektivität zurückzuführen.

Die *Zufriedenheit mit dem Arbeitsbereich* wird von drei verschie- denen Aspekten beeinflusst, wobei 28.4% der Varianz aufgeklärt wer- den. Die stärkste Wirkung übt dabei die Beurteilung des Arbeitsbe- reichs aus: Je positiver sie ausfällt, desto zufriedener sind die Klienten[78]. Zudem wirkt die soziale Erwünschtheit auf die Zufrieden- heit, wobei eine höhere Tendenz zu sozial akzeptierten Antworten mit einer höheren Zufriedenheit einhergeht[79]. Die Aufenthaltsdauer wirkt

---

75 Die Alternativhypothese 27 wird angenommen, während die entsprechende Nullhypothese abgelehnt wird.
76 Die Alternativhypothese 28 wird abgelehnt. Hingegen wird die Alternativhypo- these 29 angenommen.
77 Die Alternativhypothese 30 wird abgelehnt. Die Alternativhypothese 31 wird in Bezug auf die soziale Erwünschtheit angenommen, hinsichtlich der Beur- teilung, der negativen Selbsteinschätzung und Affektivität sowie der spezifi- schen Zufriedenheit indessen abgelehnt.
78 Die Alternativhypothese 32 wird angenommen.
79 Die Alternativhypothese 35 wird in Bezug auf die spezifische Zufriedenheit an- genommen. Hingegen wird sie hinsichtlich der Beurteilung sowie der negativen Selbsteinschätzung und Affektivität abgelehnt.

einerseits positiv auf die Zufriedenheit – Klienten mit längerer Aufenthaltsdauer sind zufriedener – und anderseits negativ auf die soziale Erwünschtheit. Das heisst, je länger die Befragten sich in der Therapie aufhalten, desto geringer ist ihre Neigung zu sozial erwünschten Antworten[80]. Die negative Selbsteinschätzung und Affektivität übt wiederum einen mittelstarken, direkten Effekt auf die Beurteilung des Arbeitsbereichs aus[81]. Jedoch besteht kein direkter Wirkpfad zur spezifischen Zufriedenheit[82]; diese wird von der negativen Selbsteinschätzung und Affektivität nur indirekt über die Beurteilung beeinflusst, wobei der indirekte Anteil an der aufgeklärten Varianz von 28.4% immerhin 5.2%, also ein gutes Fünftel, beträgt.

Die *Zufriedenheit mit dem sozialen Kontakt mit den anderen Klienten* wird lediglich durch die Beurteilung direkt beeinflusst, wobei eine bessere Beurteilung mit einer höheren Zufriedenheit zusammenhängt[83]. Durch diesen Pfad können 24.2% der Varianz dieser spezifischen Zufriedenheit erklärt werden. Auch bei diesem Modell wirkt die psychische Befindlichkeit nicht direkt auf die Zufriedenheit, sondern indirekt über die Beurteilung[84]. Dieser indirekte Effekt ist für 3.5% der Varianz der spezifischen Zufriedenheit beziehungsweise ein Siebtel der gesamten aufgeklärten Varianz verantwortlich. Der ebenfalls vorhandene Einfluss der Aufenthaltsdauer auf die soziale Erwünschtheit hat für die Fragestellung keine Relevanz mehr, und die Variablen werden aus dem Modell ausgeschlossen[85].

Es zeigt sich, dass die jeweilige Beurteilung in jedem der sechs Modelle eine Wirkung auf die entsprechende spezifische Zufriedenheit aus-

---

80   Die Alternativhypothese 36 wird in Bezug auf die spezifische Zufriedenheit und die soziale Erwünschtheit angenommen, während sie hinsichtlich der Beurteilung sowie der negativen Selbsteinschätzung und Affektivität abgelehnt wird.
81   Die Alternativhypothese 34 wird angenommen.
82   Die Alternativhypothese 33 wird abgelehnt.
83   Die Alternativhypothese 37 wird angenommen.
84   Die Alternativhypothese 38 wird abgelehnt. Hingegen wird die Alternativhypothese 39 angenommen.
85   Die Alternativhypothese 40 wird abgelehnt. Die Alternativhypothese 41 wird in Bezug auf die die soziale Erwünschtheit angenommen, während sie hinsichtlich der spezifischen Zufriedenheit, der Beurteilung sowie der negativen Selbsteinschätzung und Affektivität abgelehnt wird.

übt. Der Einfluss ist hingegen unterschiedlich hoch und reicht von mittelstark bis sehr stark. Die negative Selbsteinschätzung und Affektivität hingegen wirkt, ausser bei einem Modell, nicht direkt auf die spezifische Zufriedenheit, sondern sie übt einen mittelstarken bis starken Einfluss auf die Beurteilung aus. Die soziale Erwünschtheit ist mehrheitlich, nämlich in vier Modellen, kein Störfaktor, und in zwei Modellen weist sie nur einen schwachen Einfluss auf die spezifische Zufriedenheit auf, notabene mit jeweils unterschiedlichen Vorzeichen. Angesichts des Ergebnisses, dass der Anteil der negativen Selbsteinschätzung und Affektivität an der teilweise hohen aufgeklärten Varianz der spezifischen Zufriedenheit deutlich geringer ist als derjenige der jeweiligen Beurteilung, kann gefolgert werden, dass die Zufriedenheit eine sinnvolle und kohärente Aussage der Klienten zur Behandlung darstellt. Der Störeinfluss der psychischen Befindlichkeit ist zwar vorhanden und teilweise nicht gering, aber die Beurteilung ist durchgehend der massgebliche Aspekt.

Die psychische Befindlichkeit übt also keinen direkten Einfluss auf die spezifische Zufriedenheit aus, sondern einen indirekten über die Beurteilung. Es scheint, als würde die negative Selbsteinschätzung und Affektivität nicht direkt auf die affektive Komponente der Therapiezufriedenheit wirken, sondern bereits die vorangehenden, kognitiven Bewertungsprozesse beeinflussen. Die tiefere spezifische Zufriedenheit bei geringeren psychischen Ressourcen wäre dann nicht eine direkte Folge derselben, sondern die Konsequenz einer negativeren Bewertung der wahrgenommenen Situation. Es ist aber an dieser Stelle zu früh, auf nicht untersuchte, kognitive Prozesse einzugehen, aber es haben sich doch erste Hinweise ergeben. Es ist beispielsweise möglich, dass sich der Einfluss der negativen Selbsteinschätzung und Affektivität daraus ergibt, dass das Behandlungsteam auf Menschen, die weniger psychische Ressourcen aufweisen, negativ reagiert. Es ist auch vorstellbar, dass die psychischen Bedürfnisse dieser Menschen nicht befriedigt werden und die geringere spezifische Zufriedenheit daher rührt, oder dass dieser Zusammenhang nur bei Personen besteht, die sich ihre psychische Belastetheit nicht eingestehen wollen oder können (vgl. Greenley et al., 1982, S. 374). Hier ist weiter gehende Forschung zu den kognitiven Prozessen, die bei der Entstehung von Therapiebeurteilung und -zufriedenheit ablaufen, notwendig.

Schlussfolgerungen

Es können Schlussfolgerungen für die *Theorie* gezogen werden, wobei einschränkend festzuhalten ist, dass sich diese auf die spezifische Therapiezufriedenheit beziehen, nicht aber zwangsläufig auch auf die globale Therapiezufriedenheit.

Die jeweilige Beurteilung der Behandlung beeinflusst die spezifische Zufriedenheit stark, während die psychische Befindlichkeit eher auf die Beurteilung wirkt denn auf die Zufriedenheit. Es bestehen also Hinweise darauf, dass Persönlichkeitsmerkmale bei der Zufriedenheitsentstehung eher auf die kognitiven Prozesse wirken denn auf die affektive Komponente. Indessen ist dieser Schluss aufgrund der Ergebnisse nicht abgesichert und es sollten deshalb Studien durchgeführt werden, um die Entstehung von Beurteilung und spezifischer Zufriedenheit unter dem Einfluss der psychischen Befindlichkeit zu klären. Dabei sollten neben der Depressivität, dem Selbstwertgefühl und der Kontrollüberzeugung weitere Persönlichkeitsmerkmale einbezogen werden.

Die soziale Erwünschtheit hat in anonymisierten Studien im Suchtbereich keine Bedeutung als Störfaktor der Zufriedenheitsmessung. Der Einfluss der sozialen Erwünschtheit in medizinischen Untersuchungen sowie bei nicht anonym durchgeführten Befragungen ist jedoch nicht geklärt.

Die Messung der Patientenzufriedenheit erfolgte bisher häufig, indem nicht nach der Zufriedenheit, sondern nach der Bewertung beziehungsweise der Beurteilung eines Aspekts der Behandlung oder der gesamten Behandlung gefragt wurde. Gemäss den Ergebnissen der vorliegenden Arbeit ist es zumindest fraglich, ob die indirekte Erhebung der Zufriedenheit anhand der Behandlungsbeurteilung sinnvoll ist. Die Zufriedenheit mit einem Behandlungsbereich und die Beurteilung dieses Bereichs sind zwei unterschiedliche Aspekte, die zwar zusammenhängen, aber gemäss den Ergebnissen der vorliegenden Studie nicht eins zu eins übereinstimmen. Es ist insbesondere nicht genügend Wissen darüber vorhanden, welche kognitiven und affektiven Prozesse zwischen Persönlichkeitsmerkmalen, Behandlungsbeurteilung und Klientenzufriedenheit ablaufen.

Aus den obigen Erörterungen können zwei Schlussfolgerungen für die *Praxis* gezogen werden. Die Erhebung der Klientenzufriedenheit während einer stationären Drogentherapie ist sinnvoll. Obschon ein geringer Teil der spezifischen Zufriedenheit durch die aktuelle psychische Befindlichkeit der Befragten beeinflusst ist, überwiegt die evaluative Seite der Äusserungen. Das heisst, die Beurteilung der Behandlung ist relevanter für die geäusserte spezifische Zufriedenheit als die psychische Befindlichkeit.

Die Patientenzufriedenheit wies im psychiatrischen Bereich einen Zusammenhang mit dem Behandlungserfolg auf. Obwohl dieses Ergebnis im Suchtbereich noch nicht repliziert wurde, ist wahrscheinlich, dass dieser Zusammenhang ebenfalls besteht. Deshalb hat die Hebung der Zufriedenheit eine nicht geringe Bedeutung. Aufgrund der Ergebnisse der vorliegenden Studie kann die Zufriedenheit gehoben werden, indem die Beurteilung der Behandlung positiver ausfällt oder indem das Ausmass an negativer Selbsteinschätzung und Affektivität der Klienten verringert wird.

5.3 Der Zusammenhang der Mitarbeitermerkmale mit der globalen Therapiezufriedenheit

Das Ziel der hierarchischen Analysen ist es, den Zusammenhang der Institutionsebene, insbesondere der Mitarbeitermerkmale, mit der globalen Therapiezufriedenheit zu untersuchen. Die Auswertung umfasst Aspekte der Berufserfahrung, des „Burn-out"-Syndroms, der Einstellung zum Rückfall und zum Einrichtungskonzept sowie der Beurteilung der Organisation und des Teamklimas.

Einschränkend ist festzuhalten, dass die Anzahl der zur Verfügung stehenden Einheiten auf der Institutionsebene mit 23 Therapieeinrichtungen die untere Grenze für solche Analysen darstellt. Dennoch konnten zwei hochsignifikante Zusammenhänge identifiziert werden.

Zusammenhang der Mitarbeitermerkmale mit der globalen
Therapiezufriedenheit

Es zeigt sich, dass knapp zwei Fünftel der Varianz der globalen Therapiezufriedenheit auf die Institutionsebene zurückzuführen sind,
während drei Fünftel der individuellen Ebene anzurechnen sind[86]. Mit
zwei Merkmalen – der Identifikation mit dem Einrichtungskonzept
und der vorgängigen Berufserfahrung in stationären Suchttherapieeinrichtungen – können mehr als zwei Drittel des Varianzanteils der
Institutionsebene beziehungsweise ungefähr ein Viertel der Gesamtvarianz der globalen Therapiezufriedenheit erklärt werden. Durch
diese zwei Mitarbeitermerkmale kann also ein hoher Anteil der Klientenzufriedenheit erklärt werden. Es wird zudem vermutet, dass bei
einer Stichprobe mit mehr Institutionen weitere Mitarbeitermerkmale
signifikant werden würden, die bei der vorliegenden Analyse ausgeschlossen werden müssen.

Den stärksten Zusammenhang mit der globalen Therapiezufriedenheit weist die Identifikation der Mitarbeiter mit dem Konzept und
der Einrichtung auf[87]. Je stärker sich die Angestellten identifizieren,
desto höher ist die Zufriedenheit der Klienten. Es ist zusammen mit
Moos und Moos (1998, S. 47–48) zu vermuten, dass eine höhere
Identifikation mit einer zielgerichteteren Arbeitsweise und einem höheren Engagement der Mitarbeiter einhergeht. Der „loss of commitment" stellt also nicht nur eine grössere Bedrohung für das Wohlbe-
finden der Mitarbeiter dar (Cherniss, 1999, S. 198–201), sondern
auch für die Therapiezufriedenheit der Klienten. Als die Identifikation mit der Einrichtung gefährdende Faktoren wurden Stressoren wie
mangelnder Handlungsspielraum und Zeitdruck sowie fehlende soziale Unterstützung durch Vorgesetzte und Arbeitskollegen beobachtet
(Kleiber, 1995, S. 81–82). Der zweite untersuchte Aspekt des Konzepts – die Umsetzung des Einrichtungskonzepts, das heisst, wie häufig die Mitarbeiter damit in Konflikt geraten oder hinsichtlich dessen
Interpretation unsicher sind – ist wegen des tiefen Signifikanzniveaus

---

86 Die Alternativhypothese 42 wird angenommen, während die entsprechende
    Nullhypothese abgelehnt wird.
87 Die Alternativhypothese 57 wird angenommen.

im simultan gerechneten Schlussmodell nicht enthalten[88]. Obwohl das Merkmal bei der einzelnen Berechnung ebenfalls einen deutlichen Zusammenhang mit der globalen Therapiezufriedenheit aufweist, fällt es wegen der geringen Stichprobenzahl auf der Institutionsebene und beziehungsweise oder wegen zu hoher Korrelation mit dem Merkmal „Identifikation mit dem Konzept" aus dem Schlussmodell hinaus.

Die Berufserfahrung in der stationären Suchttherapie vor der aktuellen Anstellung weist ebenfalls einen starken Zusammenhang mit der globalen Therapiezufriedenheit auf [89]. Es ist anzunehmen, dass Mitarbeiter mit einem grösserem Erfahrungsschatz die spezifischen Belastungen des stationären Arbeitsfeldes besser bewältigen können und ihr Umgang mit den Klienten ausgeglichener ist, was zu einer grösseren Therapiezufriedenheit führen würde. Hiermit kann das Ergebnis von Wettach et al. (2000, S. 150–151), dass die Therapiezufriedenheit der Klienten mit der allgemeinen Berufserfahrung im Suchtbereich zusammenhängt, weiter differenziert werden. Es scheint also nicht die allgemeine Erfahrung wichtig zu sein, sondern ganz spezifisch diejenige im stationären Bereich. Interessanterweise ist vor allem die Erfahrung in anderen Therapieeinrichtungen relevant, da eine längere Anstellungsdauer beim aktuellen Arbeitgeber keinen Zusammenhang mit der globalen Zufriedenheit aufweist[90]. Auch die übrigen Masse der Berufserfahrung sowie das Alter der Mitarbeiter sind ebenfalls nicht mit der Therapiezufriedenheit verknüpft[91].

Im Weiteren werden die Mitarbeitermerkmale besprochen, die keinen Zusammenhang mit der globalen Therapiezufriedenheit der Klienten aufweisen. Das auffallendste Ergebnis ist dabei sicherlich, dass in der simultanen Analyse keine der drei Dimensionen des „Burn-out"-Syndroms mehr mit der Therapiezufriedenheit verknüpft ist[92]. Obschon alle drei „Burn-out"-Subskalen bei der einzelnen Berechnung mit der Therapiezufriedenheit zusammenhängen, fallen sie bei der

---

88 Die Alternativhypothese 56 wird abgelehnt und die entsprechende Nullhypothese beibehalten.
89 Die Alternativhypothese 47 wird angenommen.
90 Die Alternativhypothese 46 wird abgelehnt.
91 Die Alternativhypothesen 43, 44 und 45 werden abgelehnt.
92 Die Alternativhypothesen 48, 49 und 50 werden abgelehnt.

gemeinsamen Analyse aus dem Modell. Dieses Ergebnis steht im Widerspruch zur auf demselben Datensatz basierenden Studie von Wettach et al. (2000, S. 150–151), in der die „Burn-out"-Gesamtskala auch im simultanen Modell mit der Therapiezufriedenheit zusammenhing. Indessen lag in jener Untersuchung das Schwergewicht auf Aspekten der Institution, sodass nur wenige Mitarbeitermerkmale einbezogen wurden. In der vorliegenden Arbeit umfasst die Analyse hauptsächlich Charakteristika der Angestellten und es zeigt sich, dass die Identifikation der Mitarbeiter mit dem Konzept und der Einrichtung für die Bestimmung der globalen Klientenzufriedenheit das dominantere Merkmal zu sein scheint als das „Burn-out"-Niveau.

Die untersuchten Einstellungen der Mitarbeiter gegenüber einem Rückfall der Klienten weisen ebenfalls keinen Zusammenhang mit der globalen Therapiezufriedenheit auf[93]. Zwar ergibt sich im Rahmen der einzelnen Berechnung bei einer dieser Einstellungen eine Assoziation, diese fällt aber bei der simultanen Analyse weg. Obwohl Rückfälle von Klienten bei den Betreuern teilweise starke Regungen negativer Gefühle auslösen (Körkel & Wagner, 1995, S. 135), ergibt sich also keine Verbindung mit der globalen Therapiezufriedenheit.

Obschon das Teamklima in stationären Therapieeinrichtungen von Mitarbeitern als ein sehr starker Belastungsfaktor bezeichnet wurde (Fengler, 1998, S. 89–90) und in einer anderen Studie mit der Klientenzufriedenheit einherging (Moos & Moos, 1998, S. 47–48), zeigt sich in dieser Arbeit kein solcher Zusammenhang[94]. Nur bei der einzelnen Berechnung ist eine entsprechende Assoziation festzustellen, nicht aber bei der simultanen Analyse. Es ist vorstellbar, dass das Teamklima mit der Identifikation mit dem Einrichtungskonzept korreliert und deshalb aus dem Schlussmodell ausgeschlossen wird.

Ebenso ist bei der gleichzeitigen Auswertung keine Assoziation zwischen der globalen Therapiezufriedenheit und der Beurteilung der Führungsstruktur oder der Beziehung mit den Vorgesetzten festzustellen, obwohl in der einzelnen Berechnung beide Merkmale einen Zusammenhang aufweisen[95]. Von verschiedenen Autoren wurde je-

---

93 Die Alternativhypothesen 51, 52, 53, 54 sowie 55 werden abgelehnt und die korrespondierenden Nullhypothesen beibehalten.
94 Die Alternativhypothese 64 wird abgelehnt.
95 Die Alternativhypothesen 59 und 60 werden abgelehnt.

denfalls ein schlechtes Verhältnis zu den Vorgesetzten als wichtiger Belastungsfaktor bezeichnet (Farmer, 1995, S. 117; Körkel, 1995, S. 60–61). Auch hier ist zu vermuten, dass das Verhältnis zu den Vorgesetzten mit der Identifikation mit dem Einrichtungskonzept korreliert, wobei die Identifikation das dominantere Merkmal ist.

Die Beurteilung verschiedener Aspekte der Organisation der Therapieeinrichtung weist ebenfalls keinen Zusammenhang mit der Klientenzufriedenheit auf. Es handelt sich um die Beurteilung der Weiterbildung, der Gefässe für die Reflexion über Klientenprozesse, der Räumlichkeiten und der Kommunikationsstruktur[96]. Letztere zeigt nur bei der einzelnen Berechnung eine Verbindung mit der Therapiezufriedenheit. Die organisatorischen Belange der Institution sind offensichtlich für die Klientenzufriedenheit nicht relevant. Insbesondere hinsichtlich der Supervision ist das Resultat etwas erstaunlich, da sie in einer Untersuchung von Mitarbeitern als wichtiger Entlastungsfaktor bezeichnet wurde (Fengler, 1998, S. 90).

Moderatoreffekt der Mitarbeitermerkmale auf den Zusammenhang zwischen der Depressivität und der globalen Therapiezufriedenheit der Klienten

Es sollte untersucht werden, ob bestimmte Merkmale der Mitarbeiter, deren Identifikation mit dem Einrichtungskonzept und deren Berufserfahrung grosse Bedeutung für die globale Klientenzufriedenheit haben, eine moderierende Wirkung auf den Zusammenhang zwischen der Depressivität und der globalen Therapiezufriedenheit aufweisen. Vermutet wird, dass die Depressivität um so weniger Zufriedenheit senkende Wirkung hat, je besser die Situation des Teams ist. Diese Auswertungen können indessen nicht durchgeführt werden, da die Institutionsebene einen zu kleinen Anteil an der Varianz des Regressionskoeffizienten zwischen Depressivität und Therapiezufriedenheit erklärt[97]. Mit anderen Worten ausgedrückt: Die Stärke des Zusammenhangs ist zwischen den Einrichtungen zu ähnlich. Es ist somit keine Varianz vorhanden, die durch Mitarbeitermerkmale erklärt werden könnte. Dies bedeutet aber keineswegs, dass Mitarbeiter- oder

---

96 Die Alternativhypothesen 58, 61, 62 und 63 werden abgelehnt.
97 Die Alternativhypothese 65 wird abgelehnt.

auch Institutionsmerkmale keinen Einfluss auf diesen Zusammenhang hätten. Es ist beispielsweise möglich, dass sich die Einrichtungen bezüglich der für einen Moderatoreffekt relevanten Aspekte zu ähnlich sind und somit ein solcher nicht festgestellt werden könnte, da sich keine Institutionen in der Stichprobe befänden, die sich von den anderen unterschieden. Ebenso gut ist denkbar, dass wirklich kein Moderatoreffekt der Institutionsebene auf den Zusammenhang zwischen Depressivität und Therapiezufriedenheit existiert. Die Frage kann an dieser Stelle nicht beantwortet werden und müsste Gegenstand von Studien sein, in denen eine grössere Anzahl von Einrichtungen untersucht würde, welche zudem möglichst verschieden wären.

Schlussfolgerungen

Es können für die *Theorie* Schlussfolgerungen gezogen werden. Es zeigt sich, dass die Institutionsebene einen wesentlichen Anteil an der Varianz der globalen Therapiezufriedenheit hat und diese somit nicht nur durch individuelle Charakteristika zu erklären ist. Unter den Institutionsaspekten spielen die Mitarbeitermerkmale eine zentrale Rolle für die Klientenzufriedenheit. In der vorliegenden Untersuchung sind die Identifkation der Mitarbeiter mit dem Konzept und der Einrichtung sowie die vorgängige Berufserfahrung im stationären Suchtbereich besonders relevant, während das „Burn-out"-Syndrom und andere Einstellungen der Mitarbeiter keinen oder nur einen geringen Zusammenhang aufweisen. Die Identifikation mit dem Konzept und der Einrichtung ist aber nicht nur als unabhängige Variable zur Erklärung der Therapiezufriedenheit zu behandeln, sondern sie sollte unbedingt auch als abhängige Variable verstanden werden. Die Aufklärung der Bedingungen und Veränderungen der Identifikation scheint vordringlich.

Es sollten weitere Merkmale der Institutionsebene gesucht werden, die mit der Therapiezufriedenheit zusammenhängen. Obwohl mit der Identifikation und der Berufserfahrung zwei Drittel des Varianzanteils der Institutionsebene erklärt werden können, ist das restliche Drittel noch zu ergründen.

Im Hinblick auf die *Praxis* sind ebenfalls Schlussfolgerungen möglich. Wie bereits weiter oben erwähnt, wies im psychiatrischen Bereich die Patientenzufriedenheit einen Zusammenhang mit dem Behandlungserfolg auf (Gruyters & Priebe, 1994, S. 92; Lebow, 1983b, S. 242–243). Da keine Untersuchung gefunden werden konnte, in der die Verbindung der Therapiezufriedenheit mit dem weiteren Verlauf von Klienten nach dem Austritt aus einer stationären Suchttherapie umfassend geprüft worden wäre, ist vorläufig davon auszugehen, dass auch in diesem Bereich eine solche Assoziation bestehen könnte. Deshalb kommt der Hebung der Klientenzufriedenheit eine nicht geringe Bedeutung zu. Da diese stark mit der Identifikation der Mitarbeiter mit dem Konzept und der Einrichtung zusammenhängt, kann sie durch eine Verbesserung dieses Aspekts erhöht werden. Es sollten deshalb in stationären Suchttherapieinstitutionen entsprechende Massnahmen der Personalentwicklung und -motivation ins Auge gefasst werden.

5.4 Synthese der Ergebnisse zur Therapiezufriedenheit

Im Folgenden werden die Ergebnisse der verschiedenen Analysen im Hinblick auf die erklärte Varianz der globalen Klientenzufriedenheit zusammengefasst. Auf der Individuumsebene können mit drei Merkmalen 17.5% der Varianz der globalen Therapiezufriedenheit erklärt werden, und auf der Institutionsebene sind es mit zwei Aspekten 26.7%. Somit kann mit fünf Merkmalen ein beachtliches Ausmass der globalen Therapiezufriedenheit von Personen, die sich wegen Drogenabhängigkeit in einer stationären Behandlung befinden, aufgeklärt werden. Es handelt sich um drei individuelle Charakteristika – das Geschlecht, die Freiwilligkeit der Therapie und die Depressivität – sowie um zwei Aspekte der Mitarbeiter – die Identifikation mit dem Konzept und der Einrichtung sowie die Berufserfahrung im stationären Suchtbereich vor der aktuellen Anstellung.

Bei diesen Überlegungen ist die individuelle Beurteilung verschiedener Behandlungsbereiche nicht einbezogen. Es zeigt sich, dass mit der jeweiligen Beurteilung bis zu 42.4% der Varianz der entsprechenden spezifischen Zufriedenheit aufgeklärt wird. Berücksichtigte man als sechstes Merkmal die Behandlungsbeurteilung durch die Klienten, so ist davon auszugehen, dass auch ein zusätzlicher Anteil der Varianz der globalen Therapiezufriedenheit erklärt werden könnte. Die globale Klientenzufriedenheit kann mit einigen wenigen Merkmalen zu einem beträchtlichen Teil vorausgesagt werden. Dies bietet Ansatzpunkte zur Erhöhung der Therapiezufriedenheit, von denen im nächsten Kapitel die Rede ist.

5.5 Empfehlungen

Aufgrund der Ergebnisse und Schlussfolgerungen können verschiedene Empfehlungen formuliert werden, welche auf stationäre Therapieprogramme für Drogenabhängige bezogen sind.

Zufriedenheitserhebungen in stationären Suchttherapien für Drogenabhängige sind gemäss dieser Studie sinnvoll. Der grösste Teil der Varianz der spezifischen Zufriedenheitsmasse wird durch die Beurteilung des Therapiebereichs durch die Klienten erklärt. Demzufolge spiegelt die spezifische Zufriedenheit auch die individuelle Bewertung der Behandlung wider und kann zur Verbesserung und Modifikation der Therapieprogramme beigezogen werden. Die Zufriedenheit ist indessen auch von Persönlichkeitsmerkmalen beeinflusst. Diese erklären zwar einen weit geringeren Anteil der Varianz der spezifischen Zufriedenheit als die Beurteilungen, es sollte aber in die Überlegungen einbezogen werden, wie stark die Befragten psychisch belastet sind. Insbesondere die Depressivität weist einen Zusammenhang mit der Therapiezufriedenheit auf, weshalb Äusserungen von Klienten, die stärkere depressive Symptome zeigen, mit dem Vorbehalt berücksichtigt werden sollten, dass ihre Zufriedenheit nach unten verzerrt sein könnte.

Die Zufriedenheit der Klienten sollte regelmässig erhoben werden, um die Unzufriedenen frühzeitig zu identifizieren und Gegenmassnahmen zu ergreifen. Da die Abbruchquote in den ersten Monaten einer stationären Langzeittherapie hoch ist, wäre es angezeigt, im ersten Quartal die Zufriedenheit häufiger zu erfassen, beispielsweise alle zwei bis vier Wochen. Danach scheinen längere Zeitabstände, etwa drei bis sechs Monate, sinnvoll. Die Datensammlung muss vollständig anonym vonstatten gehen, um Verzerrungen vorzubeugen. Deshalb wäre eine Erhebung durch eine externe Institution vorzuziehen, sofern die finanziellen Ressourcen der Therapieeinrichtung dies erlauben. Es sollten sowohl Informationen zur globalen Therapiezufriedenheit als auch zur spezifischen Zufriedenheit mit verschiedenen Bereichen der Behandlung und der Einrichtung gesammelt werden.

Da in Studien aus der Psychiatrie gezeigt wurde, dass die Patientenzufriedenheit mit der „Compliance" und dem Behandlungserfolg zusammenhing, sind Massnahmen zur Erhöhung der Therapiezufriedenheit sinnvoll. Es ist eine Vielzahl von Vorgehensweisen denkbar, mit denen die Therapiezufriedenheit erhöht werden könnte. Im Folgenden werden Interventionen vorgeschlagen, die sich aus den Ergebnissen dieser Studie ableiten lassen. Diese setzen einerseits auf der Institutionsebene, andererseits bei den Klienten an.

Die Identifikation der Mitarbeiter mit dem Konzept und der Einrichtung verdient grosse Aufmerksamkeit. Sie kann mit verschiedenen Massnahmen gefördert werden. Erstens sollte das Konzept der Therapieeinrichtung ein kohärentes System in Bezug auf die theoretischen Grundlagen, die Ziele und die Methoden der Behandlung darstellen. Die Mitarbeiter müssen diese kennen, verstehen und umsetzen können. Zweitens sollte beispielsweise durch Teamsupervision, Weiterbildung und Organisationsentwicklung versucht werden, ein unterstützendes Betriebsklima zu schaffen. Damit ist einerseits das Verhältnis der Mitarbeiter untereinander, aber auch die Beziehung mit Vorgesetzten und deren Führungsverhalten angesprochen. Es scheint deshalb angezeigt, durch entsprechende Organisationsstrukturen und Kaderausbildungen – beispielsweise in den Bereichen Mitarbeitermotivierung, Konfliktmanagement und Gruppendynamik – Kompetenzen zu entwickeln, die einem unterstützenden Betriebsklima dienlich sind und das Risiko von Problemen zwischen Vorgesetzten und Untergebenen senken helfen. Drittens ist in diesem Zusammenhang zu empfehlen, die Autonomie der Mitarbeiter zu fördern und ihnen einen angemessenen Handlungsspielraum zu gewähren, da dies die Identifikation mit den Arbeitsaufgaben und der Therapieeinrichtung erhöht. Viertens ist darauf zu achten, übergrossen Zeitdruck der Mitarbeiter zu vermeiden, da dieser mit einer tieferen Identifikation einhergeht.

Da die vor der aktuellen Anstellung im Bereich der stationären Suchttherapie erworbene Berufserfahrung mit der Therapiezufriedenheit zusammenhängt, ist diesbezüglich auf eine Durchmischung des Teams zu achten. Die durchschnittliche Erfahrung sollte ein gewisses Niveau erreichen und einen Wissenstransfer ermöglichen, bei welchem die unerfahreneren Mitarbeiter von dem Wissen und den Verhaltensweisen der Dienstälteren lernen können.

Auf der individuellen Ebene kann die Therapiezufriedenheit ebenfalls beeinflusst werden. Da die Beurteilung der Therapiebereiche einen Zusammenhang mit der Klientenzufriedenheit aufweist, ist die Vermehrung von positiven Bewertungen der direkteste Weg. Selbstverständlich sind Verbesserungen der realen Leistungen in den verschiedenen Bereichen der Behandlung und des Umfeldes die zu bevorzugende Methode, um die Beurteilung der Klienten zu heben, sofern sie diese Verbesserungen auch wahrnehmen können. Des Weiteren sind Massnahmen, die die Beurteilungen der Klienten verbessern können, zu empfehlen. Beispielsweise sind Einzel- oder Gruppengespräche über die Einschätzung verschiedener Therapiebereiche vorstellbar, in welchen versucht wird, auf die Bewertung verschiedener Therapiebereiche Einfluss zu nehmen. Indessen darf dies nicht auf manipulative Weise erfolgen, indem schlechte Leistungen schön geredet werden; dies wäre ethisch nicht vertretbar und mit grosser Wahrscheinlichkeit kontraproduktiv. Vielmehr sollen die Klienten im Sinne einer Lenkung und Schärfung der Wahrnehmung auf gute Leistungen der Therapieeinrichtung aufmerksam gemacht werden. Es kann allenfalls versucht werden, sogenannte Qualitätszirkel einzuführen, in denen die Klienten über Möglichkeiten zur Verbesserungen der Behandlung diskutieren und daraufhin Vorschläge an die Institutionsleitung machen können. Neben weiteren Effekten dürfte dies einerseits die Behandlung tatsächlich verbessern, anderseits diskutieren die Klienten über die Beurteilung der Behandlung und es ist zu vermuten, dass sich die extremen Bewertungen von Einzelnen dem Durchschnitt angleichen.

Bestimmte Gruppen scheinen besonders geneigt, eine tiefe Zufriedenheit zu entwickeln. Insbesondere Klienten mit einer stärkeren depressiven Symptomatik sind weniger zufrieden mit den untersuchten Therapiebereichen. Sie sollten am Beginn oder im Laufe der Behandlung identifiziert werden und spezielle Aufmerksamkeit erhalten. In erster Linie sollte versucht werden, die grössere psychische Belastung durch geeignete Interventionen zu verringern. In den meisten Therapieeinrichtungen ist dies allerdings bereits Teil des Therapieplanes. Da zudem die tiefere Zufriedenheit wegen einer grösseren psychischen Belastung nicht direkt, sondern indirekt über eine negativere Beurteilung der Behandlung resultiert, scheinen bei dieser Klientengruppe die oben empfohlenen Massnahmen zur Verbesserung der Bewertung besonders wichtig.

Eine weitere Gruppe heischt spezielle Aufmerksamkeit: Die unfreiwillig eingetretenen Klienten. Sie geben tiefere Zufriedenheitswerte an als Befragte, die die Therapie freiwillig begonnen haben. Da bei ihnen ein Abbruch gravierende Konsequenzen bis hin zur Gefängnisstrafe haben kann, ist ihre Wahlfreiheit stark eingeschränkt, und es sind Reaktanzphänomene zu vermuten. Obwohl dies in vielen Therapieeinrichtungen bereits berücksichtigt wird, soll hier dennoch unterstrichen werden, dass diesen Klienten spezielle Motivationsanstrengungen und Aufmerksamkeit zuteil werden sollten und ihnen Übertritte in andere Einrichtungen zu ermöglichen und zu erleichtern sind, damit eine gewisse Wahlmöglichkeit besteht und Reaktanzphänomene verringert werden können.

5.6 Ausblick

Im Folgenden werden verschiedene Forschungsfragen erörtert, die sich aus der vorliegenden Arbeit ableiten lassen.

Im Bereich der stationären Suchttherapie bedürfen mehrere Themen einer empirischen Erforschung. Es scheint vordringlich, Längsschnittuntersuchungen durchzuführen. Erkenntnisse über den Zusammenhang zwischen der Klientenzufriedenheit und dem Therapieabbruch könnten dazu verwendet werden, die Therapiezufriedenheit als „Frühwarnsystem" zu benutzen und mit unzufriedenen Klienten spezifische Interventionen zu prüfen, um ihre Zufriedenheit zu heben. Hierzu müssten in einer, vorzugsweise in mehreren Therapieeinrichtungen in regelmässigen Abständen Zufriedenheitserhebungen durchgeführt und mit den Informationen über die Therapiebeendigung verknüpft werden. Falls ein Zusammenhang zwischen der Klientenzufriedenheit und dem Behandlungsabbruch bestünde, könnten in einem zweiten Schritt verschiedene Interventionen bei unzufriedenen Klienten evaluiert und gegeneinander verglichen werden. Es wäre zudem interessant, in einer Längsschnittstudie den Zusammenhang der Therapiezufriedenheit mit der „Compliance" beziehungsweise dem Behandlungsengagement der Klienten zu betrachten. Dadurch würde weiteres Wissen erworben, welche möglichen Auswirkungen die Klientenzufriedenheit auf der Verhaltensebene hat. Des Weiteren könnte in einem solchen Längsschnitt die Fragestellung einbezogen werden, ob die Klienten, welche die Therapie unfreiwillig begonnen haben, die ganze Behandlung hindurch unzufriedener sind als diejenigen, die freiwillig eingetreten sind. Es ist auch vorstellbar, dass in dieser Gruppe Unzufriedenheit lediglich am Anfang gehäuft auftritt und sich danach das Zufriedenheitsniveau dem der übrigen Klienten angleicht.

Die Untersuchung des Zusammenhangs zwischen der Klientenzufriedenheit und dem Therapieverlauf nach dem Austritt stellt in der stationären Suchttherapie für Drogenabhängige ein wichtiges Thema dar. Massnahmen zur Hebung der Klientenzufriedenheit würden stärkeres Gewicht erhalten, falls eine solche Assoziation, wie sie in der Psychiatrie festgestellt werden konnte, auch im Suchtbereich bestünde. Eine Verbindung dieser Themen – des Therapieabbruchs, der „Compliance", des Engagements in der Behandlung und des Therapieverlaufs – in einer einzelnen, gross angelegten Längsschnittstudie würde eine weiter gehende Prüfung der Relevanz von Zufriedenheitserhebungen erlauben.

Die Behandlungsbeurteilung der Klienten beeinflusst deren spezifische Therapiezufriedenheit. Indessen ist nicht klar, ob diese Beurteilungen der „objektiven" Leistung der Therapieeinrichtung entsprechen und somit einen Bezug zur realen Situation in der Institution haben. Zur Einschätzung der Angemessenheit der Therapiebeurteilungen der Klienten könnten alternative Bewertungen beigezogen werden, wie beispielsweise Aussagen von Mitarbeitern oder unabhängigen Beobachtern, und mit den Äusserungen der Klienten verglichen werden. Dies ergäbe weitere Hinweise zur Verwendbarkeit der Klientenzufriedenheit für die Bewertung und Modifikation von Therapieprogrammen.

Der indirekte Einfluss der psychischen Befindlichkeit auf die spezifische Therapiezufriedenheit der Klienten sollte vertieft untersucht werden. In der vorliegenden Arbeit wirkt die negative Selbsteinschätzung und Affektivität – also die Depressivität, das Selbstwertgefühl und die Kontrollüberzeugung – über die Beurteilung von Behandlungsaspekten auf die entsprechende *spezifische* Therapiezufriedenheit. In einem nächsten Schritt sollte dieses Ergebnis in Bezug auf die *globale* Klientenzufriedenheit untersucht werden, wobei sowohl die Beurteilung unterschiedlicher Behandlungsbereiche als auch globale Bewertungen verwendet werden könnten. Mit einer solchen Untersuchung wäre es möglich, das Ausmass der durch Behandlungsbeurteilung und Persönlichkeitsmerkmale erklärten Varianz der globalen Therapiezufriedenheit zu bestimmen.

Des Weiteren sollten die Bedingungen des Einflusses der psychischen Befindlichkeit Gegenstand weiterer Erörterungen sein, indem beispielsweise geklärt wird, ob dieser Effekt zustande kommt, weil den Bedürfnissen nach Verbesserung der psychischen Situation nicht entsprochen wird, oder weil die Mitarbeiter der Therapieeinrichtung negativ auf Klienten mit erhöhter psychischer Belastung reagieren. Eine weitere Erklärungsvariante wäre zudem, dass Klienten, die sich die eigene psychische Belastung nicht eingestehen können, von der Behandlung weniger profitieren, sie deshalb negativer beurteilen und in der Folge eine tiefere Therapiezufriedenheit aufweisen.

Mit zwei Mitarbeitermerkmalen lassen sich zwei Drittel des Varianzanteils der Institutionsebene an der globalen Therapiezufriedenheit erklären. Ein Drittel bleibt indessen ungeklärt, weshalb weitere Anstrengungen unternommen werden sollten, dieses aufzuklären. Obwohl bereits eine grössere Zahl solcher Aspekte untersucht wurde, sollte dabei die Aufmerksamkeit auch wieder auf Institutionsmerkmale gerichtet werden, die nicht direkt mit den Mitarbeitern zusammenhängen, wie beispielsweise das zeitliche Ausmass an Freizeit, das Klienten gemäss Konzept zur Verfügung steht.

Die Identifikation der Mitarbeiter mit dem Konzept und der Therapieeinrichtung erweist sich für die globale Therapiezufriedenheit als wichtig. Es ist aus dem medizinischen Bereich bekannt, dass Stressoren wie mangelnder Handlungsspielraum und Zeitdruck negativ und soziale Unterstützung durch Vorgesetzte und Kollegen positiv mit der Identifikation zusammenhängen (Kleiber, 1995, S. 81–82). Zudem scheint ein kohärentes System von Einstellungen bezüglich den Zielen und Methoden der Therapiearbeit die Identifikation zu fördern (Cherniss & Krantz, 1983, S. 203–206). Es sollte systematisch weiter untersucht werden, welche Strukturen und Interventionen die Identifikation der Mitarbeiter fördern, stützen oder gefährden. Vorstellbar wäre, dass in verschiedenen Therapieeinrichtungen unterschiedliche Strategien angewandt werden und in einer Längsschnittstudie geprüft wird, welche Massnahmen welche Wirkung auf die Zielgrösse ausüben. Neben Interventionen wie Teamentwicklung oder strukturellen Veränderungen sollten auch Selektionseffekte bei der Auswahl der Mitarbeiter sowie neu Angestellten angebotene Einführungsprogramme bezüglich Hintergrund, Ziele und Methoden der Therapieeinrichtung einbezogen werden.

Mit Ergebnissen zu Moderatoreffekten liessen sich Empfehlungen für die therapeutische Praxis formulieren, mit denen die Therapiezufriedenheit erhöht werden könnte. Der Moderatoreffekt von Mitarbeitermerkmalen auf den Zusammenhang der Depressivität mit der globalen Zufriedenheit kann in der vorliegenden Arbeit indes nicht untersucht werden, da das Ausmass der entsprechenden Assoziationen bei den verschiedenen Therapieeinrichtungen zu ähnlich ist und da die Anzahl der untersuchten Institutionen die untere Grenze für eine solche Analyse darstellt. Indessen könnte mit einer grösseren Stichprobe, die vor allem mehr und stärker voneinander verschiedene Therapieinstitutionen umfassen würde – also beispielsweise auch solche aus dem Alkoholbereich und medizinische Kliniken –, dieselbe Fragestellung erneut aufgegriffen werden. Des Weiteren wäre auch zu prüfen, ob Moderatoreffekte von Institutionsvariablen auf die Zusammenhänge der globalen Zufriedenheit mit dem Geschlecht und der Freiwilligkeit des Aufenthalts zu beobachten sind.

Verzeichnisse

Literaturverzeichnis

Abramowitz, S., Coté, A. A. & Berry, E. (1987). Analyzing patient satisfaction: a multianalytic approach. Quality Review Bulletin, 13(4), 122–130.

Adams, J. S. (1965). Toward an unterstanding of inequity. Journal of Abnormal and Social Psychology, 67, 422.

Aharony, L. & Strasser, S. (1993). Patient satisfaction: What we know about and what we still need to explore. Medical Care Review, 50(1), 49–79.

Amelang, M. & Bartussek, D. (1970). Untersuchungen zur Validität einer neuen Lügen-Skala. Diagnostica, 16(3), 103–122.

American Psychiatric Association (1996). Diagnostisches und statistisches Manual psychischer Störungen DSM-IV (4. Aufl.). Göttingen: Hogrefe.

Anderson, J. C. & Gerbing, D. W. (1988). Structural equation modeling in practice: A review and recommended two-step approach. Psychological Bulletin, 103(3), 411–423.

Arbuckle, J. L. (1999). AMOS 4.0. Chicago: SmallWaters Corporation.

Arbuckle, J. L. & Wothke, W. (1999). AMOS 4.0 User's Guide. Chicago: Small-Waters Corporation.

Aronson, E., Pines, A. M. & Kafry, D. (1983). Ausgebrannt: Vom Überdruss zur Selbstentfaltung. Stuttgart: Klett-Cotta.

Atteslander, P. (1991). Methoden der empirischen Sozialforschung. Berlin: De Gruyter.

Attkisson, C. C. & Greenfield, T. K. (1994). The Client Satisfaction Questionnaire-8 and the Service Satisfaction Questionnaire-30. In M. E. Maruish (Ed.), Psychological testing: Treatment planning and outcome assessment (pp. 402–420). San Francisco: Erlbaum.

Backhaus, K., Erichson, B., Plinke, W. & Weiber, R. (1994). Multivariate Analysemethoden. Eine anwendungsorientierte Einführung. Berlin, Heidelberg: Springer.

Badura, B., Kaufhold, G., Lehmann, H., Pfaff, H., Schott, T. & Waltz, M. (1987). Leben mit dem Herzinfarkt. Eine sozialepidemiologische Studie. Berlin, Heidelberg: Springer.

Bandura, A. (1977). Self efficacy: Toward a unifying theory of behavior change. The Psychological Review, 84, 191–215.

Barnes, L. B. (1960). Organizational systems and engineering groups: A comparative study of two technical groups in industry. Harvard Business School, Division of Resarch.

Beck, A. T., Rial, W. Y. & Rickels, K. (1974). Short form of depression inventory: Cross-validation. Psychological Reports, 34, 1184–1186.

Beck, A. T., Steer, R. A. & Garbin, M. G. (1988). Psychometric properties of the Beck Depression Inventory: Twenty-five years of evaluation. Clinical Psychology Review, 8, 77–100.

Beck, A. T., Ward, C. H., Medelson, M., Mock, F. & Erbaugh, F. (1961). An inventory for measuring depression. Archives of General Psychiatry, 4, 561–571.

Benninghaus, H. (1974). Deskriptive Statistik. Stuttgart: Teubner.

Bentler, P. M. & Chou, C. (1987). Practical issues in structural modelling. Sociological Methods and Research, 16, 78–117.

Bollen, K. A. (1989). Structural equations with latent variables. New York: Wiley.

Boomsa, A. (2000). Reporting analyses of covariance structures. Structural Equation Modeling, 7(3), 461–463.

Bortz, J. (1999). Statistik für Sozialwissenschaftler. Berlin, Heidelberg: Springer.

Bortz, J. & Döring, N. (1995). Forschungsmethoden und Evaluation. Berlin, Heidelberg: Springer.

Bortz, J., Lienert, G. A. & Boehnke, K. (2000). Verteilungsfreie Methoden in der Biostatistik. Berlin, Heidelberg: Springer.

Browne, M. W. & Cudeck, R. (1993). Alternative ways of assessing model fit. In K. A. Bollen & J. S. Long (Eds.), Testing structural equation models (pp. 136–162). Newbury Park: Sage.

Bruggemann, A., Groskurth, P. & Ulich, E. (1975). Arbeitszufriedenheit. Bern: Huber.

Bryk, A. S. & Raudenbush, S. W. (1992). Hierarchical Linear Models. Newbury Park: Sage.

Bryk, A. S., Raudenbush, S. W. & Congdon, R. T. (2000). HLM for Windows. Version 5.01. Lincolnwood: Scientific Software International.

Bundesamt für Gesundheit (2000). Das neue Finanzierungsmodell im Suchtbereich. Teil 1: Die theoretischen Grundlagen. Erarbeitet von U. Simmel, W. Oggier, P. Burkhard, T. Egli und einer Vorbereitungsgruppe aus Institutionen und Verbänden. Bern: Bundesamt für Gesundheit.

Bundesamt für Sozialversicherung (1998). Rundschreiben 4/98. Invalidenversicherung / Betriebs-, Bau- und Einrichtungsbeiträge gem. Artikel 73 IVG. Bern: Bundesamt für Sozialversicherung.

Bundesversicherungsanstalt für Angestellte (Hrsg.). (1993). Reha-Qualitätssicherungsprogramm der Rentenversicherung: Arbeitsmaterialien. Berlin: Bundesversicherungsanstalt für Angestellte.

Burisch, M. (1989). Das Burnout-Syndrom. Theorie der inneren Erschöpfung. Berlin, Heidelberg: Springer.

Burisch, M. (1995). Burnout – Anzeichen, Verlauf, Auslöser. In P. Missel & W. Braukmann (Hrsg.), Burnout in der Suchttherapie (S. 25–38). Göttingen: Hogrefe.

Butcher, J. N. (1990). MMPI-2 in psychological treatment. New York: Oxford University Press.

Carmel, S. (1985). Satisfaction with hospitalization: A comparative analysis of three types of services. Social Science and Medicine, 21(11), 1243–1249.

Cernovsky, Z. Z., O'Reilly, R. L. & Pennington, M. (1997a). Antisocial personality traits and consumer satisfaction with treatment for addiction. Psychological Reports, 80, 275–282.

Cernovsky, Z. Z., O'Reilly, R. L. & Pennington, M. (1997b). Sensation seeking scales and consumer satisfaction with a substance abuse treatment program. Journal of Clinical Psychology, 53(8), 779–784.

Chan, M., Sorensen, J. L., Guydish, J., Tajima, B. & Acampora, A. (1997). Client satisfaction with drug abuse day treatment versus residential care. Journal of Drug Issues, 27(2), 367–377.

Cherniss, C. (1999). Jenseits von Burnout und Praxisschock. Weinheim, Basel: Beltz.

Cherniss, C. & Krantz, D. L. (1983). The ideological community as an antidote to burnout in the human services. In B. A. Farber (Ed.), Stress and burnout in the human service professions (pp. 198–212). Elmsford: Pergamon Press.

Condelli, W. S. & Hubbard, R. L. (1994). Relationship between time spent in treatment and client outcomes from therapeutic communities. Journal of Substance Abuse Treatment, 11(1), 25–33.

Crandell, D. & Dohrenwend, B. P. (1967). Some relations among psychiatric symptoms, organic illness and social class. American Journal of Psychiatry, 123, 1527–1538.

Cronbach, L. J. (1951). Coefficient Alpha and the internal structure of tests. Psychometrika, 16, 297–334.

Crowne, D. P. & Marlowe, D. (1960). A new scale of social desirability independent of psychopathology. Journal of Consulting Psychology, 24, 349–354.

Day, R. L. (1977). Toward a process model of consumer satisfaction. In H. K. Hunt (Ed.), Conceptualization and measurement of consumer satisfaction and dissatisfaction (pp. 153–186). Cambridge: Marketing Science Institute.

Derogatis, L., Lipman, R. & Covi, L. (1973). The SCL-90: An outpatient rating scale (preliminary report). Psychopharmacology Bulletin, 9, 13–28.

Ditton, H. (1998). Mehrebenenanalyse: Grundlagen und Anwendungen des Hierarchisch Linearen Modells. Weinheim, München: Juventa Verlag.

Dobler-Mikola, A., Grichting, E. & Hampson, D. (2000). Rehabilitationsverläufe Drogenabhängiger nach einer stationären Therapie: Ressourcen, Barrieren und Attributionen. Zürich: Institut für Suchtforschung.

Dobler-Mikola, A., Wettach, R. H. U. & Uchtenhagen, A. (1998). Stellenwert stationärer Langzeittherapien für Suchtverlauf und soziale Integration Drogenabhängiger. Zürich: Institut für Suchtforschung.

Donabedian, A. (1966). Evaluating the quality of medical care. Milbank Memorial Fundation Quarterly, 44, 166–203.

Dorsch, F., Häcker, H. & Stapf, K.-H. (1992). Psychologisches Wörterbuch (11. Aufl.). Bern: Huber.

Edwards, A. L. (1957). The social desirability variable in personality assessment and research. New York: Dryden.

269

Eidgenössische Betäubungsmittelkommission: Arbeitsgruppe Methadon der Subkommission Drogenfragen (1995). Methadonbericht. Suchtmittelersatz in der Behandlung Heroinabhängiger in der Schweiz (3. Aufl.). Bern: Bundesamt für Gesundheitswesen.

Elman, B. D. & Dowd, E. T. (1997). Correlates of burnout in inpatient substance abuse treatment therapists. Journal of Addictions and Offender Counseling, 17(2), 56–65.

Farber, B. A. (1985). Dysfunctional aspects of the psychotherapeutic role. In B. A. Farber (Ed.), Stress and burnout in the human service professions (pp. 97–118). New York: Pergamon Press.

Farmer, R. (1995). Stress and working with drug misusers. Addiction Research, 3(2), 113–122.

Fengler, J. (1998). Helfen macht müde. München: Pfeiffer.

Festinger, L. (1957). A theory of cognitive dissonance. Evanston: Row & Peterson.

Fischer, L. (1989). Strukturen der Arbeitszufriedenheit. Göttingen: Hogrefe.

Fishbein, M. & Ajzen, I. (1975). Belief, attitude, intention and behavior: An introduction to theory and research. Reading: Addison-Wesley.

Friedman, I. A., Paolino, A. F., Hinko, E. N., Graham, J. R. & Lilly, R. S. (1974). Patient characteristics and perceptions of the mental hospital milieu. Journal of Community Psychology, 2, 148–152.

Gawellek, U. (1987). Erkenntnisstand, Probleme und praktischer Nutzen der Arbeitszufriedenheitsforschung. Frankfurt a. M.: Lang.

Gehring, U. & Herder, S. (1991). Rückfall – eine Belastung für Helfer. In J. Körkel (Hrsg.), Praxis der Rückfallbehandlung (S. 64–90). Wuppertal: Blaukreuz-Verlag.

Gehring, U. & Körkel, J. (1995). Besonderheiten des Burnout-Syndroms in der Behandlung Süchtiger. In P. Missel & W. Braukmann (Hrsg.), Burnout in der Suchttherapie (S. 135–147). Göttingen: Verlag für Angewandte Psychologie.

Glinz, A. (1993). Burnout in der Suchtarbeit. Ausprägungen und moderierende Faktoren. Unveröffentlichte Diplomarbeit, Evangelische Stiftungsfachhochschule für Sozialwesen Nürnberg.

Golembiewski, R. T. & Munzenrider, R. F. (1988). Phases of burnout. Developments in concepts and applications. New York: Praeger.

Greenley, J. R. & Schoenherr, R. A. (1981). Organization effects on client satisfaction with humaneness of service. Journal of Health and Social Behavior, 22, 2–18.

Greenley, J. R., Young, T. B. & Schoenherr, R. A. (1982). Psychological distress and patient satisfaction. Medical Care, 20(4), 373–385.

Gruyters, T. & Priebe, S. (1994). Die Bewertung psychiatrischer Behandlung durch die Patienten – Resultate und Probleme der systematischen Erforschung. Psychiatrische Praxis, 21, 88–95.

Hall, J. A. & Dornan, M. C. (1988a). Meta-analysis of satisfaction with medical care: Description of research domain and analysis of overall satisfaction levels. Social Science and Medicine, 27(6), 637–644.

Hall, J. A. & Dornan, M. C. (1988b). What patients like about their medical care and how often they are asked: A meta-analysis of the satisfaction literature. Social Science and Medicine, 27(6), 935–939.

Hall, J. A. & Dornan, M. C. (1990). Patient sociodemographic characteristics as predictors of satisfaction with medical care: A meta-analysis. Social Science and Medicine, 30(7), 811–818.

Hall, J. A., Milburn, M. A. & Epstein, A. M. (1993). A causal model of health status and satisfaction with medical care. Medical Care, 31(1), 84–94.

Hautzinger, M. (1991). Das Beck-Depressions-Inventar (BDI) in der Klinik. Der Nervenarzt, 62, 689–696.

Hautzinger, M., Bailer, M., Worall, H. & Keller, F. (1992). Das Beck Depressionsinventar – BDI. Bern: Huber.

Helson, H. (1964). Adaption level theory. New York: Harper & Row.

Herbst, K. & Hanel, E. (1989). Verlauf der stationären Entwöhnungbehandlung bei Drogenabhängigen. Suchtgefahren, 35(2), 235–251.

Herder, S. & Sakofski, A. (1988). Der Rückfall und seine Bedeutung für die Psychohygiene des Therapeuten. In J. Körkel (Hrsg.), Der Rückfall des Suchtkranken: Flucht in die Sucht? (S. 271–298). Berlin, Heidelberg: Springer.

Herrmann, H., Güntzel, O., Simmel, U. & Lehmann, P. (1999). Stationäre Suchttherapie Schweiz: Angebot und Finanzierung. Gesamtschweizerische Erhebung bei Therapieeinrichtungen im Alkohol- und Drogenbereich für die Jahre 1995–1998. Bern: Bundesamt für Gesundheit.

Herzberg, F., Mausner, B. & Bloch Snyderman, B. (1959). The motivation to work. New York: Wiley.

Hofstätter, P. R. (1986). Bedingungen der Zufriedenheit. Osnabrück: Fromm.

Homburg, C. & Rudolph, B. (1998). Theoretische Perspektiven zur Kundenzufriedenheit. In H. Simon & C. Homburg (Hrsg.), Kundenzufriedenheit. Konzepte – Methoden – Erfahrungen (S. 33–55). Wiesbaden: Gabler.

Hulka, B. S., Krupper, L. L., Daly, M. B., Cassel, J. C. & Schoen, F. (1975). Correlates of satisfaction and dissatisfaction with medical care: A community perspective. Medical Care, 13(8), 648–656.

Jayaratne, S. & Chess, W. A. (1985). Job satisfaction and burnout in social work. In B. A. Farber (Ed.), Stress and burnout in the human service professions (pp. 129–141). New York: Pergamon Press.

Jones, N. F. & Kahn, M. W. (1964). Patient attitudes as related to social class and other variables concerned with hospitalization. Journal of Consulting Psychology, 28, 403–408.

Jöreskog, K. G. (1969). A general approach to confirmatory maximum likelihood factor analysis. Psychometrika, 34, 183–200.

Jöreskog, K. G. & Sörbom, D. (1993). LISREL8: Structural equation modeling with the SIMPLIS command language. Hillsdale: Erlbaum.

Katz, R., Katz, J. & Shaw, B. F. (1994). Beck Depression Inventory and Hopelessness Scale. In M. E. Maruish (Ed.), Psychological testing: Treatment planning and outcome assessment (pp. 279–291). San Francisco: Erlbaum.

Keith, R. A. (1998). Patient satisfaction and rehabilitation services. Archives of Physical Medicine and Rehabilitation, 79(9), 1122–1128.

Kleiber, D. (1995). Belastungserleben und Burnout bei Beschäftigten im Drogenbereich. In P. Missel & W. Braukmann (Hrsg.), Burnout in der Suchttherapie (S. 79–108). Göttingen: Hogrefe.

Kline, R. G. (1998). Principles and practice of structural equation modeling. New York: Guilford.

Klingemann, H. (1995). Therapie und Betreuung. In H. Fahrenkrug, J. Rehm, R. Müller, H. Klingemann & R. Linder (Hrsg.), Illegale Drogen in der Schweiz 1990-1993 (S. 91–138). Zürich: Seismo.

Koordinationsstelle des Forschungsverbundes stationäre Suchttherapie (1999). Der Forschungsverbund stationäre Suchttherapie im Jahr 1998. Zürich: Institut für Suchtforschung.

Koordinationsstelle des Forschungsverbundes stationäre Suchttherapie (2001). Der Forschungsverbund stationäre Suchttherapie im Jahr 2000. Zürich: Institut für Suchtforschung.

Körkel, J. (1995). Burnout in der therapeutischen Arbeit mit Süchtigen. In P. Missel & W. Braukmann (Hrsg.), Burnout in der Suchttherapie (S. 39–78). Göttingen: Verlag für Angewandte Psychologie.

Körkel, J., Burda, M. & Weissbeck, H. (1995). Burnout unter Suchtmitarbeitern. Eine empirische Studie in verschiedenen Feldern der Suchtkrankenhilfe. Sucht, 41(5), 308–317.

Körkel, J. & Wagner, A. (1995). Klientenrückfälle als Misserfolgserlebnisse. Motivations- und emotionstheoretische Analyse der Rückfallverarbeitung von Suchttherapeuten. In J. Körkel, G. Lauer & G. Scheller (Hrsg.), Sucht und Rückfall. Brennpunkte deutscher Rückfallforschung (S. 129–144). Stuttgart: Enke.

Küfner, H., Denis, A., Roch, I., Arzt, J. & Rug, U. (1994). Stationäre Krisenintervention bei Drogenabhängigen. Ergebnisse der wissenschaftlichen Begleitung des Modellprogramms. Baden-Baden: Nomos.

Langner, T. S. (1962). A twenty-two item screening score of psychiatric symptomas indicating impairment. Journal of Health and Human Behavior, 3(4), 269–276.

Larsen, D. L., Attkisson, C. C., Hargreaves, W. A. & Nguyen, T. D. (1979). Assessment of client/patient satisfaction: Development of a general scale. Evaluation and Program Planning, 2, 197–207.

Lawler, E. E. (1977). Motivierung in Organisationen. Bern: Haupt.

Leahy, J. (1992). Validity and reliability of the Beck Depression Inventory-short form in a group of adult bereaved females. Journal of Clinical Psychology, 48(1), 64–68.

Lebow, J. L. (1983a). Research assessing consumer satisfaction with mental health treatment: A review of findings. Evaluation and Program Planning, 6, 211–236.

Lebow, J. L. (1983b). Similarites and differences between mental health and health care evaluation studies assessing consumer satisfaction. Evaluation and Program Planning, 6, 237–245.

Leimkühler, A. M. & Müller, U. (1996). Patientenzufriedenheit – Artefakt oder soziale Tatsache. Der Nervenarzt, 67, 765–773.

LeVois, M., Nguyen, T. D. & Attkisson, C. C. (1981). Artifact in client satisfaction assessment. Experience in community mental health setting. Evaluation and Program Planning, 4, 139–150.

Ley, P. (1982). Satisfaction, compliance and communication. British Journal of Clinical Psychology, 21, 241–254.

Linder-Pelz, S. (1982a). Toward a theory of patient satisfaction. Social Science and Medicine, 16, 577–582.

Linder-Pelz, S. (1982b). Social psychological determinants of patient satisfaction: A test of five hypotheses. Social Science and Medicine, 16, 583–589.

Locker, D. & Dunt, D. (1978). Theoretical and methodological issues in sociological studies of consumer satisfaction with medical care. Social Science and Medicine, 12, 283–292.

Lück, H. E. & Timaeus, E. (1969). Skalen zur Messung Manifester Angst (MAS) und sozialer Erwünschtheit (SDS-E und SDS-CM). Diagnostica, 15, 134–141.

MacCallum, R. C. & Austin, J. T. (2000). Applications of Structural Equation Modeling in psychological research. Annual Review of Psychology, 51, 201–226.

Manstead, A. S. R. & Semin, G. R. (1990). Methoden der Sozialpsychologie: Von der Vorstellung zur Handlung. In W. Stroebe, M. Hewstone, J.-P. Codol & G. M. Stephenson (Hrsg.), Sozialpsychologie (S. 61–86). Berlin, Heidelberg: Springer.

Maslach, C. (1982). Understanding Burnout: Definitional issues in analyzing a complex phenomenon. In W. S. Paine (Ed.), Job stress and burnout (pp. 29–40). Beverly Hills: Sage.

Maslach, C. & Jackson, S. E. (1986). Maslach Burnout Inventory. Palo Alto: Consulting Psychologist Press.

Maslow, A. H. (1954). Motivation and personality. New York: Harper & Row.

McGregor, D. M. (1960). The human side of enterprise. New York: McGraw-Hill.

McLellan, A. T., Luborsky, L., Woody, G. E. & O'Brien, C. P. (1980). An improved evaluation instrument for substance abuse patients. Journal of Nervous and Mental Diseases, 168, 26–33.

Meffert, H. (1992). Marketingforschung und Käuferverhalten. Wiesbaden: Gabler.

Moos, R. H. & Moos, B. S. (1998). The staff workplace and the quality and outcome of substance abuse treatment. Journal of Studies on Alcohol, 59(1), 43–51.

Mueller, R. O. (1997). Structural Equation Modeling: Back to basics. Structural Equation Modeling, 4(4), 353–369.

Neuberger, O. (1974). Theorien der Arbeitszufriedenheit. Stuttgart: Kohlhammer.

Nunnally, J. C. (1978). Psychometric theory. New York: McGraw-Hill.

Pascoe, G. C. (1983). Patient satisfaction in primary health care: A literature review and analysis. Evaluation and Program Planning, 6, 185–210.

Pascoe, G. C. & Attkisson, C. C. (1983). The Evaluation Ranking Scale: A new methodology for assessing satisfaction. Evaluation and Program Planning, 335–347.

Pascoe, G. C., Attkisson, C. C. & Roberts, R. E. (1983). Comparison of indirect and direct approaches to measuring patient satisfaction. Evaluation and Program Planning, 6, 359–371.

Pearlin, L. I., Lieberman, M. A., Menaghan, E. G. & Mullan, J. T. (1981). The stress process. Journal of Health and Social Behavior, 22, 337–356.

Petzold, H. (1980a). Daytop, das „Konzept" einer therapeutischen Gemeinschaft für die Rehabilitation Drogenabhängiger. In H. Petzold (Hrsg.), Drogentherapie (S. 62–95). Frankfurt a. M.: Fachbuchhandlung für Psychologie.

Petzold, H. (1980b). Phoenix und Odyssey Houses als Modelle in der Behandlung Drogenabhängiger. In H. Petzold (Hrsg.), Drogentherapie (S. 122–132). Frankfurt a. M.: Fachbuchhandlung für Psychologie.

Petzold, H. (1980c). Das Vierstufenmodell der therapeutischen Kette in der Behandlung Drogenabhängiger. In H. Petzold (Hrsg.), Drogentherapie (S. 133–222). Frankfurt a. M.: Fachbuchhandlung für Psychologie.

Petzold, H. G., Scheiblich, W. & Thomas, G. (2000). Psychotherapeutische Massnahmen bei Drogenabhängigkeit. In A. Uchtenhagen & W. Zieglgänsberger (Hrsg.), Suchtmedizin. Konzepte, Strategien und therapeutisches Management (S. 322–341). München, Jena: Urban & Fischer.

Pines, A. & Maslach, C. (1978). Characteristics of staff burnout in mental health settings. Hospital and Community Psychiatry, 29(4), 233–237.

Raykov, T. & Widaman, K. F. (1995). Issues in applied Structural Equation Modeling research. Structural Equation Modeling, 2(4), 289–318.

Reynolds, W. M. (1982). Development of reliable and valid short forms of the Marlowe-Crowne Social Desirability Scale. Journal of Clinical Psychology, 38(1), 119–125.

Reynolds, W. M. & Gould, J. W. (1981). A psychometric investigation of the standard and short form of the Beck Depression Inventory. Journal of Consulting and Clinical Psychology, 49, 306–307.

Rihs-Middel, M., Lotti, H., Stamm, R. & Clerc, J. (Hrsg.). (1996). Ärztliche Verschreibung von Betäubungsmitteln. Wissenschaftliche Grundlagen und praktische Erfahrungen. Bern: Hans Huber.

Rosenberg, M. (1965). Society and the adolescent self-image. Princeton: Princeton University Press.

Rosenberg, M. J. & Hovland, C. I. (1960). Cognitive, affective, and behavioral components of attitudes. In C. I. Hovland & M. J. Rosenberg (Eds.), Attitude organization and change (o. S.). New Haven: Yale University Press.

Rosenthal, G. E. & Shannon, S. E. (1997). The use of patient perceptions in the evaluation of health-care delivery systems. Medical Care, 35 (11, supplement), NS58–NS68.

Rosenthal, R. (1966). Experimenter effects in behavioral research. New York: Appleton-Century-Croft.

Rotter, J. B. (1975). Some problems and mis-conceptions related to the construct of internal versus external control of reinforcement. Journal of Consulting and Clinical Psychology, 43, 56–67.

Rudorf, J. & Körkel, J. (1995). Belastungsfaktoren bei Sozialpädagogen/Sozialarbeitern durch Suchtarbeit. Archiv für Wissenschaft und Praxis der sozialen Arbeit, 26(3), 194–208.

274

Schaaf, S. (2000). Stationäre Suchttherapie von Opiatabhängigen am Beispiel der Schweiz. In A. Uchtenhagen & W. Zieglgänsberger (Hrsg.), Suchtmedizin. Konzepte, Strategien und therapeutisches Management (S. 299–309). München, Jena: Urban & Fischer.

Schmidt, J., Lamprecht, F. & Wittmann, W. W. (1989). Zufriedenheit mit der stationären Versorgung. Entwicklung eines Fragebogens und erste Validitätsuntersuchungen. Psychotherapie und medizinische Psychologie, 39, 248–255.

Schopenhauer, A. (1973). Aphorismen zur Lebensweisheit. Zürich: Diogenes. (Original erschienen 1851)

Schumacker, R. E. & Lomax, R. G. (1996). A beginner's guide to Structural Equation Modelling. Mahwah: Erlbaum.

Sells, S. B., Simpson, D. D., Joe, G. W., Demaree, R. G., Savage, L. J. & Lloyd, M. R. (1976). A national follow-up study to evaluate the effectiveness of drug abuse treatment: A report on cohort 1 of the DARP five years later. American Journal of Drug and Alcohol Abuse, 545–556.

Sitzia, J. & Wood, N. (1997). Patient satisfaction: A review of issues and concepts. Social Science and Medicine, 45(12), 1829–1843.

Soelling, M. E. & Newell, T. G. (1983). Effects of anonymity and experimenter demand on client satisfaction with mental health services. Evaluation and Program Planning, 6, 329–333.

Spensley, J., Edwards, D. & White, E. (1980). Patient satisfaction and involuntary treatment. American Journal of Orthopsychiatry, 50, 725–727.

Spiessl, H., Cording, C. & Klein, H. E. (1995). Erfassung der Patientenzufriedenheit in der Psychiatrie. Krankenhauspsychiatrie, 6, 156–159.

Stahlberg, D. & Frey, D. (1990). Einstellungen I: Struktur, Messung und Funktion. In W. Stroebe, M. Hewstone, J.-P. Codol & G. M. Stephenson (Hrsg.), Sozialpsychologie (S. 145–170). Berlin, Heidelberg: Springer.

Stahlberg, D., Gothe, L. & Frey, D. (1992). Selbstkonzept. In R. Asanger & G. Wenninger (Hrsg.), Handwörterbuch Psychologie (S. 680–685). Weinheim: Psychologie Verlags Union.

Stamm, R. (1999). QuaTheDA – ein Qualitätsmanagementsystem für stationäre Drogen- und Alkoholtherapien. Suchtmagazin, 25(5), 24–30.

Sudman, S., Bradburn, N. M. & Schwarz, N. (1996). Thinking about answers: The application of cognitive processes to survey methodology. San Francisco: Jossey-Brass.

Swan, J. E., Sawyer, J. C., Van Matre, J. G. & McGee, G. W. (1985). Deepening the understanding of hospital patient satisfaction: Fulfillment and equity effects. Journal of Health Care Marketing, 5(3), 7–18.

Tanner, B. A. (1981). Factors influencing client satisfaction with mental health services. Evaluation and Program Planning, 4, 279–286.

Thompson, A. G. H. & Sunol, R. (1995). Expectations as determinants of patient satisfaction: Concepts, theory and evidence. International Journal for Quality in Health Care, 7(2), 127–141.

275

Uchtenhagen, A. (1997). Synthesebericht. In A. Uchtenhagen, F. Gutzwiller & A. Dobler-Mikola (Hrsg.), Versuche für eine ärztliche Verschreibung von Betäubungsmitteln. Abschlussbericht der Forschungsbeauftragten. Zürich: Institut für Suchtforschung in Verbindung mit der Universität Zürich, Institut für Sozial- und Präventivmedizin der Universität Zürich.

Uchtenhagen, A. & Schaaf, S. (2000). Geschichte und Entwicklungstendenzen der Behandlung Drogenabhängiger in Europa. In A. Uchtenhagen & W. Zieglgänsberger (Hrsg.), Suchtmedizin. Konzepte, Strategien und therapeutisches Management (S. 394–406). München, Jena: Urban & Fischer.

Ulich, D. (1992). Emotion. In R. Asanger & G. Wenninger (Hrsg.), Handwörterbuch Psychologie (S. 127–132). Weinheim: Psychologie Verlags Union.

von Rosenstiel, L. (2000). Grundlagen der Organisationspsychologie (4. Aufl.). Stuttgart: Schäffer-Poeschel.

Vroom, V. H. (1964). Motivation and work. New York: Wiley.

Ware, J. E. (1978). Effects of acquiescent response set on patient satisfaction ratings. Medical Care, 16(4), 327–336.

Ware, J. E., Davies-Avery, A. & Stewart, A. L. (1978). The measurement and meaning of patient satisfaction. Health and Medical Care Services Review, 1(1), 1–15.

Ware, J. E. & Snyder, M. K. (1975). Dimensions of patient attitudes regarding doctors and medical care services. Medical Care, 13, 669–682.

Weise, G. (1975). Psychologische Leistungstests. Göttingen: Hogrefe.

West, S. G., Finch, J. F. & Curran, P. J. (1995). Structural equation models with nonnormal variables: Problems and remedies. In R. H. Hoyle (Ed.), Structural equation modeling: Concepts, issues, and applications (pp. 56–75). Thousand Oaks: Sage.

Wettach, R. H. U., Dobler-Mikola, A. & Uchtenhagen, A. (1997). Entwicklung von Instrumenten zur Erfassung der Behandlungsqualität von ambulanten und stationären Therapie- und Betreuungsprogrammen für Drogenabhängige. Zürich: Institut für Suchtforschung.

Wettach, R. H. U., Frei, A., Dobler-Mikola, A. & Uchtenhagen, A. (2000). Qualität in der stationären Therapie: Nationale Erhebung und Analyse von ausgewählten Qualitätsmerkmalen der stationären Therapieprogramme für Drogenabhängige (QUAFOS). Zürich: Institut für Suchtforschung.

Yablonsky, L. (1990). Die Therapeutische Gemeinschaft. Ein erfolgreicher Weg aus der Drogenabhängigkeit. Weinheim: Beltz.

Abkürzungsverzeichnis

AGFI	Adjusted Goodness of Fit Index
ASI	Addiction Severity Index (McLellan et al., 1980)
BAG	Bundesamt für Gesundheit (Bern)
BDI	Beck Depression Inventory (Beck et al., 1961)
BSV	Bundesamt für Sozialversicherung (Bern)
CBE	Checkliste Burnout-Entstehung (Gehring & Körkel, 1995)
CBM	Checkliste Burnout-Merkmale (Gehring & Körkel, 1995)
CSQ	Client Satisfaction Questionnaire (Larsen et al., 1979)
FOS	Forschungsverbund stationäre Suchttherapie (Institut für Suchtforschung, Zürich)
GFI	Goodness of Fit Index
ISF	Institut für Suchtforschung, Zürich
KLIBS	Klientenbefragung zur Suchtbehandlung (Wettach et al., 1997).
KOFOS	Koordinationsstelle des Forschungsverbundes stationäre Suchttherapie (Institut für Suchtforschung, Zürich)
MBI	Maslach Burnout Inventory (Maslach & Jackson, 1986)
MMPI-2	Minnesota Mulitphasic Personality Inventory II (vgl. Butcher, 1990)
PSQ	Patient Satisfaction Questionnaire (Ware & Snyder, 1975)
RMSEA	Root Mean Square Error of Approximation
s.	siehe
S.	Seite
SCL-90	Symptom Checklist (Derogatis et al., 1973)
SCL-90-R	Revidierte Version des SCL-90
SRMR	Standardized Root Mean square Residual

Tabellenverzeichnis

281

283

Abbildungsverzeichnis

Anhang

A   Ausführliche Kennzahlen der ursprünglichen und modifizierten Strukturgleichungsmodelle

A1   Zufriedenheit mit der Infrastruktur und der Organisation

Tabelle A.1.   Ausführliche Parameterwerte des ursprünglichen Strukturgleichungmodells zur Zufriedenheit mit der Infrastruktur und der Organisation der Einrichtung

Pfad	Stand. Wert	Unstand. Wert	Stand.-fehler	*t*-Wert	*p*-Wert
Aufenthaltsdauer – Beurteilung	−.135	−.001	.000	−2.089	.037
Aufenthaltsdauer – Negative Affektivität	−.097	−.002	.001	−1.468	.142
Aufenthaltsdauer – Soziale Erwünschtheit	−.236	−.003	.001	−4.227	≤ .001
Aufenthaltsdauer – Zufriedenheit	.018	.000	.000	.295	.768
Beurteilung – Information	.592	1.930	.244	7.896	≤ .001
Beurteilung – Privatsphäre	.746	1.488	.161	9.264	≤ .001
Beurteilung – Strukturiertheit	.657	1.000			
Beurteilung – Wohnraum	.505	.952	.143	6.663	≤ .001
Beurteilung – Zeitplan	.695	1.249	.140	8.914	≤ .001
Beurteilung – Zufriedenheit	.434	.387	.085	4.571	≤ .001
Kontrollüberzeugung – vm13	.749	1.211	.131	9.237	≤ .001
Kontrollüberzeugung – vm2	.598	1.000			
Kontrollüberzeugung – vm5	.690	1.369	.156	8.770	≤ .001
Kontrollüberzeugung – vm9	.647	1.205	.144	8.380	≤ .001
Negative Affektivität – Beurteilung	−.608	−.199	.030	−6.593	≤ .001
Negative Affektivität – Depressivität	.775	1.000			
Negative Affektivität – Kontrollüberzeugung	−.96	−.107	.012	−9.111	≤ .001
Negative Affektivität – Selbstwertgefühl	−.894	−.099	.012	−8.558	≤ .001
Negative Affektivität – Soziale Erwünschtheit	−.425	−.271	.041	−6.691	≤ .001
Negative Affektivität – Zufriedenheit	.069	.020	.027	.744	.457
Selbstwertgefühl – vm10	.599	1.033	.134	7.721	≤ .001
Selbstwertgefühl – vm11	.768	1.332	.145	9.203	≤ .001
Selbstwertgefühl – vm12	.568	1.000			
Selbstwertgefühl – vm14	.806	1.368	.145	9.425	≤ .001
Selbstwertgefühl – vm3	.542	.875	.120	7.280	≤ .001
Selbstwertgefühl – vm4	.495	.972	.143	6.799	≤ .001
Selbstwertgefühl – vm6	.709	1.502	.171	8.762	≤ .001
Selbstwertgefühl – vm7	.590	.886	.115	7.710	≤ .001
Selbstwertgefühl – vm8	.750	1.352	.149	9.075	≤ .001
Soziale Erwünschtheit – Beurteilung	−.064	−.033	.036	−.907	.364
Soziale Erwünschtheit – Indikatorvariable	1.000	1.000			
Soziale Erwünschtheit – Zufriedenheit	−.035	−.016	.031	−.517	.605
Zufriedenheit – Indikatorvariable	1.000	1.000			

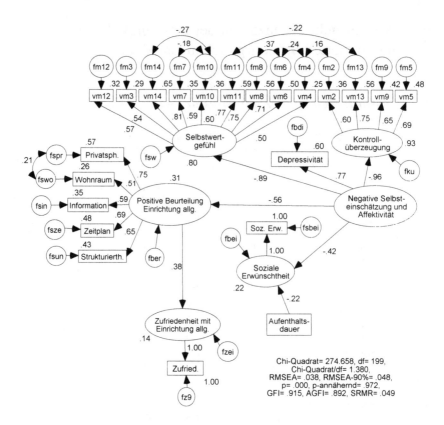

Abbildung A.1. Erstes modifiziertes Strukturgleichungsmodell: Die Zufriedenheit mit der Infrastruktur und der Organisation der Einrichtung (standardisierte Werte)

*Tabelle A.2. Ausführliche Parameterwerte des ersten modifizierten
Strukturgleichungmodells zur Zufriedenheit mit der Infrastruktur und
der Organisation der Einrichtung*

Pfad	Stand. Wert	Unstand. Wert	Stand.- fehler	*t*-Wert	*p*-Wert
Aufenthaltsdauer – Soziale Erwünschtheit	−.225	−.003	.001	−4.086	≤ .001
Beurteilung – Information	.595	1.951	.248	7.868	≤ .001
Beurteilung – Privatsphäre	.754	1.512	.164	9.213	≤ .001
Beurteilung – Strukturiertheit	.652	1.000			
Beurteilung – Wohnraum	.506	.960	.145	6.612	≤ .001
Beurteilung – Zeitplan	.694	1.256	.142	8.830	≤ .001
Beurteilung – Zufriedenheit	.377	.339	.064	5.282	≤ .001
Kontrollüberzeugung – vm13	.747	1.204	.130	9.259	≤ .001
Kontrollüberzeugung – vm2	.600	1.000			
Kontrollüberzeugung – vm5	.689	1.364	.155	8.798	≤ .001
Kontrollüberzeugung – vm9	.648	1.203	.143	8.416	≤ .001
Negative Affektivität – Beurteilung	−.557	−.182	.027	−6.700	≤ .001
Negative Affektivität – Depressivität	.772	1.000			
Negative Affektivität – Kontrollüberzeugung	−.963	−.108	.012	−9.128	≤ .001
Negative Affektivität – Selbstwertgefühl	−.895	−.100	.012	−8.531	≤ .001
Negative Affektivität – Soziale Erwünschtheit	−.417	−.269	.040	−6.660	≤ .001
Selbstwertgefühl – vm10	.600	1.035	.134	7.719	≤ .001
Selbstwertgefühl – vm11	.767	1.331	.145	9.184	≤ .001
Selbstwertgefühl – vm12	.567	1.000			
Selbstwertgefühl – vm14	.805	1.368	.145	9.408	≤ .001
Selbstwertgefühl – vm3	.542	.877	.120	7.280	≤ .001
Selbstwertgefühl – vm4	.497	.977	.143	6.810	≤ .001
Selbstwertgefühl – vm6	.711	1.507	.172	8.764	≤ .001
Selbstwertgefühl – vm7	.590	.887	.115	7.701	≤ .001
Selbstwertgefühl – vm8	.750	1.354	.149	9.070	≤ .001
Soziale Erwünschtheit – Indikatorvariable	1.000	1.000			
Zufriedenheit – Indikatorvariable	1.000	1.000			

Tabelle A.3. *Ausführliche Parameterwerte des zweiten modifizierten*
Strukturgleichungmodells zur Zufriedenheit mit der Infrastruktur und
der Organisation der Einrichtung

Pfad	Stand. Wert	Unstand. Wert	Stand.- fehler	*t*-Wert	*p*-Wert
Beurteilung – Information	.594	1.947	.247	7.870	≤ .001
Beurteilung – Privatsphäre	.753	1.510	.164	9.224	≤ .001
Beurteilung – Strukturiertheit	.653	1.000			
Beurteilung – Wohnraum	.507	.960	.145	6.629	≤ .001
Beurteilung – Zeitplan	.693	1.253	.142	8.837	≤ .001
Beurteilung – Zufriedenheit	.377	.339	.064	5.292	≤ .001
Kontrollüberzeugung – vm13	.751	1.207	.130	9.271	≤ .001
Kontrollüberzeugung – vm2	.602	1.000			
Kontrollüberzeugung – vm5	.684	1.348	.154	8.734	≤ .001
Kontrollüberzeugung – vm9	.647	1.198	.143	8.397	≤ .001
Negative Affektivität – Beurteilung	−.562	−.182	.027	−6.748	≤ .001
Negative Affektivität – Depressivität	.779	1.000			
Negative Affektivität – Kontrollüberzeugung	−.951	−.106	.012	−9.094	≤ .001
Negative Affektivität – Selbstwertgefühl	−.898	−.099	.012	−8.555	≤ .001
Selbstwertgefühl – vm10	.596	1.025	.133	7.700	≤ .001
Selbstwertgefühl – vm11	.769	1.331	.144	9.232	≤ .001
Selbstwertgefühl – vm12	.569	1.000			
Selbstwertgefühl – vm14	.806	1.364	.144	9.443	≤ .001
Selbstwertgefühl – vm3	.542	.874	.120	7.294	≤ .001
Selbstwertgefühl – vm4	.497	.974	.143	6.825	≤ .001
Selbstwertgefühl – vm6	.709	1.499	.171	8.779	≤ .001
Selbstwertgefühl – vm7	.593	.888	.115	7.747	≤ .001
Selbstwertgefühl – vm8	.748	1.345	.148	9.081	≤ .001
Zufriedenheit – Indikatorvariable	1.000	1.000			

A2   Zufriedenheit mit der allgemeinen Betreuung

Tabelle A.4.   Ausführliche Parameterwerte des ursprünglichen
Strukturgleichungmodells zur Zufriedenheit mit der allgemeinen
Betreuung

Pfad	Stand. Wert	Unstand. Wert	Stand.-fehler	*t*-Wert	*p*-Wert
Aufenthaltsdauer – Beurteilung	–.236	–.001	.000	–3.291	≤ .001
Aufenthaltsdauer – Negative Affektivität	–.098	–.002	.001	–1.486	.137
Aufenthaltsdauer – Soziale Erwünschtheit	–.236	–.003	.001	–4.233	≤ .001
Aufenthaltsdauer – Zufriedenheit	.080	.000	.000	1.378	.168
Beurteilung – Konsistenz der Betreuer	.761	1.000			
Beurteilung – Streit mit Betreuern	.763	.857	.091	9.447	≤ .001
Beurteilung – Zufriedenheit	.662	.514	.065	7.931	≤ .001
Kontrollüberzeugung – vm13	.746	1.202	.130	9.235	≤ .001
Kontrollüberzeugung – vm2	.600	1.000			
Kontrollüberzeugung – vm5	.688	1.360	.155	8.776	≤ .001
Kontrollüberzeugung – vm9	.649	1.204	.143	8.414	≤ .001
Negative Affektivität – Beurteilung	–.298	–.083	.024	–3.513	≤ .001
Negative Affektivität – Depressivität	.764	1.000			
Negative Affektivität – Kontrollüberzeugung	–.958	–.109	.012	–9.031	≤ .001
Negative Affektivität – Selbstwertgefühl	–.907	–.099	.013	–7.461	≤ .001
Negative Affektivität – Soziale Erwünschtheit	–.424	–.275	.041	–6.654	≤ .001
Negative Affektivität – Zufriedenheit	–.078	–.017	.015	–1.134	.257
Selbstwertgefühl – vm10	.603	1.069	.153	6.965	≤ .001
Selbstwertgefühl – vm11	.767	1.366	.172	7.944	≤ .001
Selbstwertgefühl – vm12	.567	1.027	.151	6.799	≤ .001
Selbstwertgefühl – vm14	.805	1.405	.174	8.090	≤ .001
Selbstwertgefühl – vm3	.542	.899	.136	6.613	≤ .001
Selbstwertgefühl – vm4	.495	1.000			
Selbstwertgefühl – vm6	.709	1.544	.180	8.597	≤ .001
Selbstwertgefühl – vm7	.590	.911	.131	6.930	≤ .001
Selbstwertgefühl – vm8	.748	1.387	.176	7.865	≤ .001
Soziale Erwünschtheit – Beurteilung	.085	.037	.033	1.098	.272
Soziale Erwünschtheit – Indikatorvariable	1.000	1.000			
Soziale Erwünschtheit – Zufriedenheit	–.190	–.063	.020	–3.125	≤ .01
Zufriedenheit – Indikatorvariable	1.000	1.000			

293

Tabelle A.5. *Ausführliche Parameterwerte des modifizierten*
Strukturgleichungmodells zur Zufriedenheit mit der allgemeinen
Betreuung

Pfad	Stand. Wert	Unstand. Wert	Stand.- fehler	*t*-Wert	*p*-Wert
Aufenthaltsdauer – Beurteilung	−.220	−.001	.000	−3.316	≤ .001
Aufenthaltsdauer – Soziale Erwünschtheit	−.229	−.003	.001	−4.176	≤ .001
Beurteilung – Konsistenz der Betreuer	.770	1.000			
Beurteilung – Streit mit Betreuern	.756	.840	.088	9.490	≤ .001
Beurteilung – Zufriedenheit	.664	.510	.058	8.766	≤ .001
Kontrollüberzeugung – vm13	.745	1.197	.130	9.241	≤ .001
Kontrollüberzeugung – vm2	.601	1.000			
Kontrollüberzeugung – vm5	.690	1.361	.155	8.803	≤ .001
Kontrollüberzeugung – vm9	.648	1.202	.143	8.425	≤ .001
Negative Affektivität – Beurteilung	−.357	−.101	.021	−4.749	≤ .001
Negative Affektivität – Depressivität	.762	1.000			
Negative Affektivität – Kontrollüberzeugung	−.960	−.109	.012	−9.040	≤ .001
Negative Affektivität – Selbstwertgefühl	−.906	−.100	.013	−7.469	≤ .001
Negative Affektivität – Soziale Erwünschtheit	−.423	−.278	.041	−6.733	≤ .001
Selbstwertgefühl – vm10	.603	1.066	.153	6.973	≤ .001
Selbstwertgefühl – vm11	.766	1.361	.171	7.957	≤ .001
Selbstwertgefühl – vm12	.566	1.023	.150	6.805	≤ .001
Selbstwertgefühl – vm14	.805	1.402	.173	8.107	≤ .001
Selbstwertgefühl – vm3	.542	.897	.135	6.622	≤ .001
Selbstwertgefühl – vm4	.497	1.000			
Selbstwertgefühl – vm6	.711	1.544	.179	8.622	≤ .001
Selbstwertgefühl – vm7	.590	.908	.131	6.938	≤ .001
Selbstwertgefühl – vm8	.750	1.386	.176	7.887	≤ .001
Soziale Erwünschtheit – Indikatorvariable	1.000	1.000			
Soziale Erwünschtheit – Zufriedenheit	−.162	−.054	.018	−3.054	≤ .01
Zufriedenheit – Indikatorvariable	1.000	1.000			

A3 Zufriedenheit mit der persönlichen Betreuung

Tabelle A.6. Ausführliche Parameterwerte des ursprünglichen
Strukturgleichungmodells zur Zufriedenheit mit der persönlichen
Betreuung

Pfad	Stand. Wert	Unstand. Wert	Stand.-fehler	t-Wert	p-Wert
Aufenthaltsdauer – Beurteilung	−.406	−.002	.000	−5.931	≤ .001
Aufenthaltsdauer – Negative Affektivität	−.100	−.002	.001	−1.515	.130
Aufenthaltsdauer – Soziale Erwünschtheit	−.237	−.003	.001	−4.242	≤ .001
Aufenthaltsdauer – Zufriedenheit	.088	.000	.000	1.288	.198
Beurteilung – Häufigkeit Wechsel	.868	1.000			
Beurteilung – Konstanz	.719	.980	.140	7.025	≤ .001
Beurteilung – Zufriedenheit	.318	.299	.076	3.936	≤ .001
Kontrollüberzeugung – vm13	.748	1.205	.131	9.221	≤ .001
Kontrollüberzeugung – vm2	.600	1.000			
Kontrollüberzeugung – vm5	.688	1.361	.155	8.757	≤ .001
Kontrollüberzeugung – vm9	.648	1.204	.143	8.391	≤ .001
Negative Affektivität – Beurteilung	−.158	−.043	.021	−2.029	≤ .05
Negative Affektivität – Depressivität	.761	1.000			
Negative Affektivität – Kontrollüberzeugung	−.952	−.108	.012	−8.986	≤ .001
Negative Affektivität – Selbstwertgefühl	−.915	−.142	.012	−11.659	≤ .001
Negative Affektivität – Soziale Erwünschtheit	−.422	−.275	.042	−6.628	≤ .001
Negative Affektivität – Zufriedenheit	−.165	−.042	.019	−2.274	≤ .05
Selbstwertgefühl – vm10	.604	.762	.084	9.023	≤ .001
Selbstwertgefühl – vm11	.767	.972	.072	13.479	≤ .001
Selbstwertgefühl – vm12	.567	.730	.078	9.415	≤ .001
Selbstwertgefühl – vm14	.805	1.000			
Selbstwertgefühl – vm3	.541	.640	.072	8.939	≤ .001
Selbstwertgefühl – vm4	.496	.712	.088	8.100	≤ .001
Selbstwertgefühl – vm6	.710	1.100	.090	12.249	≤ .001
Selbstwertgefühl – vm7	.588	.646	.066	9.754	≤ .001
Selbstwertgefühl – vm8	.748	.987	.075	13.103	≤ .001
Soziale Erwünschtheit – Beurteilung	−.063	−.026	.031	−.858	.391
Soziale Erwünschtheit – Indikatorvariable	1.000	1.000			
Soziale Erwünschtheit – Zufriedenheit	−.010	−.004	.027	−.151	.880
Zufriedenheit – Indikatorvariable	1.000	1.000			

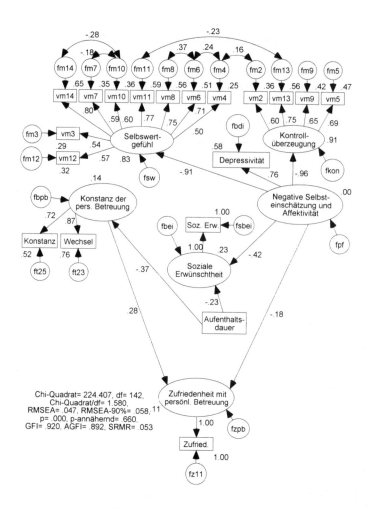

Abbildung A.2. Erstes modifiziertes Strukturgleichungsmodell: Die Zufriedenheit mit der persönlichen Betreuung (standardisierte Werte)

Tabelle A.7. *Ausführliche Parameterwerte des ersten modifizierten*
Strukturgleichungmodells zur Zufriedenheit mit der persönlichen
Betreuung

Pfad	Stand. Wert	Unstand. Wert	Stand.- fehler	*t*-Wert	*p*-Wert
Aufenthaltsdauer – Beurteilung	–.372	–.002	.000	–5.616	≤ .001
Aufenthaltsdauer – Soziale Erwünschtheit	–.230	–.003	.001	–4.187	≤ .001
Beurteilung – Häufigkeit Wechsel	.869	1.000			
Beurteilung – Konstanz	.720	.981	.151	6.503	≤ .001
Beurteilung – Zufriedenheit	.278	.260	.067	3.890	≤ .001
Kontrollüberzeugung – vm13	.747	1.203	.130	9.232	≤ .001
Kontrollüberzeugung – vm2	.600	1.000			
Kontrollüberzeugung – vm5	.688	1.360	.155	8.770	≤ .001
Kontrollüberzeugung – vm9	.648	1.202	.143	8.396	≤ .001
Negative Affektivität – Depressivität	.762	1.000			
Negative Affektivität – Kontrollüberzeugung	–.956	–.109	.012	–9.001	≤ .001
Negative Affektivität – Selbstwertgefühl	–.912	–.141	.012	–11.626	≤ .001
Negative Affektivität – Soziale Erwünschtheit	–.419	–.275	.041	–6.662	≤ .001
Negative Affektivität – Zufriedenheit	–.181	–.046	.016	–2.855	≤ .01
Selbstwertgefühl – vm10	.604	.762	.085	9.016	≤ .001
Selbstwertgefühl – vm11	.766	.972	.072	13.440	≤ .001
Selbstwertgefühl – vm12	.567	.731	.078	9.407	≤ .001
Selbstwertgefühl – vm14	.805	1.000			
Selbstwertgefühl – vm3	.541	.640	.072	8.926	≤ .001
Selbstwertgefühl – vm4	.496	.713	.088	8.095	≤ .001
Selbstwertgefühl – vm6	.711	1.103	.090	12.260	≤ .001
Selbstwertgefühl – vm7	.589	.647	.066	9.750	≤ .001
Selbstwertgefühl – vm8	.750	.990	.075	13.116	≤ .001
Soziale Erwünschtheit – Indikatorvariable	1.000	1.000			
Zufriedenheit – Indikatorvariable	1.000	1.000			

Tabelle A.8. *Ausführliche Parameterwerte des zweiten modifizierten Strukturgleichungmodells zur Zufriedenheit mit der persönlichen Betreuung*

Pfad	Stand. Wert	Unstand. Wert	Stand.-fehler	*t*-Wert	*p*-Wert
Aufenthaltsdauer – Beurteilung	–.372	–.002	.000	–5.617	≤ .001
Beurteilung – Häufigkeit Wechsel	.870	1.000			
Beurteilung – Konstanz	.720	.981	.151	6.499	≤ .001
Beurteilung – Zufriedenheit	.278	.260	.067	3.886	≤ .001
Kontrollüberzeugung – vm13	.751	1.204	.130	9.254	≤ .001
Kontrollüberzeugung – vm2	.603	1.000			
Kontrollüberzeugung – vm5	.682	1.342	.154	8.715	≤ .001
Kontrollüberzeugung – vm9	.647	1.195	.142	8.388	≤ .001
Negative Affektivität – Depressivität	.766	1.000			
Negative Affektivität – Kontrollüberzeugung	–.942	–.107	.012	–8.971	≤ .001
Negative Affektivität – Selbstwertgefühl	–.920	–.141	.012	–11.563	≤ .001
Negative Affektivität – Zufriedenheit	–.182	–.046	.016	–2.865	≤ .01
Selbstwertgefühl – vm10	.600	.757	.084	8.971	≤ .001
Selbstwertgefühl – vm11	.769	.976	.072	13.494	≤ .001
Selbstwertgefühl – vm12	.569	.734	.078	9.446	≤ .001
Selbstwertgefühl – vm14	.805	1.000			
Selbstwertgefühl – vm3	.541	.640	.072	8.925	≤ .001
Selbstwertgefühl – vm4	.496	.714	.088	8.103	≤ .001
Selbstwertgefühl – vm6	.710	1.101	.090	12.227	≤ .001
Selbstwertgefühl – vm7	.591	.650	.066	9.807	≤ .001
Selbstwertgefühl – vm8	.747	.986	.076	13.047	≤ .001
Zufriedenheit – Indikatorvariable	1.000	1.000			

A4 Zufriedenheit mit der therapeutischen Behandlung

Tabelle A.9. Ausführliche Parameterwerte des ursprünglichen Strukturgleichungmodells zur Zufriedenheit mit der therapeutischen Behandlung

Pfad	Stand. Wert	Unstand. Wert	Stand.- fehler	*t*-Wert	*p*-Wert
Aufenthaltsdauer – Beurteilung	.025	.000	.001	.363	.716
Aufenthaltsdauer – Negative Affektivität	–.100	–.002	.001	–1.512	.131
Aufenthaltsdauer – Soziale Erwünschtheit	–.236	–.003	.001	–4.240	≤ .001
Aufenthaltsdauer – Zufriedenheit	–.022	.000	.000	–.411	.681
Beurteilung – Beurteilung Therapieergebnis	.892	1.000			
Beurteilung – Beurteilung Therapieprozess	.851	.969	.115	8.393	≤ .001
Beurteilung – Zufriedenheit	.628	.394	.048	8.190	≤ .001
Beurteilung Therapieergebnis – Angemessenheit	.824	1.000			
Beurteilung Therapieergebnis – Ausmass	.476	.649	.087	7.448	≤ .001
Beurteilung Therapieergebnis – Fortschritte	–.829	–.921	.069	–13.260	≤ .001
Beurteilung Therapieprozess – Bedürfnisse ber.	.778	.533	.044	12.097	≤ .001
Beurteilung Therapieprozess – Beziehung	.785	1.771	.145	12.219	≤ .001
Beurteilung Therapieprozess – Grenzüberschreit.	.734	1.000			
Beurteilung Therapieprozess – Respekt vor Selbst.	–.838	–1.127	.087	–12.985	≤ .001
Kontrollüberzeugung – vm13	.746	1.200	.130	9.211	≤ .001
Kontrollüberzeugung – vm2	.601	1.000			
Kontrollüberzeugung – vm5	.688	1.358	.155	8.754	≤ .001
Kontrollüberzeugung – vm9	.650	1.206	.143	8.414	≤ .001
Negative Affektivität – Beurteilung	–.325	–.127	.033	–3.826	≤ .001
Negative Affektivität – Depressivität	.769	1.000			
Negative Affektivität – Kontrollüberzeugung	–.949	–.107	.012	–9.034	≤ .001
Negative Affektivität – Selbstwertgefühl	–.910	–.102	.012	–8.549	≤ .001
Negative Affektivität – Soziale Erwünschtheit	–.423	–.272	.041	–6.645	≤ .001
Negative Affektivität – Zufriedenheit	–.100	–.025	.016	–1.516	.130
Selbstwertgefühl – vm10	.602	1.036	.133	7.762	≤ .001
Selbstwertgefühl – vm11	.767	1.327	.144	9.217	≤ .001
Selbstwertgefühl – vm12	.569	1.000			
Selbstwertgefühl – vm14	.805	1.365	.144	9.446	≤ .001
Selbstwertgefühl – vm3	.540	.871	.120	7.280	≤ .001
Selbstwertgefühl – vm4	.496	.972	.143	6.813	≤ .001
Selbstwertgefühl – vm6	.709	1.500	.171	8.784	≤ .001
Selbstwertgefühl – vm7	.592	.887	.115	7.739	≤ .001
Selbstwertgefühl – vm8	.749	1.349	.148	9.097	≤ .001
Soziale Erwünschtheit – Beurteilung	.015	.009	.047	.195	.846
Soziale Erwünschtheit – Indikatorvariable	1.000	1.000			
Soziale Erwünschtheit – Zufriedenheit	–.108	–.041	.022	–1.856	.063
Zufriedenheit – Indikatorvariable	1.000	1.000			

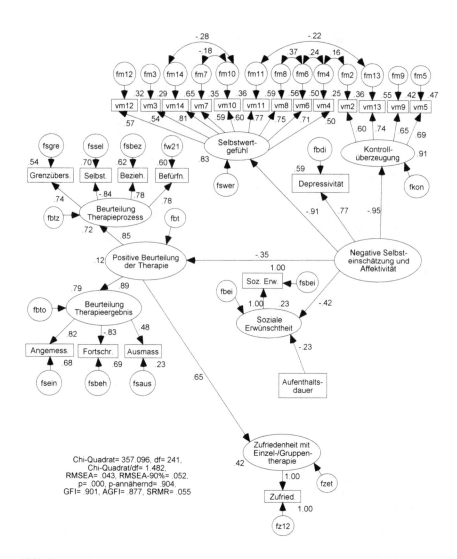

Abbildung A.3. Erstes modifiziertes Strukturgleichungsmodell: Die Zufriedenheit mit der therapeutischen Behandlung (standardisierte Werte)

300

Tabelle A.10. Ausführliche Parameterwerte des ersten modifizierten Strukturgleichungmodells zur Zufriedenheit mit der therapeutischen Behandlung

Pfad	Stand. Wert	Unstand. Wert	Stand.- fehler	t-Wert	p-Wert
Aufenthaltsdauer – Soziale Erwünschtheit	–.229	–.003	.001	–4.179	≤ .001
Beurteilung – Beurteilung Therapieergebnis	.888	1.000			
Beurteilung – Beurteilung Therapieprozess	.851	.977	.116	8.427	≤ .001
Beurteilung – Zufriedenheit	.650	.411	.046	8.868	≤ .001
Beurteilung Therapieergebnis – Angemessenheit	.822	1.000			
Beurteilung Therapieergebnis – Ausmass	.477	.651	.087	7.448	≤ .001
Beurteilung Therapieergebnis – Fortschritte	–.831	–.925	.070	–13.234	≤ .001
Beurteilung Therapieprozess – Bedürfnisse ber.	.777	.531	.044	12.104	≤ .001
Beurteilung Therapieprozess – Beziehung	.785	1.767	.144	12.232	≤ .001
Beurteilung Therapieprozess – Grenzüberschreit.	.735	1.000			
Beurteilung Therapieprozess – Respekt vor Selbst.	–.839	–1.125	.086	–13.019	≤ .001
Kontrollüberzeugung – vm13	.745	1.196	.130	9.226	≤ .001
Kontrollüberzeugung – vm2	.601	1.000			
Kontrollüberzeugung – vm5	.688	1.357	.155	8.779	≤ .001
Kontrollüberzeugung – vm9	.650	1.204	.143	8.429	≤ .001
Negative Affektivität – Beurteilung	–.346	–.135	.029	–4.577	≤ .001
Negative Affektivität – Depressivität	.766	1.000			
Negative Affektivität – Kontrollüberzeugung	–.953	–.108	.012	–9.045	≤ .001
Negative Affektivität – Selbstwertgefühl	–.910	–.102	.012	–8.516	≤ .001
Negative Affektivität – Soziale Erwünschtheit	–.419	–.273	.041	–6.673	≤ .001
Selbstwertgefühl – vm10	.602	1.038	.134	7.750	≤ .001
Selbstwertgefühl – vm11	.766	1.328	.145	9.192	≤ .001
Selbstwertgefühl – vm12	.568	1.000			
Selbstwertgefühl – vm14	.805	1.367	.145	9.424	≤ .001
Selbstwertgefühl – vm3	.541	.874	.120	7.274	≤ .001
Selbstwertgefühl – vm4	.496	.975	.143	6.812	≤ .001
Selbstwertgefühl – vm6	.710	1.505	.172	8.774	≤ .001
Selbstwertgefühl – vm7	.591	.888	.115	7.723	≤ .001
Selbstwertgefühl – vm8	.750	1.353	.149	9.083	≤ .001
Soziale Erwünschtheit – Indikatorvariable	1.000	1.000			
Zufriedenheit – Indikatorvariable	1.000	1.000			

Tabelle A.11. *Ausführliche Parameterwerte des zweiten modifizierten*
Strukturgleichungmodells zur Zufriedenheit mit der therapeutischen
Behandlung

Pfad	Stand. Wert	Unstand. Wert	Stand.-fehler	t-Wert	p-Wert
Beurteilung – Beurteilung Therapieergebnis	.887	1.000			
Beurteilung – Beurteilung Therapieprozess	.851	.979	.116	8.427	≤ .001
Beurteilung – Zufriedenheit	.651	.412	.046	8.873	≤ .001
Beurteilung Therapieergebnis – Angemessenheit	.822	1.000			
Beurteilung Therapieergebnis – Ausmass	.476	.651	.087	7.444	≤ .001
Beurteilung Therapieergebnis – Fortschritte	−.831	−.926	.070	−13.228	≤ .001
Beurteilung Therapieprozess – Bedürfnisse ber.	.777	.531	.044	12.107	≤ .001
Beurteilung Therapieprozess – Beziehung	.785	1.766	.144	12.233	≤ .001
Beurteilung Therapieprozess – Grenzüberschreit.	.735	1.000			
Beurteilung Therapieprozess – Respekt vor Selbst.	−.839	−1.125	.086	−13.023	≤ .001
Kontrollüberzeugung – vm13	.748	1.198	.130	9.245	≤ .001
Kontrollüberzeugung – vm2	.604	1.000			
Kontrollüberzeugung – vm5	.683	1.340	.154	8.724	≤ .001
Kontrollüberzeugung – vm9	.649	1.198	.142	8.418	≤ .001
Negative Affektivität – Beurteilung	−.347	−.134	.029	−4.588	≤ .001
Negative Affektivität – Depressivität	.771	1.000			
Negative Affektivität – Kontrollüberzeugung	−.940	−.106	.012	−9.014	≤ .001
Negative Affektivität – Selbstwertgefühl	−.917	−.103	.012	−8.526	≤ .001
Selbstwertgefühl – vm10	.598	1.027	.133	7.733	≤ .001
Selbstwertgefühl – vm11	.768	1.328	.144	9.247	≤ .001
Selbstwertgefühl – vm12	.570	1.000			
Selbstwertgefühl – vm14	.805	1.362	.144	9.464	≤ .001
Selbstwertgefühl – vm3	.541	.870	.119	7.291	≤ .001
Selbstwertgefühl – vm4	.497	.972	.142	6.832	≤ .001
Selbstwertgefühl – vm6	.709	1.495	.170	8.793	≤ .001
Selbstwertgefühl – vm7	.595	.890	.114	7.776	≤ .001
Selbstwertgefühl – vm8	.747	1.342	.148	9.096	≤ .001
Zufriedenheit – Indikatorvariable	1.000	1.000			

A 5   Zufriedenheit mit dem Arbeitsbereich

Tabelle A.12. Ausführliche Parameterwerte des ursprünglichen
Strukturgleichungmodells zur Zufriedenheit mit dem Arbeitsbereich

Pfad	Stand. Wert	Unstand. Wert	Stand.-fehler	*t*-Wert	*p*-Wert
Aufenthaltsdauer – Beurteilung	–.157	–.002	.001	–2.117	≤ .05
Aufenthaltsdauer – Negative Affektivität	–.098	–.002	.001	–1.492	.136
Aufenthaltsdauer – Soziale Erwünschtheit	–.236	–.003	.001	–4.234	≤ .001
Aufenthaltsdauer – Zufriedenheit	.235	.002	.000	3.929	≤ .001
Beurteilung – Probleme mit Vorgesetzten	.756	1.000			
Beurteilung – Unterstützung durch Vorgesetzten	.627	.895	.131	6.819	≤ .001
Beurteilung – Überforderung	.415	.180	.034	5.277	≤ .001
Beurteilung – Zufriedenheit	.449	.255	.051	4.992	≤ .001
Kontrollüberzeugung – vm13	.745	1.196	.129	9.254	≤ .001
Kontrollüberzeugung – vm2	.602	1.000			
Kontrollüberzeugung – vm5	.690	1.358	.154	8.812	≤ .001
Kontrollüberzeugung – vm9	.647	1.196	.142	8.416	≤ .001
Negative Affektivität – Beurteilung	–.422	–.220	.047	–4.641	≤ .001
Negative Affektivität – Depressivität	.763	1.000			
Negative Affektivität – Kontrollüberzeugung	–.956	–.109	.012	–9.060	≤ .001
Negative Affektivität – Selbstwertgefühl	–.911	–.103	.012	–8.497	≤ .001
Negative Affektivität – Soziale Erwünschtheit	–.423	–.275	.041	–6.647	≤ .001
Negative Affektivität – Zufriedenheit	–.040	–.012	.023	–.515	.607
Selbstwertgefühl – vm10	.601	1.039	.134	7.738	≤ .001
Selbstwertgefühl – vm11	.767	1.332	.145	9.177	≤ .001
Selbstwertgefühl – vm12	.566	1.000			
Selbstwertgefühl – vm14	.804	1.367	.146	9.392	≤ .001
Selbstwertgefühl – vm3	.540	.875	.121	7.260	≤ .001
Selbstwertgefühl – vm4	.496	.977	.144	6.799	≤ .001
Selbstwertgefühl – vm6	.713	1.513	.172	8.775	≤ .001
Selbstwertgefühl – vm7	.590	.888	.115	7.703	≤ .001
Selbstwertgefühl – vm8	.752	1.358	.150	9.074	≤ .001
Soziale Erwünschtheit – Beurteilung	–.061	–.049	.065	–.750	.453
Soziale Erwünschtheit – Indikatorvariable	1.000	1.000			
Soziale Erwünschtheit – Zufriedenheit	.109	.049	.029	1.687	.092
Zufriedenheit – Indikatorvariable	1.000	1.000			

Tabelle A.13. Ausführliche Parameterwerte des modifizierten
Strukturgleichungmodells zur Zufriedenheit mit dem Arbeitsbereich

Pfad	Stand. Wert	Unstand. Wert	Stand.- fehler	t-Wert	p-Wert
Aufenthaltsdauer – Soziale Erwünschtheit	–.226	–.003	.001	–4.120	≤ .001
Aufenthaltsdauer – Zufriedenheit	.219	.001	.000	3.908	≤ .001
Beurteilung – Probleme mit Vorgesetzten	.754	1.000			
Beurteilung – Unterstützung durch Vorgesetzten	.624	.895	.132	6.798	≤ .001
Beurteilung – Überforderung	.416	.181	.034	5.277	≤ .001
Beurteilung – Zufriedenheit	.465	.267	.046	5.799	≤ .001
Kontrollüberzeugung – vm13	.744	1.192	.129	9.270	≤ .001
Kontrollüberzeugung – vm2	.603	1.000			
Kontrollüberzeugung – vm5	.690	1.357	.154	8.836	≤ .001
Kontrollüberzeugung – vm9	.647	1.195	.142	8.435	≤ .001
Negative Affektivität – Beurteilung	–.389	–.202	.042	–4.824	≤ .001
Negative Affektivität – Depressivität	.761	1.000			
Negative Affektivität – Kontrollüberzeugung	–.961	–.110	.012	–9.073	≤ .001
Negative Affektivität – Selbstwertgefühl	–.909	–.103	.012	–8.471	≤ .001
Negative Affektivität – Soziale Erwünschtheit	–.418	–.274	.041	–6.647	≤ .001
Selbstwertgefühl – vm10	.602	1.041	.135	7.734	≤ .001
Selbstwertgefühl – vm11	.766	1.332	.145	9.159	≤ .001
Selbstwertgefühl – vm12	.566	1.000			
Selbstwertgefühl – vm14	.803	1.368	.146	9.377	≤ .001
Selbstwertgefühl – vm3	.541	.877	.121	7.261	≤ .001
Selbstwertgefühl – vm4	.497	.980	.144	6.806	≤ .001
Selbstwertgefühl – vm6	.714	1.517	.173	8.774	≤ .001
Selbstwertgefühl – vm7	.590	.889	.116	7.693	≤ .001
Selbstwertgefühl – vm8	.752	1.361	.150	9.069	≤ .001
Soziale Erwünschtheit – Indikatorvariable	1.000	1.000			
Soziale Erwünschtheit – Zufriedenheit	.116	.053	.026	2.023	≤ .05
Zufriedenheit – Indikatorvariable	1.000	1.000			

A 6   Zufriedenheit mit dem sozialen Kontakt mit den anderen Klienten

Tabelle A.14. *Ausführliche Parameterwerte des ursprünglichen Strukturgleichungmodells zur Zufriedenheit mit dem sozialen Kontakt mit den anderen Klienten*

Pfad	Stand. Wert	Unstand. Wert	Stand.- fehler	t-Wert	p-Wert
Aufenthaltsdauer – Beurteilung	–.067	–.001	.001	–1.044	.296
Aufenthaltsdauer – Negative Affektivität	–.098	–.002	.001	–1.485	.137
Aufenthaltsdauer – Soziale Erwünschtheit	–.236	–.003	.001	–4.233	≤ .001
Aufenthaltsdauer – Zufriedenheit	.022	.000	.000	.381	.703
Beurteilung – Stimmung	.939	1.300	.160	8.099	≤ .001
Beurteilung – Konflikte	.695	1.000			
Beurteilung – Zufriedenheit	.460	.259	.039	6.550	≤ .001
Kontrollüberzeugung – vm13	.744	1.197	.130	9.209	≤ .001
Kontrollüberzeugung – vm2	.601	1.000			
Kontrollüberzeugung – vm5	.692	1.366	.155	8.796	≤ .001
Kontrollüberzeugung – vm9	.647	1.201	.143	8.394	≤ .001
Negative Affektivität – Beurteilung	–.370	–.154	.036	–4.258	≤ .001
Negative Affektivität – Depressivität	.772	1.000			
Negative Affektivität – Kontrollüberzeugung	–.954	–.107	.012	–9.067	≤ .001
Negative Affektivität – Selbstwertgefühl	–.904	–.101	.012	–8.529	≤ .001
Negative Affektivität – Soziale Erwünschtheit	–.424	–.272	.041	–6.671	≤ .001
Negative Affektivität – Zufriedenheit	–.060	–.014	.017	–.813	.416
Selbstwertgefühl – vm10	.601	1.037	.134	7.734	≤ .001
Selbstwertgefühl – vm11	.766	1.329	.145	9.183	≤ .001
Selbstwertgefühl – vm12	.567	1.000			
Selbstwertgefühl – vm14	.805	1.367	.145	9.411	≤ .001
Selbstwertgefühl – vm3	.541	.875	.120	7.273	≤ .001
Selbstwertgefühl – vm4	.494	.972	.143	6.787	≤ .001
Selbstwertgefühl – vm6	.712	1.511	.172	8.784	≤ .001
Selbstwertgefühl – vm7	.591	.888	.115	7.712	≤ .001
Selbstwertgefühl – vm8	.752	1.356	.149	9.086	≤ .001
Soziale Erwünschtheit – Beurteilung	.021	.014	.046	.299	.765
Soziale Erwünschtheit – Indikatorvariable	1.000	1.000			
Soziale Erwünschtheit – Zufriedenheit	.031	.011	.023	.493	.622
Zufriedenheit – Indikatorvariable	1.000	1.000			

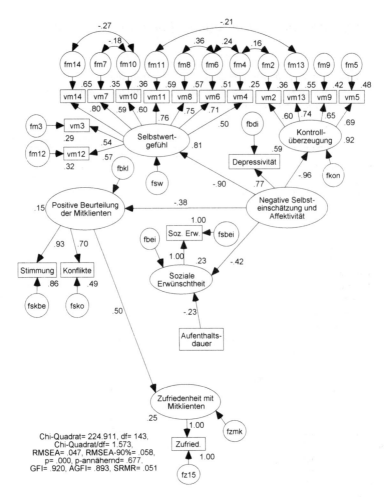

Abbildung A.4. Erstes modifiziertes Strukturgleichungsmodell: Die Zufriedenheit mit dem sozialen Kontakt mit den anderen Klienten (standardisierte Werte)

Tabelle A.15. Ausführliche Parameterwerte des ersten modifizierten
Strukturgleichungmodells zur Zufriedenheit mit dem sozialen Kontakt
mit den anderen Klienten

Pfad	Stand. Wert	Unstand. Wert	Stand.-fehler	*t*-Wert	*p*-Wert
Aufenthaltsdauer – Soziale Erwünschtheit	–.227	–.003	.001	–4.143	≤ .001
Beurteilung – Stimmung	.927	1.271	.148	8.577	≤ .001
Beurteilung – Konflikte	.702	1.000			
Beurteilung – Zufriedenheit	.495	.276	.037	7.449	≤ .001
Kontrollüberzeugung – vm13	.743	1.193	.129	9.223	≤ .001
Kontrollüberzeugung – vm2	.602	1.000			
Kontrollüberzeugung – vm5	.692	1.363	.155	8.816	≤ .001
Kontrollüberzeugung – vm9	.648	1.200	.143	8.417	≤ .001
Negative Affektivität – Beurteilung	–.382	–.161	.033	–4.865	≤ .001
Negative Affektivität – Depressivität	.771	1.000			
Negative Affektivität – Kontrollüberzeugung	–.957	–.108	.012	–9.085	≤ .001
Negative Affektivität – Selbstwertgefühl	–.902	–.101	.012	–8.511	≤ .001
Negative Affektivität – Soziale Erwünschtheit	–.422	–.274	.041	–6.731	≤ .001
Selbstwertgefühl – vm10	.601	1.037	.134	7.731	≤ .001
Selbstwertgefühl – vm11	.765	1.329	.145	9.170	≤ .001
Selbstwertgefühl – vm12	.567	1.000			
Selbstwertgefühl – vm14	.804	1.367	.145	9.400	≤ .001
Selbstwertgefühl – vm3	.541	.876	.120	7.271	≤ .001
Selbstwertgefühl – vm4	.495	.974	.143	6.793	≤ .001
Selbstwertgefühl – vm6	.714	1.514	.172	8.786	≤ .001
Selbstwertgefühl – vm7	.591	.888	.115	7.707	≤ .001
Selbstwertgefühl – vm8	.753	1.358	.150	9.085	≤ .001
Soziale Erwünschtheit – Indikatorvariable	1.000	1.000			
Zufriedenheit – Indikatorvariable	1.000	1.000			

Tabelle A.16. Ausführliche Parameterwerte des zweiten modifizierten
Strukturgleichungmodells zur Zufriedenheit mit dem sozialen Kontakt
mit den anderen Klienten

Pfad	Stand. Wert	Unstand. Wert	Stand.- fehler	t-Wert	p-Wert
Beurteilung – Stimmung	.933	1.287	.151	8.497	≤ .001
Beurteilung – Konflikte	.697	1.000			
Beurteilung – Zufriedenheit	.492	.276	.037	7.431	≤ .001
Kontrollüberzeugung – vm13	.747	1.195	.129	9.243	≤ .001
Kontrollüberzeugung – vm2	.604	1.000			
Kontrollüberzeugung – vm5	.686	1.346	.154	8.758	≤ .001
Kontrollüberzeugung – vm9	.648	1.194	.142	8.406	≤ .001
Negative Affektivität – Beurteilung	–.378	–.157	.033	–4.809	≤ .001
Negative Affektivität – Depressivität	.777	1.000			
Negative Affektivität – Kontrollüberzeugung	–.945	–.106	.012	–9.058	≤ .001
Negative Affektivität – Selbstwertgefühl	–.908	–.101	.012	–8.532	≤ .001
Selbstwertgefühl – vm10	.597	1.027	.133	7.715	≤ .001
Selbstwertgefühl – vm11	.767	1.328	.144	9.222	≤ .001
Selbstwertgefühl – vm12	.569	1.000			
Selbstwertgefühl – vm14	.804	1.362	.144	9.438	≤ .001
Selbstwertgefühl – vm3	.541	.872	.120	7.288	≤ .001
Selbstwertgefühl – vm4	.496	.971	.143	6.812	≤ .001
Selbstwertgefühl – vm6	.712	1.505	.171	8.806	≤ .001
Selbstwertgefühl – vm7	.594	.889	.115	7.757	≤ .001
Selbstwertgefühl – vm8	.750	1.349	.148	9.099	≤ .001
Zufriedenheit – Indikatorvariable	1.000	1.000			
Beurteilung – Zufriedenheit	.460	.259	.039	6.550	≤ .001

B   Erhebungsunterlagen

B1   *Information für die Klienten*

Institut für Suchtforschung
Addiction Research Institute
Institut de recherche sur la toxicomanie
Istituto di ricerca sulla tossicomania

Konradstrasse 32
CH-8005 Zürich

Telefon 01 273 50 25 / 273 40 24
Telefax 01 273 50 23 / 273 40 64
e-mail: isf@isf.unizh.ch

Informationen über die Befragung im Mai / Juni

Liebe Klientin
Lieber Klient

Vielleicht wurden Sie bereits von jemanden von der Therapieeinrichtung ("Name der Institution") über unsere Umfrage informiert? Wir möchten Sie im Mai oder Juni 1999 zu verschiedenen Aspekten der Behandlung und zu Ihrer Person befragen. Deshalb kommen ein oder zwei unserer Mitarbeiter/innen vorbei und werden Ihnen einen Fragebogen vorlegen. Die ganze Befragung dauert etwa eine Stunde und ist mit dem Team und der Leitung abgesprochen, sie brauchen sich um nichts weiter zu kümmern. Die Teilnahme ist freiwillig, wir würden uns über Ihre Mitarbeit freuen. Soviel in Kürze, im folgenden ist alles etwas genauer erklärt.

Wer wir sind
Die Umfrage wurde dem Institut für Suchtforschung ISF (Zürich) vom Bundesamt für Gesundheit in Auftrag gegeben. Diese Umfrage erfolgt im Rahmen des Forschungsverbund stationäre Suchttherapie FOS. Gleich nach Eintritt wurden Sie bereits einmal mit einem Fragebogen von uns befragt.

Um was es geht
Es handelt sich bei der Umfrage um eine (vorläufig) einmalige Angelegenheit. Dabei interessiert uns vor allem, wie Sie die Behandlung erleben. Deshalb wird ein Mitarbeiter bzw. eine Mitarbeiterin des ISF im Mai oder im Juni vorbeikommen und Ihnen und Ihren Mitklient/innen Fragebogen übergeben, die sie darauf selbständig ausfüllen. Danach wird der Mitarbeiter bzw. die Mitarbeiterin des ISF die Bogen einsammeln und wieder mitnehmen. Die Umfrage und das genaue Datum wird durch ein Mitglied des Teams der Behandlungseinrichtung organisiert, sie brauchen sich also nicht weiter darum zu kümmern.

Anonymität
Wir sichern Ihnen volle Anonymität zu. Wir werden Ihre persönlichen Angaben weder an das Team noch der Behandlungseinrichtung noch sonst jemandem bekannt geben. Auf dem Fragebogen befindet sich eine Nummer, die wir benötigen, um diesen Bogen den anderen Fragebogen zuordnen zu können. Ihre Anonymität wird jedoch durch diese Nummer nicht beeinträchtigt. Weder die Interviewerin noch sonst eine Mitarbeiterin des ISF kennt Ihren Namen.

Freiwilligkeit
Die Teilnahme an der Befragung ist freiwillig. Wir vom ISF und die Einrichtung unterstützen diese Befragung und würden uns freuen, wenn Sie mitmachen. Wenn Sie an der Befragung nicht teilnehmen wollen, teilen Sie das bitte frühzeitig "Name Kontaktperson" oder der Leitung mit.

Fragen
Wenn Sie Fragen haben, wenden Sie sich bitte in Ihrer Einrichtung an "Name Kontaktperson". Falls Sie mit uns sprechen wollen, stehen Ihnen Ralph H.U. Wettach und Anne-Sophie Nyman sowie bei deren Abwesenheit Esther Grichting unter 01 / 273 40 24 gerne zur Verfügung.

29.4.99/ISF, RaW

309

Interviewanleitung

KLIBS 2.1.2
Klientenbefragung zur Suchtbehandlung

Bereich stationär und AWG

Institut für Suchtforschung
Konradstr. 32
8005 Zürich

15.6.99 / RaW, sb, ds

310

Checkliste für Telefonanruf bei Institutionen

- Bestätigung des Interviews
- Es handelt sich um schriftliches Interview
- Klienten sollten fähig sein Fragebogen auszufüllen
- Erinnerung an Klientennummer
- Freiwilligkeit der Teilnehmerinnen sicherstellen
- Ev. nach Anzahl Teilnehmerinnen fragen
- Anreise abklären
- Letzte Woche etwas spezielles passiert oder spezielle Aktion?

Checkliste Interview – Materialien

- Genügend Fragebogen stationär (TEIL A, TEIL B und TEIL C!)
- Ev. Fragebogen AWG (TEIL A, TEIL B und TEIL C!)
- Ein Kontrollblatt stationär
- Ev. ein Kontrollblatt für die AWG
- Schreibzeug

Ablaufliste für Interviews und Datenkontrolle

Interview
1. Interview
2. Während des Interview 1. Seite des Kontrollblatt ausfüllen (Probandennummern!)
3. Nach Interview das Rating des Interviews auf der 2. Seite des Kontrollblatt angeben.

Im ISF
4. Teile A, B und C einer Probandennummer mit Deckblatt versehen und zusammenheften.
5. Deckblatt ausfüllen.
6. Im Q U A F O S Register (Filemaker-Datei) die Probandennummern und das Interviewdatum eingeben.
   Das Eintrittsdatum sollte erscheinen.
7. Das Eintrittsdatum auf das Deckblatt schreiben.
8. Die K-Daten des Kontrollblattes in die Filemaker-Datei "K2.1 Interview" eingeben (Variablen K1 bis K51).

Unterschied Interview stationär und AWG

- Die AWG Interviews haben keine Fragen zur therapeutischen Behandlung.
- Im Teil B "Arbeitsbereich" sollen die AWG'ler ausfüllen, ob Sie eine "normale" reguläre Stelle haben (freier Arbeitsmarkt), eine geschützte" Stelle (reintegrative Stelle) oder keine Stelle haben (Seite 6 WA).
- Zudem wurden beim Teil C ein zwei zusätzliche Erwartungen ausgefüllt.

311

Interview stationär/ AWG

Allgemeine Einführung

Fragen an Kontaktperson

- Übersicht über die anwesenden und abwesenden Klient/innen (Probandennummmern)
- Jeder Klient/jede Klientin hat ein Blatt mit der persönlichen Probandennummer, um den Fragebogen auszufüllen.
- Ereignis letzte Woche?

Vorstellung

- Name
- ISF: Forschungsinstitut
- Bezug Eintrittsbogen FOS (Forschungsverbund und stationäre Suchttherapie)

Sinn

- Inhalt: 1. Wie erleben die Klient/innen die Therapie
                 2. Selbsteinschätzung der Klient/innen

- Ziel: Verbesserung der Therapie durch Rückmeldung der Ergebnisse an die Therapieinstitution. Fragen der Selbsteinschätzung helfen uns Euch besser kennenzulernen, ein persönlicheres Bild von Euch zu erhalten, da Im FOS-Fragebogen eher oberflächliche Dinge erfragt werden.

- Deshalb bitte offen schreiben, ehrliche Stellungnahme

Überleitung zur Anonymität:
- Manche Fragen könnten heikel sein, aber keine Sorge, denn:

Anonymität

- Ergebnisse werden als **Zusammenfassung** an das Team zurückgemeldet, die einzelnen Fragebogen bekommt das Team nicht zu sehen.
- Keine Rückschlüsse auf einzelne persönliche Angaben möglich
- Auf jedem Bogen ist eine Klient/innen-Nummer. Dies beeinträchtigt die Anonymität nicht. Die Klient/innen-Nummer ist wichtig, damit wir die Fragebogen zuordnen können.
- Wir kennen Ihren Namen nicht. Es ist uns verboten, persönliche Daten weiterzugeben

Rolle erklären

- unabhängig von Institution
- Breit angelegte Studie mit dem Ziel der Verbesserung der Therapie

Allgemeines zum Ausfüllen

- Es gibt drei Teile. Der dritte ist der kürzeste.
- Bei jeder Frage eine Antwort geben. Keine Frage auslassen, auch wenn es schwierig ist, sie zu beantworten.
- Es gibt keine richtigen und falschen Antworten
- Die erste, spontane Antwort ist meist die beste. Die für Sie am meisten zutreffende Antwort auswählen.
- Bei Fragen sich melden, die Interviewerin kommt (keine Fragen im Plenum)
- Wenn Sie fertig sind, legen Sie den Bogen vor sich hin. Warten Sie ruhig, bis die anderen ebenfalls fertig sind.
- Am Schluss bitte im Raum bleiben für Feedback-Runde

```
                        TEIL A austeilen
```

Als erstes

- Klientennummer oben rechts hineinschreiben

Inhalt

- 3 verschiedene Sachen
- Fragen zur Zufriedenheit mit der Therapie (<u>AWG</u>) allgemein und mit gewissen Therapieteilen im Speziellen. (Seiten 1+2)
- Beispiel erste Frage zur Therapie (<u>AWG</u>) insgesamt: "Wie würden Sie die Qualität der Behandlung welche Sie erhalten haben, beurteilen?"
- Antworten: "ausgezeichnet, gut, weniger gut, schlecht".
- Auf Seiten 3-4 einige Fragen, wie sie sich selber einschätzen.
- Danach Einschätzung einiger Aussagen, die die Therapie (<u>AWG</u>) betreffen.
- Auf Seite 8 (<u>Seite 7</u>) : Fragen zur medizinischen Behandlung besprechen

Allgemeine Infos

- Es dauert ungefähr 20 Minuten
- Solange Zeit nehmen, wie Sie brauchen
- Pro Aussage nur eine Antwort auswählen und anzeichnen.
- Lassen Sie bitte keine Frage aus, ausser diejenigen, die Sie nicht beantworten können
- Text im grauen Balken lesen

```
                     TEIL A Ausfüllen lassen
```

Einsammeln

- Beim Einsammeln kontrollieren, ob alle die Klient/innen-Nummer eingefüllt haben.

313

TEIL B austeilen

Inhalt

- Vorhin ganze Therapie angeschaut
- Bei diesen Fragen geht es NUR UM DIE LETZTE WOCHE
- Drei Sachen: Zuerst wieder Ihre Zufriedenheit mit der Therapie in der letzten Woche
- Als zweites Ihre Stimmung in der letzten Woche (nachsehen Seite 3 (Seite 2): Mehrfachantworten möglich)
- Als letztes wieder die Einschätzung von verschiedenen Aspekten der Behandlung in der vergangenen Woche (Fragen zur AWG letzte Woche)
- Die letzte Woche kann auch anders gewesen sein wie sonst.
- Dennoch nur die letzte Woche beurteilen, auch wenn Sie besonders gut oder besonders schwierig war.

Als erstes

- Klientennummer oben rechts hineinschreiben

TEIL B Ausfüllen lassen

Einsammeln

- Beim Einsammeln kontrollieren, ob alle die Klient/innen-Nummer eingefüllt haben.

TEIL C austeilen

Inhalt

- Hinweis: Jetzt kommt nur noch der kürzeste Teil.
- Zwei verschiedene Abschnitte: Zuerst Erwartungen zur Behandlung (vor der AWG)
- Darauf einige Fragen zu Ihrer Selbsteinschätzung.

Als erstes

- Klientennummer oben rechts hineinschreiben

TEIL C Ausfüllen lassen

Einsammeln

- Beim Einsammeln kontrollieren, ob alle die Klient/innen-Nummer eingefüllt haben.
-

Verdankung, Bemerkungen, Abschied

- Besten Dank für Ihre Mitarbeit.
- Bemerkungen der Klient/innen?
- Wenn Sie Fragen haben, wenden Sie sich bitte an das Team.

314

Institut für Suchtforschung
Addiction Research Institute
Institut de recherche sur la toxicomanie
Istituto di ricerca sulla tossicomania

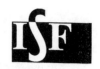

Konradstrasse 32, Postfach
CH-8031 Zürich

Telefon 01 273 50 25 / 273 40 24
Telefax 01 273 50 23 / 273 40 64
e-mail: isf@isf.unizh.ch
www.suchtforschung.ch

Zürich, 22. März 1999

Q U A F O S Fragebogen, Termin 31. März 1999

Sehr geehrte Dame, sehr geehrter Herr

Vielleicht haben Sie bereits vom Projekt **Q U A F O S** gehört? Es handelt sich dabei um eine Pilotstudie im Rahmen des Forschungsverbund stationäre Suchttherapie FOS, welche am Institut für Suchtforschung durchgeführt wird. Ziel der Studie ist es, die Behandlungsqualität von stationären Therapieprogrammen für Drogenabhängige zu erheben und zu verbessern.

Die stationäre Institution, in welcher Sie arbeiten, nimmt zusammen mit 26 anderen Einrichtungen an einer vertieften Erhebung innerhalb von **Q U A F O S** teil. In diesem vertieften Teil sollen spezielle Aspekte der Situation der Mitarbeiter/innen ebenfalls erhoben werden, weshalb wir in der Folge von Ihrem Arbeitgeber Ihre Adresse erhalten haben. Nach dem Abschluss der Erhebung im April werden wir Ihre Adresse selbstverständlich wieder löschen und die Unterlagen vernichten.

Mit dem Ziel der Qualitätsverbesserung werden die *zusammengefassten* Ergebnisse dieser Umfrage an die einzelnen Einrichtungen zurückgemeldet. Diese Informationen sollen Ihrem Arbeitgeber Hinweise darauf geben, wie die Mitarbeiter/innen gewisse Bereiche einschätzen und wie sie sich im Arbeitsprozess fühlen. Wir versichern Ihnen, dass *keine Rückschlüsse* auf Ihre persönlichen Angaben möglich sein werden, da die Angaben aller Mitarbeiter/innen Ihrer Institution zusammengezählt und zusammengefasst werden. Zudem werden wir diese zusammengefassten, einrichtungsspezifischen Daten weder an Dritte weitergeben noch derart veröffentlichen, dass Rückschlüsse auf Ihre Institution möglich wären.

Wir möchten Sie bitten, den beigelegten Fragebogen innerhalb einer Woche vollständig auszufüllen und uns mit dem beigelegten Antwortcouvert bis am

31. März 1999

315

zuzustellen. Für das Ausfüllen benötigen Sie ungefähr eine Viertelstunde. Bitte überlegen Sie sich bei jeder Frage, welche die *für Sie* zutreffendste Antwort ist.

Auf der ersten Seite ist die FOS-Nummer Ihrer Institution angegeben, damit wir die einzelnen Bogen den Einrichtungen zuordnen können. Bitte lassen Sie diese Nummer auf jeden Fall im Bogen.

Auf der letzten Seite ist die persönliche Identifikationsnummer (ID) Ihres Fragebogens aufgeführt. Diese benötigen wir für die interne Administration, um nach Ablauf der Frist gezielt eine Erinnerung versenden zu können. Falls Sie aus Gründen der Anonymität diese ID nicht zusammen mit Ihrem Fragebogen senden möchten, reissen Sie bitte die letzte Seite ab und senden Sie uns diese Seite in einem separaten Couvert. Somit wissen wir, dass Ihr Bogen eingetroffen ist, und stellen Ihnen keine Erinnerung zu. Wir können jedoch die ID nicht mehr Ihrem Fragebogen zuordnen und somit ist der Bogen *völlig anonym*.

Falls Sie inhaltliche Fragen haben oder das Vorgehen unklar ist, stehen Ihnen Herr Wettach von Montag bis Mittwoch und in seiner Abwesenheit Frau Esther Grichting unter 01/273 40 24 gerne zur Verfügung. Für Fragen zum Projekt im Allgemeinen wenden Sie sich bitte an die Kontaktperson **Q U A F O S** in Ihrer Einrichtung. Wir möchten uns bei Ihnen im voraus für Ihre Mitarbeit herzlich bedanken und wünschen Ihnen eine gute Zeit.

Mit freundlichen Grüssen

Anja Dobler-Mikola
Forschungsleiterin ISF

Ralph H.U. Wettach
Projektverantwortlicher **Q U A F O S**

Institut für Suchtforschung
Addiction Research Institute
Institut de recherche sur la toxicomanie
Istituto di ricerca sulla tossicomanía

QUAFOS

Konradstrasse 32, Postfach
CH - 8031 Zürich

Telefon 01 273 50 25 / 273 40 24
Telefax 01 273 50 23 / 273 40 64
e-mail: isf@isf.unizh.ch
www.suchtforschung.ch

Persönlich

Zürich, 12. April 1999

Erinnerung

Sehr geehrte Dame, sehr geehrter Herr

Wir haben Ihnen vor zwei Wochen im Rahmen des Projektes **Q U A F O S** einen Fragebogen gesandt. In diesem fragten wir Sie, wie Sie sich im Arbeitsprozess in der Institution "" fühlen. Bis jetzt haben wir keine Antwort von Ihnen erhalten. Falls Ihnen der Bogen "untergegangen" ist, dürfen wir Sie bitten, ihn uns bis am **17. April** zuzusenden an:

Institut für Suchtforschung, z.H. Ralph H.U. Wettach, Konradstr. 32, 8005 Zürich.

Wenn Sie den Fragebogen nicht mehr finden, können Sie unter 01 / 273 40 24 bei Herrn Wettach oder Frau Esther Grichting einen neuen bestellen.

Falls Sie uns den Bogen bereits gesandt haben, so ist es möglich, dass wir die Identifikationsnummer nicht erhalten haben und Ihnen deshalb trotzdem eine Erinnerung senden. In diesem Fall betrachten Sie dieses Schreiben bitte als gegenstandslos.

Mit bestem Dank im voraus und mit freundlichen Grüssen
Institut für Suchtforschung

Ralph H.U. Wettach
Projektverantwortlicher **Q U A F O S**

317

C Erhebungsinstrumente

C1 Klientenbefragung zur Suchtbehandlung (KLIBS)

Klientenbefragung zur Suchttherapie KLIBS   **Q U A F O S**

K2.1   **Deckblatt**   **Juni 1999**

Probandennummer

PBNR

Erhebungsort (stationär=1 / AWG=2)

A1

Datum der KLIBS-Befragung

Tag   Monat   Jahr

A2   A3   A4

Datum des Eintritts in die Therapie

Tag   Monat   Jahr

A5   A6   A7

Art der Arbeit

(1=therap. intern, 2=therap. extern, 3=freier Arbeitsmarkt)

A11

Kodiert

© ISF / Wettach, Dobler-Mikola & Uchtenhagen 1999

Institut für Suchtforschung
Konradstrasse 32
CH-8005 Zürich
01 / 273 50 25

318

Zufriedenheit mit der Therapie insgesamt

Geben Sie bitte an, wie Sie bis anhin die **Therapie insgesamt**
erlebt haben. Machen Sie bei der für Sie am meisten zutreffenden
Antwort ein Kreuz ins Kästchen.

Hier Klientennummer einfügen

Z1 Wie würden Sie die Qualität der Behandlung, welche Sie erhalten haben, beurteilen?

☐ ausgezeichnet 1   ☐ gut 2   ☐ weniger gut 3   ☐ schlecht 4

Z2 Haben Sie die Art der Behandlung erhalten, die Sie wollten?

☐ eindeutig nicht 1   ☐ eigentlich nicht 2   ☐ im Allgemeinen ja 3   ☐ eindeutig ja 4

Z3 In welchem Masse hat diese Therapieeinrichtung Ihren Bedürfnissen entsprochen?

☐ sie hat fast allen meinen Bedürfnissen entsprochen 1   ☐ sie hat den meisten meiner Bedürfnisse entsprochen 2   ☐ sie hat nur wenigen meiner Bedürfnisse entsprochen 3   ☐ sie hat meinen Bedürfnissen nicht entsprochen 4

Z4 Würden Sie einem Freund / einer Freundin diese Therapieeinrichtung empfehlen, wenn er / sie eine ähnliche Hilfe benötigen würde?

☐ eindeutig nicht 1   ☐ ich glaube nicht 2   ☐ ich glaube ja 3   ☐ eindeutig ja 4

Z5 Wie zufrieden sind Sie mit dem Ausmass der Hilfe, welche Sie hier erhalten haben?

☐ ziemlich unzufrieden 1   ☐ leidlich oder leicht unzufrieden 2   ☐ weitgehend zufrieden 3   ☐ sehr zufrieden 4

Z6 Hat die Behandlung, die Sie hier erhielten, Ihnen dabei geholfen, angemessener mit Ihren Problemen umzugehen?

☐ ja, sie half eine ganze Menge 1   ☐ ja, sie half etwas 2   ☐ nein, sie half eigentlich nicht 3   ☐ nein, sie hat mir die Dinge schwerer gemacht 4

Z7 Im Grossen und Ganzen, wie zufrieden sind Sie mit der Behandlung, die Sie erhalten haben?

☐ sehr zufrieden 1   ☐ weitgehend zufrieden 2   ☐ leidlich oder leicht unzufrieden 3   ☐ ziemlich unzufrieden 4

Z8 Würden Sie wieder in diese Therapieeinrichtung kommen, wenn Sie eine Hilfe bräuchten?

☐ eindeutig nicht 1   ☐ ich glaube nicht 2   ☐ ich glaube ja 3   ☐ eindeutig ja 4

K2.1

Zufriedenheit mit verschiedenen Aspekten der Therapie

Bitte geben Sie an, wie zufrieden oder unzufrieden Sie bisher mit *verschiedenen Aspekten der Therapie* sind. Machen Sie bei der für Sie am meisten zutreffenden Antwort ein Kreuz ins Kästchen.

Z9   Wie zufrieden sind Sie mit der Einrichtung im allgemeinen (Wohnraum, Ausstattung, Essen, ...)?

☐	☐	☐	☐	☐	☐
sehr unzufrieden 1	unzufrieden 2	eher leicht unzufrieden 3	eher leicht zufrieden 4	zufrieden 5	sehr zufrieden 6

Z10   Sind Sie mit der allgemeinen Betreuung in dieser Einrichtung zufrieden?

☐	☐	☐	☐	☐	☐
sehr unzufrieden 1	unzufrieden 2	eher leicht unzufrieden 3	eher leicht zufrieden 4	zufrieden 5	sehr zufrieden 6

Z11   Wie zufrieden sind Sie mit der persönlichen Betreuung?

☐	☐	☐	☐	☐	☐
sehr unzufrieden 1	unzufrieden 2	eher leicht unzufrieden 3	eher leicht zufrieden 4	zufrieden 5	sehr zufrieden 6

Z12   Wie zufrieden sind Sie bisher mit der Einzeltherapie in dieser Einrichtung (Einzelgespräche, individuelle Therapie,...)?

☐	☐	☐	☐	☐	☐
sehr unzufrieden 1	unzufrieden 2	eher leicht unzufrieden 3	eher leicht zufrieden 4	zufrieden 5	sehr zufrieden 6

Z13   Sind Sie bisher mit der Gruppentherapie in dieser Einrichtung zufrieden (Gruppengespräche,...)?

☐	☐	☐	☐	☐	☐
sehr unzufrieden 1	unzufrieden 2	eher leicht unzufrieden 3	eher leicht zufrieden 4	zufrieden 5	sehr zufrieden 6

Z14   Wie ist Ihre Zufriedenheit mit dem Arbeitsbereich in dieser Institution?

☐	☐	☐	☐	☐	☐
sehr unzufrieden 1	unzufrieden 2	eher leicht unzufrieden 3	eher leicht zufrieden 4	zufrieden 5	sehr zufrieden 6

Z15   Sind Sie mit dem Umgang und den Kontakten mit den anderen Klient/innen zufrieden?

☐	☐	☐	☐	☐	☐
sehr unzufrieden 1	unzufrieden 2	eher leicht unzufrieden 3	eher leicht zufrieden 4	zufrieden 5	sehr zufrieden 6

Z16   Falls Sie medizinische Behandlung in Anspruch genommen haben: Wie zufrieden waren Sie mit dieser?

☐	☐	☐	☐	☐	☐
sehr unzufrieden 1	unzufrieden 2	eher leicht unzufrieden 3	eher leicht zufrieden 4	zufrieden 5	sehr zufrieden 6

Fragen zur Selbsteinschätzung

Hier sind eine Anzahl von Behauptungen aufgeführt, die persönliche Eigenschaften und Einstellungen betreffen. Lesen Sie bitte jeden Satz und bestimmen Sie, ob die Behauptung in bezug auf Sie selbst richtig oder falsch ist und machen Sie dementsprechend ein Kreuz ins Kästchen.

S1 Es fällt mir manchmal schwer, in meiner Arbeit fortzufahren, wenn ich nicht ermutigt werde.

☐ richtig   1   ☐ falsch   2

S2 Ich bin manchmal ärgerlich, wenn ich nicht meinen Willen bekomme.

☐ richtig   1   ☐ falsch   2

S3 Ein paar Mal habe ich Tätigkeiten aufgegeben, weil ich dachte dafür zu wenig fähig zu sein

☐ richtig   1   ☐ falsch   2

S4 Es gab Zeiten, wo ich gegen Autoritätspersonen war, auch wenn ich wusste, dass sie Recht hatten.

☐ richtig   1   ☐ falsch   2

S5 Ganz gleich mit wem ich mich unterhalte, ich bin immer ein guter Zuhörer.

☐ richtig   1   ☐ falsch   2

S6 Ich habe gelegentlich mal jemanden übervorteilt.

☐ richtig   1   ☐ falsch   2

S7 Ich bin immer gewillt, einen Fehler, den ich mache, auch zuzugeben.

☐ richtig   1   ☐ falsch   2

S8 Manchmal bestehe ich auf Genugtuung und kann nicht vergeben und vergessen.

☐ richtig   1   ☐ falsch   2

S9 Ich bin immer höflich, auch zu unangenehmen Leuten.

☐ richtig   1   ☐ falsch   2

S10 Ich würde niemals zulassen, dass jemand für meine Vergehen bestraft wird.

☐ richtig   1   ☐ falsch   2

K2.1

S11   Ich bin niemals ärgerlich gewesen, wenn andere Leute Ansichten äusserten, die von meinen sehr abwichen.

☐   ☐
richtig   1   falsch   2

S12   Manchmal bin ich neidisch, wenn andere Glück haben.

☐   ☐
richtig   1   falsch   2

S13   Ich habe niemals mit Absicht etwas gesagt, was die Gefühle des anderen verletzen könnte.

☐   ☐
richtig   1   falsch   2

K2.1

Fragen zur Therapie

Hier sind eine Anzahl von Aussagen aufgeführt, die die Therapie in dieser Einrichtung betreffen. Lesen Sie bitte jeden Satz und bestimmen Sie, wie stark diese Aussage Ihrer Meinung nach zutrifft. Machen Sie dementsprechend ein Kreuz ins Kästchen.

☞ Es folgen einige Aussagen zum **Alltagsleben** und zur **Einrichtung im Allgemeinen.** Kreuzen Sie bei jedem Satz die für Sie am meisten zutreffende Aussage ("stimmt vollständig" bis "stimmt überhaupt nicht") an.

T1   Ich wusste lange Zeit nicht, welche Hausregeln hier gelten.

☐	☐	☐	☐	☐	☐
stimmt überhaupt nicht 1	stimmt überwiegend nicht2	stimmt eher nicht 3	stimmt eher 4	stimmt überwiegend 5	stimmt vollständig 6

T2   Die Einrichtung ist zu klein.

☐	☐	☐	☐	☐	☐
stimmt überhaupt nicht 1	stimmt überwiegend nicht2	stimmt eher nicht 3	stimmt eher 4	stimmt überwiegend 5	stimmt vollständig 6

T3   Regeln kann man hier in Frage stellen und diskutieren.

☐	☐	☐	☐	☐	☐
stimmt überhaupt nicht 1	stimmt überwiegend nicht2	stimmt eher nicht 3	stimmt eher 4	stimmt überwiegend 5	stimmt vollständig 6

T4   Ich wurde hier früh aufgeklärt über meine Rechte und Pflichten in der Therapie.

☐	☐	☐	☐	☐	☐
stimmt überhaupt nicht 1	stimmt überwiegend nicht2	stimmt eher nicht 3	stimmt eher 4	stimmt überwiegend 5	stimmt vollständig 6

T5   Die Einrichtung ist zu gross.

☐	☐	☐	☐	☐	☐
stimmt überhaupt nicht 1	stimmt überwiegend nicht2	stimmt eher nicht 3	stimmt eher 4	stimmt überwiegend 5	stimmt vollständig 6

T6   Ich wusste lange Zeit nicht, wer hier für was zuständig ist.

☐	☐	☐	☐	☐	☐
stimmt überhaupt nicht 1	stimmt überwiegend nicht2	stimmt eher nicht 3	stimmt eher 4	stimmt überwiegend 5	stimmt vollständig 6

T7   In meinem Schlafraum ist es mir zu eng.

☐	☐	☐	☐	☐	☐
stimmt überhaupt nicht 1	stimmt überwiegend nicht2	stimmt eher nicht 3	stimmt eher 4	stimmt überwiegend 5	stimmt vollständig 6

T8   Mir wurde erklärt, welche Freizeitangebote es hier gibt.

☐	☐	☐	☐	☐	☐
stimmt überhaupt nicht 1	stimmt überwiegend nicht2	stimmt eher nicht 3	stimmt eher 4	stimmt überwiegend 5	stimmt vollständig 6

T9   Ich habe hier ein Einzelzimmer.

☐   ☐
nein   1   ja   2

T10   Regeln werden hier sehr stur gehandhabt.

☐	☐	☐	☐	☐	☐
stimmt über- haupt nicht 1	stimmt über- wiegend nicht 2	stimmt eher nicht 3	stimmt eher 4	stimmt überwiegend 5	stimmt vollständig 6

T11   Lange Zeit wusste ich nicht, was hier alles an Behandlung angeboten wird.

☐	☐	☐	☐	☐	☐
stimmt über- haupt nicht 1	stimmt über- wiegend nicht 2	stimmt eher nicht 3	stimmt eher 4	stimmt überwiegend 5	stimmt vollständig 6

T12   Die Aufenthaltsräume sind zu klein.

☐	☐	☐	☐	☐	☐
stimmt über- haupt nicht 1	stimmt über- wiegend nicht 2	stimmt eher nicht 3	stimmt eher 4	stimmt überwiegend 5	stimmt vollständig 6

☞ In der Folge sind einige Aussagen zur **therapeutischen Behandlung** (Einzelgespräche, Gruppengespräche, Körpertherapie, ...) aufgeführt.
Kreuzen Sie bei jedem Satz die für Sie am meisten zutreffende Aussage ("stimmt vollständig" bis "stimmt überhaupt nicht") an.

T13   Eine andere Therapie könnte mir mehr bringen als diese hier.

☐	☐	☐	☐	☐	☐
stimmt über- haupt nicht 1	stimmt über- wiegend nicht 2	stimmt eher nicht 3	stimmt eher 4	stimmt überwiegend 5	stimmt vollständig 6

T14   Ich komme seit Therapiebeginn besser mit meinen Problemen zurecht.

☐	☐	☐	☐	☐	☐
stimmt über- haupt nicht 1	stimmt über- wiegend nicht 2	stimmt eher nicht 3	stimmt eher 4	stimmt überwiegend 5	stimmt vollständig 6

T15   Ich werde manchmal in der Therapie zu Sachen gezwungen, die ich nicht machen will.

☐	☐	☐	☐	☐	☐
stimmt über- haupt nicht 1	stimmt über- wiegend nicht 2	stimmt eher nicht 3	stimmt eher 4	stimmt überwiegend 5	stimmt vollständig 6

T16   Der/die Therapeut/in hat mir schon mal gesagt, es sei ein Teufel, ein Dämon oder ein böser Geist in mir.

☐	☐	☐	☐	☐	☐
stimmt über- haupt nicht 1	stimmt über- wiegend nicht 2	stimmt eher nicht 3	stimmt eher 4	stimmt überwiegend 5	stimmt vollständig 6

     K2.1

T17   Die therapeutische Behandlung kommt in dieser Einrichtung zu kurz.

☐ | ☐ | ☐ | ☐ | ☐ | ☐
stimmt über-haupt nicht 1 | stimmt über-wiegend nicht2 | stimmt eher nicht 3 | stimmt eher 4 | stimmt überwiegend 5 | stimmt vollständig 6

T18   Ich profitierte bisher von der therapeutischen Behandlung nicht viel.

☐ | ☐ | ☐ | ☐ | ☐ | ☐
stimmt über-haupt nicht 1 | stimmt über-wiegend nicht2 | stimmt eher nicht 3 | stimmt eher 4 | stimmt überwiegend 5 | stimmt vollständig 6

T19   Manchmal gehört auch körperliche Zwangsanwendung zur Therapie.

☐ | ☐ | ☐ | ☐ | ☐ | ☐
stimmt über-haupt nicht 1 | stimmt über-wiegend nicht2 | stimmt eher nicht 3 | stimmt eher 4 | stimmt überwiegend 5 | stimmt vollständig 6

T20   Ich hätte gerne mehr therapeutische Behandlung.

☐ | ☐ | ☐ | ☐ | ☐ | ☐
stimmt über-haupt nicht 1 | stimmt über-wiegend nicht2 | stimmt eher nicht 3 | stimmt eher 4 | stimmt überwiegend 5 | stimmt vollständig 6

T21   Ein/eine Therapeut/in hat mich auch schon gegen meinen Willen intim berührt.

☐ | ☐ | ☐ | ☐ | ☐ | ☐
stimmt über-haupt nicht 1 | stimmt über-wiegend nicht2 | stimmt eher nicht 3 | stimmt eher 4 | stimmt überwiegend 5 | stimmt vollständig 6

T22   Das ist nicht die richtige therapeutische Behandlung für mich.

☐ | ☐ | ☐ | ☐ | ☐ | ☐
stimmt über-haupt nicht 1 | stimmt über-wiegend nicht2 | stimmt eher nicht 3 | stimmt eher 4 | stimmt überwiegend 5 | stimmt vollständig 6

☞   Es folgen einige Aussagen **zu den Betreuer/innen** zu Ihren **Mitklienten und -klientinnen.**
Kreuzen Sie bei jedem Satz die für Sie am meisten zutreffende Aussage ("stimmt vollständig" bis "stimmt überhaupt nicht") an.

T23   Die für mich zuständigen Betreuer/innen wechseln häufig.

☐ | ☐ | ☐ | ☐ | ☐ | ☐
stimmt über-haupt nicht 1 | stimmt über-wiegend nicht2 | stimmt eher nicht 3 | stimmt eher 4 | stimmt überwiegend 5 | stimmt vollständig 6

T24   Mit einigen Mitklient/innen habe ich Freundschaft geschlossen.

☐ | ☐ | ☐ | ☐ | ☐ | ☐
stimmt über-haupt nicht 1 | stimmt über-wiegend nicht2 | stimmt eher nicht 3 | stimmt eher 4 | stimmt überwiegend 5 | stimmt vollständig 6

K2.1

325

T25 Seit ich hier bin, sind sozusagen immer dieselben Betreuer/innen für mich zuständig gewesen.

☐	☐	☐	☐	☐	☐
stimmt überhaupt nicht ₁	stimmt überwiegend nicht₂	stimmt eher nicht ₃	stimmt eher ₄	stimmt überwiegend ₅	stimmt vollständig ₆

☞ Wenn Sie **während dem Aufenthalt** hier in **medizinischer Behandlung** waren (Hausarzt, Institutionsarzt,...), fahren Sie bitte mit den untenstehenden Aussagen fort. Falls Sie keine medizinische Behandlung in Anspruch genommen haben, überspringen Sie diese Aussagen. Kreuzen Sie bei jedem Satz die für Sie am meisten zutreffende Aussage ("stimmt vollständig" bis "stimmt überhaupt nicht") an.

T26 Der Arzt/die Ärztin hat mich immer informiert, was er/sie mit mir machte.

☐	☐	☐	☐	☐	☐
stimmt überhaupt nicht ₁	stimmt überwiegend nicht₂	stimmt eher nicht ₃	stimmt eher ₄	stimmt überwiegend ₅	stimmt vollständig ₆

T27 Ich habe hier bis jetzt immer die medizinische Behandlung erhalten, die ich brauchte.

☐	☐	☐	☐	☐	☐
stimmt überhaupt nicht ₁	stimmt überwiegend nicht₂	stimmt eher nicht ₃	stimmt eher ₄	stimmt überwiegend ₅	stimmt vollständig ₆

K2.1

Fragen zur LETZTEN WOCHE

Hier Klientennummer einfügen

Zufriedenheit mit der Therapie in der letzten Woche

Bitte geben Sie an, wie zufrieden oder unzufrieden Sie mit *verschiedenen Aspekten der Therapie in der letzten Woche einschliesslich heute* sind. Machen Sie bei der für Sie am meisten zutreffenden Antwort ein Kreuz ins Kästchen.

ZW1   Wie zufrieden waren Sie in der letzten Woche mit der Einrichtung im Allgemeinen (Essen, Wohnraum, Ausstattung, ...)?

☐   ☐   ☐   ☐   ☐   ☐
sehr   unzufrieden   eher leicht   eher leicht   zufrieden   sehr
unzufrieden 1   2 unzufrieden 3   zufrieden 4   5 zufrieden 6

ZW2   Waren Sie in der letzten Woche mit der allgemeinen Betreuung in dieser Einrichtung zufrieden?

☐   ☐   ☐   ☐   ☐   ☐
sehr   unzufrieden   eher leicht   eher leicht   zufrieden   sehr
unzufrieden 1   2 unzufrieden 3   zufrieden 4   5 zufrieden 6

ZW3   Wie zufrieden waren Sie in der vergangenen Woche mit der persönlichen Betreuung?

☐   ☐   ☐   ☐   ☐   ☐
sehr   unzufrieden   eher leicht   eher leicht   zufrieden   sehr
unzufrieden 1   2 unzufrieden 3   zufrieden 4   5 zufrieden 6

ZW4   Wie zufrieden waren Sie in der letzten Woche mit der Einzeltherapie in dieser Einrichtung (Einzelgespräche, individuelle Therapie,...)?

☐   ☐   ☐   ☐   ☐   ☐
sehr   unzufrieden   eher leicht   eher leicht   zufrieden   sehr
unzufrieden 1   2 unzufrieden 3   zufrieden 4   5 zufrieden 6

ZW5   Waren Sie in der vergangenen Woche mit der Gruppentherapie in dieser Einrichtung zufrieden (Gruppengespräche,...)?

☐   ☐   ☐   ☐   ☐   ☐
sehr   unzufrieden   eher leicht   eher leicht   zufrieden   sehr
unzufrieden 1   2 unzufrieden 3   zufrieden 4   5 zufrieden 6

ZW6   Wie war in der letzten Woche Ihre Zufriedenheit mit dem Arbeitsbereich in dieser Institution?

☐   ☐   ☐   ☐   ☐   ☐
sehr   unzufrieden   eher leicht   eher leicht   zufrieden   sehr
unzufrieden 1   2 unzufrieden 3   zufrieden 4   5 zufrieden 6

ZW7   Waren Sie in der vergangenen Woche mit dem Umgang und den Kontakten mit den anderen Klient/innen zufrieden?

☐   ☐   ☐   ☐   ☐   ☐
sehr   unzufrieden   eher leicht   eher leicht   zufrieden   sehr
unzufrieden 1   2 unzufrieden 3   zufrieden 4   5 zufrieden 6

ZW8 Falls Sie in der letzten Woche medizinische Behandlung in Anspruch genommen haben: Wie zufrieden waren Sie mit dieser?

☐	☐	☐	☐	☐	☐
sehr unzufrieden 1	unzufrieden 2	eher leicht unzufrieden 3	eher leicht zufrieden 4	zufrieden 5	sehr zufrieden 6

K2.1

Fragen zur Stimmung in der letzten Woche

Im folgenden sind 14 Gruppen von Aussagen aufgeführt. Bitte lesen Sie jede Gruppe sorgfältig und kreuzen diejenige Aussage an, die am besten beschreibt, wie Sie sich **die letzte Woche einschliesslich heute** gefühlt haben. Falls mehrere Aussagen einer Gruppe auf Sie zutreffen, können Sie auch mehrere ankreuzen.

0 D1 ☐ Ich bin nicht traurig.
1   ☐ Ich bin traurig.
2   ☐ Ich bin die ganze Zeit traurig und komme nicht davon los.
3   ☐ Ich bin so traurig oder unglücklich, dass ich es kaum noch ertrage.

0 D2 ☐ Ich sehe nicht besonders mutlos in die Zukunft.
1   ☐ Ich sehe mutlos in die Zukunft.
2   ☐ Ich habe nichts, worauf ich mich freuen kann.
3   ☐ Ich habe das Gefühl, dass die Zukunft hoffnungslos ist, und dass die Situation nicht besser werden kann.

0 D3 ☐ Ich fühle mich nicht als Versager.
1   ☐ Ich habe das Gefühl, öfter versagt zu haben als der Durchschnitt.
2   ☐ Wenn ich auf mein Leben zurückblicke, sehe ich bloss eine Menge Fehlschläge.
3   ☐ Ich habe das Gefühl, als Mensch ein völliger Versager zu sein.

0 D4 ☐ Ich kann die Dinge genauso geniessen wie früher.
1   ☐ Ich kann die Dinge nicht mehr so geniessen wie früher.
2   ☐ Ich kann aus nichts mehr eine echte Befriedigung ziehen.
3   ☐ Ich bin mit allem unzufrieden oder gelangweilt.

0 D5 ☐ Ich habe keine Schuldgefühle.
1   ☐ Ich habe häufig Schuldgefühle.
2   ☐ Ich habe fast immer Schuldgefühle.
3   ☐ Ich habe immer Schuldgefühle.

0 D6 ☐ Ich bin nicht von mir enttäuscht.
1   ☐ Ich bin von mir enttäuscht.
2   ☐ Ich finde mich fürchterlich.
3   ☐ Ich hasse mich.

0 D7 ☐ Ich denke nicht daran, mir etwas anzutun.
1   ☐ Ich denke manchmal an Selbstmord, aber ich würde es nicht tun.
2   ☐ Ich möchte mich am liebsten umbringen.
3   ☐ Ich würde mich umbringen, wenn ich die Gelegenheit hätte.

K2.1

0   D8   ☐ Ich habe nicht das Interesse an Menschen verloren.

1   ☐ Ich interessiere mich jetzt weniger für Menschen als früher.

2   ☐ Ich habe mein Interesse an anderen Menschen zum grössten Teil verloren.

3   ☐ Ich habe mein ganzes Interesse an anderen Menschen verloren.

0   D9   ☐ Ich bin so entschlussfreudig wie immer.

1   ☐ Ich schiebe Entscheidungen jetzt öfter als früher auf.

2   ☐ Es fällt mir jetzt schwerer als früher, Entscheidungen zu treffen.

3   ☐ Ich kann überhaupt keine Entscheidungen mehr treffen.

0   D10   ☐ Ich habe nicht das Gefühl, schlechter auszusehen als früher.

1   ☐ Ich mache mir Sorgen, dass ich alt oder unattraktiv aussehe.

2   ☐ Ich habe das Gefühl, dass Veränderungen in meinem Aussehen eintreten, die mich hässlich machen.

3   ☐ Ich finde mich hässlich.

0   D11   ☐ Ich kann so gut arbeiten wie früher.

1   ☐ Ich muss mir einen Ruck geben, bevor ich eine Tätigkeit in Angriff nehme.

2   ☐ Ich muss mich zu jeder Tätigkeit zwingen.

3   ☐ Ich bin unfähig zu arbeiten.

0   D12   ☐ Ich ermüde nicht stärker als sonst.

1   ☐ Ich ermüde schneller als früher.

2   ☐ Fast alles ermüdet mich.

3   ☐ Ich bin zu müde, um etwas zu tun.

0   D13   ☐ Ich habe in letzter Zeit kaum abgenommen.

1   ☐ Ich habe mehr als 2 Kilo abgenommen.

2   ☐ Ich habe mehr als 5 Kilo abgenommen.

3   ☐ Ich habe mehr als 8 Kilo abgenommen.

   D14   Ich esse absichtlich weniger, um abzunehmen.

0   ☐ Ja

1   ☐ Nein

K2.1

Fragen zur Therapie in der letzten Woche

Hier sind eine Anzahl von Aussagen aufgeführt, die die Therapie in dieser Einrichtung betreffen. Lesen Sie bitte jeden Satz und bestimmen Sie, wie stark diese Aussage Ihrer Meinung nach **für die letzte Woche** zutrifft. Machen Sie dementsprechend ein Kreuz ins Kästchen.

☞ Es folgen einige Aussagen zum **Alltagsleben** und zur **Einrichtung** im Allgemeinen. *Alle* **Aussagen beziehen sich nur auf die** *vergangene Woche* **einschliesslich heute.** Kreuzen Sie bei jedem Satz die für Sie am meisten zutreffende Aussage ("stimmt vollständig" bis "stimmt überhaupt nicht") an.

W1   Es herrschte in der letzten Woche eine angenehme Atmosphäre in der Einrichtung.

☐	☐	☐	☐	☐	☐
stimmt überhaupt nicht 1	stimmt überwiegend nicht 2	stimmt eher nicht 3	stimmt eher 4	stimmt überwiegend 5	stimmt vollständig 6

W2   Die Tagesabläufe waren ziemlich stressig.

☐	☐	☐	☐	☐	☐
stimmt überhaupt nicht 1	stimmt überwiegend nicht 2	stimmt eher nicht 3	stimmt eher 4	stimmt überwiegend 5	stimmt vollständig 6

W3   Das Essen war im Grossen und Ganzen gut.

☐	☐	☐	☐	☐	☐
stimmt überhaupt nicht 1	stimmt überwiegend nicht 2	stimmt eher nicht 3	stimmt eher 4	stimmt überwiegend 5	stimmt vollständig 6

W4   Ich hatte in der vergangenen Woche keinen Ort, wo ich mal ungestört sein konnte.

☐	☐	☐	☐	☐	☐
stimmt überhaupt nicht 1	stimmt überwiegend nicht 2	stimmt eher nicht 3	stimmt eher 4	stimmt überwiegend 5	stimmt vollständig 6

W5   Ich fühlte mich wohl hier.

☐	☐	☐	☐	☐	☐
stimmt überhaupt nicht 1	stimmt überwiegend nicht 2	stimmt eher nicht 3	stimmt eher 4	stimmt überwiegend 5	stimmt vollständig 6

W6   Die Einrichtung war im Grossen und Ganzen gut organisiert.

☐	☐	☐	☐	☐	☐
stimmt überhaupt nicht 1	stimmt überwiegend nicht 2	stimmt eher nicht 3	stimmt eher 4	stimmt überwiegend 5	stimmt vollständig 6

W7   Ich hatte für mein Bedürfnis zuwenig Zeit zur Erholung.

☐	☐	☐	☐	☐	☐
stimmt überhaupt nicht 1	stimmt überwiegend nicht 2	stimmt eher nicht 3	stimmt eher 4	stimmt überwiegend 5	stimmt vollständig 6

W8   Ich wusste häufig nicht, was ich die nächsten Tage machen werde.

☐	☐	☐	☐	☐	☐
stimmt überhaupt nicht 1	stimmt überwiegend nicht 2	stimmt eher nicht 3	stimmt eher 4	stimmt überwiegend 5	stimmt vollständig 6

W9   Meine Privatsphäre wurde in der vergangenen Woche nicht respektiert.

☐	☐	☐	☐	☐	☐
stimmt überhaupt nicht ₁	stimmt überwiegend nicht₂	stimmt eher nicht ₃	stimmt eher ₄	stimmt überwiegend ₅	stimmt vollständig ₆

☞ Es folgen einige Aussagen zu den **Betreuer/innen** und dem **Kontakt mit den Mitklienten und - klientinnen** in der *vergangenen Woche.*
Kreuzen Sie bei jedem Satz die für Sie am meisten zutreffende Aussage ("stimmt vollständig" bis "stimmt überhaupt nicht") an.

W10   Ich hatte letzte Woche viel Streit mit Mitklient/innen.

☐	☐	☐	☐	☐	☐
stimmt überhaupt nicht ₁	stimmt überwiegend nicht₂	stimmt eher nicht ₃	stimmt eher ₄	stimmt überwiegend ₅	stimmt vollständig ₆

W11   Die Betreuer/innen erzählten mal dies und mal das, man wusste nie woran man ist.

☐	☐	☐	☐	☐	☐
stimmt überhaupt nicht ₁	stimmt überwiegend nicht₂	stimmt eher nicht ₃	stimmt eher ₄	stimmt überwiegend ₅	stimmt vollständig ₆

W12   Die Mitklient/innen gingen mir mehrheitlich auf die Nerven.

☐	☐	☐	☐	☐	☐
stimmt überhaupt nicht ₁	stimmt überwiegend nicht₂	stimmt eher nicht ₃	stimmt eher ₄	stimmt überwiegend ₅	stimmt vollständig ₆

W13   Ich hatte in der vergangenen Woche häufig Streit mit den Betreuer/innen.

☐	☐	☐	☐	☐	☐
stimmt überhaupt nicht ₁	stimmt überwiegend nicht₂	stimmt eher nicht ₃	stimmt eher ₄	stimmt überwiegend ₅	stimmt vollständig ₆

W14   Wir Klient/innen hatten es ganz gut miteinander.

☐	☐	☐	☐	☐	☐
stimmt überhaupt nicht ₁	stimmt überwiegend nicht₂	stimmt eher nicht ₃	stimmt eher ₄	stimmt überwiegend ₅	stimmt vollständig ₆

W15   In der letzten Woche provozierten mich einige Mitklient/innen, bis wir Streit hatten.

☐	☐	☐	☐	☐	☐
stimmt überhaupt nicht ₁	stimmt überwiegend nicht₂	stimmt eher nicht ₃	stimmt eher ₄	stimmt überwiegend ₅	stimmt vollständig ₆

☞ In der Folge sind einige Aussagen zur **therapeutischen Behandlung** (Einzelgespräche, Gruppengespräche, Körpertherapie, ...) aufgeführt. **Alle Aussagen beziehen sich auf die letzte Woche.** Kreuzen Sie bei jedem Satz die für Sie am meisten zutreffende Aussage ("stimmt vollständig" bis "stimmt überhaupt nicht") an.

W16   In der letzten Woche fühlte ich mich in der *Einzeltherapie* von den Therapeut/innen verstanden.

☐	☐	☐	☐	☐	☐
stimmt überhaupt nicht 1	stimmt überwiegend nicht 2	stimmt eher nicht 3	stimmt eher 4	stimmt überwiegend 5	stimmt vollständig 6

W17   Ich fühlte mich in der *Gruppentherapie* von den Therapeut/innen verstanden.

☐	☐	☐	☐	☐	☐
stimmt überhaupt nicht 1	stimmt überwiegend nicht 2	stimmt eher nicht 3	stimmt eher 4	stimmt überwiegend 5	stimmt vollständig 6

W18   Wenn ich in der Therapie etwas wirklich nicht wollte, so musste ich es nicht machen.

☐	☐	☐	☐	☐	☐
stimmt überhaupt nicht 1	stimmt überwiegend nicht 2	stimmt eher nicht 3	stimmt eher 4	stimmt überwiegend 5	stimmt vollständig 6

W19   Ich hatte das Gefühl, dass ich mich auf die Therapeut/innen verlassen konnte.

☐	☐	☐	☐	☐	☐
stimmt überhaupt nicht 1	stimmt überwiegend nicht 2	stimmt eher nicht 3	stimmt eher 4	stimmt überwiegend 5	stimmt vollständig 6

W20   Vergangene Woche fühlte ich mich in der Therapie übergangen.

☐	☐	☐	☐	☐	☐
stimmt überhaupt nicht 1	stimmt überwiegend nicht 2	stimmt eher nicht 3	stimmt eher 4	stimmt überwiegend 5	stimmt vollständig 6

W21   In der therapeutischen Behandlung wurde auf meine Wünsche eingegangen.

☐	☐	☐	☐	☐	☐
stimmt überhaupt nicht 1	stimmt überwiegend nicht 2	stimmt eher nicht 3	stimmt eher 4	stimmt überwiegend 5	stimmt vollständig 6

W22   Ich wurde letzte Woche in der Therapie behandelt, als wäre ich ein Kind.

☐	☐	☐	☐	☐	☐
stimmt überhaupt nicht 1	stimmt überwiegend nicht 2	stimmt eher nicht 3	stimmt eher 4	stimmt überwiegend 5	stimmt vollständig 6

W23   Ich konnte vergangene Woche mit den Therapeut/innen Sachen besprechen, über die ich nicht mit vielen Menschen rede.

☐	☐	☐	☐	☐	☐
stimmt überhaupt nicht 1	stimmt überwiegend nicht 2	stimmt eher nicht 3	stimmt eher 4	stimmt überwiegend 5	stimmt vollständig 6

W24   In der Therapie fühlte ich mich ernst genommen.

☐	☐	☐	☐	☐	☐
stimmt überhaupt nicht 1	stimmt überwiegend nicht 2	stimmt eher nicht 3	stimmt eher 4	stimmt überwiegend 5	stimmt vollständig 6

☞ Es folgen einige Aussagen zum **Arbeitsbereich.** Mit Vorgesetzte und Vorgesetzter sind diejenigen Personen gemeint, die Sie anleiten und die für Ihre Arbeit zuständig sind. Alle Aussagen beziehen sich **nur auf die letzte Woche.** Kreuzen Sie bei jedem Satz die für Sie am meisten zutreffende Aussage ("stimmt vollständig" bis "stimmt überhaupt nicht") an.

W25 Der/die Vorgesetzte behandelte mich vergangene Woche gut.

❏	❏	❏	❏	❏	❏
stimmt überhaupt nicht 1	stimmt überwiegend nicht 2	stimmt eher nicht 3	stimmt eher 4	stimmt überwiegend 5	stimmt vollständig 6

W26 Ich konnte nur leichte Arbeiten machen, die mich nicht forderten.

❏	❏	❏	❏	❏	❏
stimmt überhaupt nicht 1	stimmt überwiegend nicht 2	stimmt eher nicht 3	stimmt eher 4	stimmt überwiegend 5	stimmt vollständig 6

W27 Der/die Vorgesetzte machte mir Probleme bei der Arbeit.

❏	❏	❏	❏	❏	❏
stimmt überhaupt nicht 1	stimmt überwiegend nicht 2	stimmt eher nicht 3	stimmt eher 4	stimmt überwiegend 5	stimmt vollständig 6

W28 Der/die Vorgesetzte schimpfte letzte Woche häufig herum.

❏	❏	❏	❏	❏	❏
stimmt überhaupt nicht 1	stimmt überwiegend nicht 2	stimmt eher nicht 3	stimmt eher 4	stimmt überwiegend 5	stimmt vollständig 6

W29 Die Arbeit war mir zu schwierig.

❏	❏	❏	❏	❏	❏
stimmt überhaupt nicht 1	stimmt überwiegend nicht 2	stimmt eher nicht 3	stimmt eher 4	stimmt überwiegend 5	stimmt vollständig 6

W30 Der/die Vorgesetzte kümmerte sich um mich.

❏	❏	❏	❏	❏	❏
stimmt überhaupt nicht 1	stimmt überwiegend nicht 2	stimmt eher nicht 3	stimmt eher 4	stimmt überwiegend 5	stimmt vollständig 6

W31 Der/die Vorgesetzte sagte mir in der vergangenen Woche, ob er/sie mit meiner Arbeit zufrieden war.

❏	❏	❏	❏	❏	❏
stimmt überhaupt nicht 1	stimmt überwiegend nicht 2	stimmt eher nicht 3	stimmt eher 4	stimmt überwiegend 5	stimmt vollständig 6

W32 Der/die Vorgesetzte hatte kein Verständnis, wenn mir ein Fehler unterlief.

❏	❏	❏	❏	❏	❏
stimmt überhaupt nicht 1	stimmt überwiegend nicht 2	stimmt eher nicht 3	stimmt eher 4	stimmt überwiegend 5	stimmt vollständig 6

K2.1

Erwartungen vor der Therapie

Wenn Sie sich in die Zeit vor der Therapie zurückversetzen, welche Erwartungen und Vorstellungen hatten Sie von der jetzigen Therapie?
Lesen Sie jede der folgenden Aussagen aufmerksam durch und entscheiden Sie, ob und wie stark Sie diese Erwartungen hatten.

Hier Klientennummer einfügen

E1   *Ich erwartete vor dem Therapieeintritt,* dass ich den Therapeut/innen vertrauen und mich auf sie verlassen kann.

☐ überhaupt nicht 1   ☐ fast nicht 2   ☐ ein wenig 3   ☐ einigermassen 4   ☐ ja, ziemlich 5   ☐ ja, sehr stark 6

E2   *Ich erwartete vor dem Therapieeintritt,* dass in der therapeutischen Behandlung auf meine Wünsche eingegangen wird.

☐ überhaupt nicht 1   ☐ fast nicht 2   ☐ ein wenig 3   ☐ einigermassen 4   ☐ ja, ziemlich 5   ☐ ja, sehr stark 6

E3   *Ich erwartete vor dem Therapieeintritt,* dass ich lernen werde, besser mit meinen Problemen umzugehen.

☐ überhaupt nicht 1   ☐ fast nicht 2   ☐ ein wenig 3   ☐ einigermassen 4   ☐ ja, ziemlich 5   ☐ ja, sehr stark 6

E4   *Ich erwartete vor dem Therapieeintritt,* dass ich in der Therapie ernst genommen werde.

☐ überhaupt nicht 1   ☐ fast nicht 2   ☐ ein wenig 3   ☐ einigermassen 4   ☐ ja, ziemlich 5   ☐ ja, sehr stark 6

E5   *Ich erwartete vor dem Therapieeintritt,* dass ich Arbeitstätigkeiten ausüben werde, die meinen Fähigkeiten und meinen Wünschen entsprechen.

☐ überhaupt nicht 1   ☐ fast nicht 2   ☐ ein wenig 3   ☐ einigermassen 4   ☐ ja, ziemlich 5   ☐ ja, sehr stark 6

E6   *Ich erwartete vor dem Therapieeintritt,* dass ich einen guten und angenehmen Vorgesetzten haben werde.

☐ überhaupt nicht 1   ☐ fast nicht 2   ☐ ein wenig 3   ☐ einigermassen 4   ☐ ja, ziemlich 5   ☐ ja, sehr stark 6

E7   *Ich erwartete vor dem Therapieeintritt,* dass ich unter den Mitklient/innen ein paar gute Kollegen bzw. Kolleginnen finden werde.

☐ überhaupt nicht 1   ☐ fast nicht 2   ☐ ein wenig 3   ☐ einigermassen 4   ☐ ja, ziemlich 5   ☐ ja, sehr stark 6

E8   *Ich erwartete vor dem Therapieeintritt,* dass es angenehme Räumlichkeiten und Zimmer haben wird.

☐ überhaupt nicht 1   ☐ fast nicht 2   ☐ ein wenig 3   ☐ einigermassen 4   ☐ ja, ziemlich 5   ☐ ja, sehr stark 6

© ISF / Wettach, Dobler-Mikola & Uchtenhagen 1999   K2.1

E9 *Ich erwartete vor dem Therapieeintritt,* dass ich mich in der Therapie auch erholen kann.

☐	☐	☐	☐	☐	☐
überhaupt nicht ₁	fast nicht ₂	ein wenig ₃	einigermassen ₄	ja, ziemlich ₅	ja, sehr stark ₆

E10 *Ich erwartete vor dem Therapieeintritt,* dass in der Einrichtung eine gute Stimmung herrscht.

☐	☐	☐	☐	☐	☐
überhaupt nicht ₁	fast nicht ₂	ein wenig ₃	einigermassen ₄	ja, ziemlich ₅	ja, sehr stark ₆

E11 *Ich erwartete vor dem Therapieeintritt,* dass ich auch Privatsphäre und Zeit für mich haben werde.

☐	☐	☐	☐	☐	☐
überhaupt nicht ₁	fast nicht ₂	ein wenig ₃	einigermassen ₄	ja, ziemlich ₅	ja, sehr stark ₆

E12 *Ich erwartete vor dem Therapieeintritt,* dass die Therapie gut organisiert ist.

☐	☐	☐	☐	☐	☐
überhaupt nicht ₁	fast nicht ₂	ein wenig ₃	einigermassen ₄	ja, ziemlich ₅	ja, sehr stark ₆

E13 *Ich erwartete vor dem Therapieeintritt,* dass man am Anfang über alles umfassend informiert wird.

☐	☐	☐	☐	☐	☐
überhaupt nicht ₁	fast nicht ₂	ein wenig ₃	einigermassen ₄	ja, ziemlich ₅	ja, sehr stark ₆

E14 *Ich erwartete vor dem Therapieeintritt,* dass ich eine gute medizinische Betreuung erhalten werde.

☐	☐	☐	☐	☐	☐
überhaupt nicht ₁	fast nicht ₂	ein wenig ₃	einigermassen ₄	ja, ziemlich ₅	ja, sehr stark ₆

　　　　　　　　　　　　　　　　　　K2.1

Fragen zur Selbsteinschätzung

Bitte geben Sie zu jeder folgenden Aussage an, wie Sie sich **selbst einschätzen**. Machen Sie bei der für Sie am meisten zutreffenden Antwort ein Kreuz ins Kästchen.

S1 Verglichen mit anderen bin ich ein wertvoller Mensch.

☐ trifft voll und ganz zu 1   ☐ trifft eher zu 2   ☐ trifft eher nicht zu 3   ☐ trifft überhaupt nicht zu 4

S2 Ich habe wenig Kontrolle über die Dinge, die ich erlebe.

☐ trifft voll und ganz zu 1   ☐ trifft eher zu 2   ☐ trifft eher nicht zu 3   ☐ trifft überhaupt nicht zu 4

S3 Ich schaffe alles genauso gut wie die anderen.

☐ trifft voll und ganz zu 1   ☐ trifft eher zu 2   ☐ trifft eher nicht zu 3   ☐ trifft überhaupt nicht zu 4

S4 Ich wünschte, ich hätte manchmal mehr Achtung vor mir selbst.

☐ trifft voll und ganz zu 1   ☐ trifft eher zu 2   ☐ trifft eher nicht zu 3   ☐ trifft überhaupt nicht zu 4

S5 Ich werde mit einigen meiner Probleme nicht fertig.

☐ trifft voll und ganz zu 1   ☐ trifft eher zu 2   ☐ trifft eher nicht zu 3   ☐ trifft überhaupt nicht zu 4

S6 Manchmal fühle ich mich recht wertlos.

☐ trifft voll und ganz zu 1   ☐ trifft eher zu 2   ☐ trifft eher nicht zu 3   ☐ trifft überhaupt nicht zu 4

S7 Ich habe eine Reihe vorzüglicher Eigenschaften.

☐ trifft voll und ganz zu 1   ☐ trifft eher zu 2   ☐ trifft eher nicht zu 3   ☐ trifft überhaupt nicht zu 4

S8 Manchmal denke ich, dass ich recht nutzlos bin.

☐ trifft voll und ganz zu 1   ☐ trifft eher zu 2   ☐ trifft eher nicht zu 3   ☐ trifft überhaupt nicht zu 4

S9 Ich fühle mich in meinem Leben gelegentlich hin und her geworfen.

☐ trifft voll und ganz zu 1   ☐ trifft eher zu 2   ☐ trifft eher nicht zu 3   ☐ trifft überhaupt nicht zu 4

S10 Ich glaube, dass ich manchmal im Leben versagt habe.

☐ trifft voll und ganz zu 1   ☐ trifft eher zu 2   ☐ trifft eher nicht zu 3   ☐ trifft überhaupt nicht zu 4

S11 Im Grunde genommen bin ich mit mir selbst zufrieden.

☐ trifft voll und ganz zu 1   ☐ trifft eher zu 2   ☐ trifft eher nicht zu 3   ☐ trifft überhaupt nicht zu 4

K2.1

S12 Ich finde, es gibt nicht viel, worauf ich stolz sein kann.

☐   ☐   ☐   ☐

trifft voll und ganz zu 1   trifft eher zu   2   trifft eher nicht zu   3   trifft überhaupt nicht zu 4

S13 Oft fühle ich mich meinen Problemen ausgeliefert.

☐   ☐   ☐   ☐

trifft voll und ganz zu 1   trifft eher zu   2   trifft eher nicht zu   3   trifft überhaupt nicht zu 4

S14 Ich habe eine positive Einstellung mir selbst gegenüber.

☐   ☐   ☐   ☐

trifft voll und ganz zu 1   trifft eher zu   2   trifft eher nicht zu   3   trifft überhaupt nicht zu 4

K2.1

338

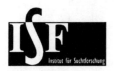

Konradstrasse 32
CH-8005 Zürich
Tel. 01 / 273 40 24
Fax 01 / 273 40 64

Projekt   Q U A F O S

Mitarbeiter/innen – Befragung
(CBM/ZuM/CBE)

Erläuterungen

Bitte füllen Sie jede Frage aus, indem Sie die für Sie richtige Antwort ankreuzen.

Wenn Sie eine Antwort korrigieren wollen, umkreisen Sie das Kreuz der falschen Antwort und kreuzen Sie die richtige an.

Grundsätzlich ist pro Frage nur eine Antwort zu geben. Fragen, bei denen mehrere Antworten möglich sind, sind mit dem Zusatz "Mehrfachantworten möglich" gekennzeichnet.

Wenn hinter einer Antwort das Zeichen " > " und eine Zahl steht, dann fahren Sie bitte mit dieser Frage fort. So bedeutet " > 5. ", dass Sie die nächste Frage auslassen und mit der Frage 5. fortfahren sollen.

ISF Institut für Suchtforschung, Zürich
März 1999 (1.2)

Institutionsnummer
Institutionsname:

inst

1. *Geschlecht*

männlich... 1

weiblich 2

D1

2. *Geburtsjahr*

19 ☐☐

D2

3. *Sind Sie fest angestellt oder externe*
Mitarbeiter/in?

fest angestellt..................................... 1

externe Mitarbeiter/in .... 2 **> 5.**

D3

4. *Wie viele Stellenprozente sind Sie*
angestellt?

☐☐☐ %

D4

5. *Welches ist Ihre höchste Schulausbildung?*

keine.. 1

Primarschule 2

Real-, Sekundar-, Oberschule........... 3

Matura... 4

Fachhochschule 5

Universität, ETH, Hochschule 6

Studium:_____

D5

D5.1

340

6. *Haben Sie eine oder mehrere der folgenden*   Sozialarbeit (Universität, Höhere

    Berufsausbildungen absolviert?   Fachschule)..................................... 1   D6.1

    (Mehrfachantworten möglich)   Sozialpädagogik (Universität,

                                                  Höhere Fachschule)......................... 1   D6.2

                                                  Psychologie (Universität, IAP).......... 1   D6.3

                                                  Psychotherapie (unter Zusatz-

                                                  ausbildung spezifizieren) 1   D6.4

                                                  Psychiater/in FMH............................ 1   D6.5

                                                  Arzt anderer Fachrichtung................ 1   D6.6

                                                  Pädagogik (Universität).................... 1   D6.7

                                                  Lehrer/in (Lehrerseminar, Lehramt,

                                                  PHS).. 1   D6.8

                                                  Theologie (Universität, Fachhoch-

                                                  schule).. 1   D6.9

                                                  Lehre:- gewerblich-industriell........... 1   D6.10

                                                       - kaufmännisch/Verwaltung 1   D6.11

                                                       - andere reglementierte Lehre 1   D6.12

7. *Haben Sie eine **nicht suchtspezifische***   nein...1 > 9.   D7

    Zusatzausbildung absolviert? (z.B.   ja 2

    Psychotherapie)

8. *Können Sie diese nicht suchtspezifischen Zusatzausbildungen näher beschreiben?*

	Name (A)	Dauer (Monate) (B)	Ausbildungsstunden pro Monat (durchschn.). Ohne Selbsterfahrung und Praktika (C)	Berufsbe- gleitend? (D)	
Ausbildung 1				ja..........1 nein......2	D8.1A/B D8.1C/D
Ausbildung 2				ja..........1 nein......2	D8.2A/B D8.2C/D
Ausbildung 3				ja..........1 nein......2	D8.3A/B D8.3C/D

341

9. Haben Sie eine **suchtspezifische**   nein .... 1 **> 11.** | D9
Zusatzausbildung absolviert?   ja 2

10. Können Sie diese suchtspezifischen Zusatzausbildungen näher beschreiben?

	Name (A)	Dauer (Monate) (B)	Ausbildungsstunden pro Monat (durchschn.). Ohne Selbsterfahrung und Praktika (C)	Berufsbe- gleitend? (D)	
Ausbildung 1				ja..........1 nein......2	D10.1A/B D10.1C/D
Ausbildung 2				ja..........1 nein......2	D10.2A/B D10.2C/D
Ausbildung 3				ja..........1 nein......2	D10.3A/B D10.3C/D

11. Haben Sie eine Leitungsfunktion inne?   nein .... 1 | D11
(Gesamtleitung oder Bereichsleitung)   ja (Gesamtleitung, Bereichsleitung) .. 2

12. In welchem Behandlungsbereich arbeiten   stationäre Behandlung .... 1 | D12
Sie hauptsächlich?   Aussenwohngruppe/teilstationäres
Angebot.. 2
ambulante Nachsorge....................... 3
anderes.. 4
nämlich:_____ | D12.1

13. In welchem Funktionsbereich arbeiten Sie   Leitung/Administration/Verwaltung.... 1 | D13
hauptsächlich?   direkte therapeutische Arbeit 2
Arbeits-/Produktionsbereich.............. 3
Ausbildung/Schule (keine Lehre) 4
Betreuung, Freizeit, Sport 5
medizinische Versorgung 6
Infrastruktur (Kochen, Waschen,..) ... 7
anderes 8
nämlich:_____ | D13.1

342

	Hauptfkt.	2. Fkt.	3. Fkt.

14. *Welches ist Ihre Hauptfunktion?*

Geben Sie Ihre Hauptfunktion in der ersten Spalte ein und allfällige weitere Funktionen in den Spalten 2 und 3.
*Pro Spalte nur **eine Antwort**.*

	Hauptfkt.	2. Fkt.	3. Fkt.	
Gesamtleitung, Bereichsleitung..	1	1	1	D14.1
Administration	2	2	2	D14.2
Sekretariat	3	3	3	D14.3
psychotherapeutische Einzelarbeit	4	4	4	
andere therapeutische Einzelarbeit	5	5	5	
psychotherapeutische Gruppenarbeit	6	6	6	
andere therapeutische Gruppenarbeit	7	7	7	
Sozialarbeit, Sachhilfe	8	8	8	
sozialpädagogische Betreuung ..	9	9	9	
Gruppenbetreuung (Freizeit, Sport, etc.)	10	10	10	
Meister/in Arbeitsbereich	11	11	11	
Mitarbeiter/in Arbeitsbereich	12	12	12	
Lehrer/in (intern)	13	13	13	
externe Lehrer/in	14	14	14	
Arzt/Ärztin	15	15	15	
Krankenpflege	16	16	16	
Koch/Köchin	17	17	17	
Reinigungspersonal	18	18	18	
anderes	19	19	19	
nämlich:_____				D14.1A
anderes	20	20	20	
nämlich:_____				D14.2A
anderes	21	21	21	
nämlich:_____				D14.3A

343

15. *Seit wie vielen Monaten sind Sie in der aktuellen Behandlungsinstitution angestellt?*

☐☐☐ Monate   D15

☞ Die folgenden Fragen beziehen sich auf Ihre früheren Arbeitserfahrungen im Suchtbereich. Es geht um die Bereiche stationäre Suchttherapie, ambulante abstinenzorientierte Stellen, Stellen die Substitutionsbehandlung anbieten sowie niedrigschwellige Drogenarbeit und Gassenarbeit. Bitte entscheiden Sie sich bei einer früheren Anstellung für eine dieser Kategorien und geben Sie keine Arbeitsstelle zweimal an.

16. *Haben Sie bereits vorher in einer oder mehreren **stationären Suchttherapie-Einrichtungen** gearbeitet?*

nein .... 1 > **18.**   D16
ja 2

17. *Wieviele Monate haben Sie insgesamt in diesen stationären Suchttherapie-Einrichtungen gearbeitet? (ohne aktuelle Institution)*

nämlich ☐☐☐ Monate   D17
insges.

18. *Haben Sie bereits vorher in einer oder mehreren **ambulanten abstinenzorientierten Stellen** für Drogenabhängige gearbeitet?*

nein .... 1 > **20.**   D18
ja 2

19. *Wieviele Monate haben Sie insgesamt in diesen ambulanten abstinenzorientierten Stellen für Drogenabhängige gearbeitet?*

nämlich ☐☐☐ Monate   D19
insges.

20. *Haben Sie bereits vorher in einer oder mehreren ambulanten Institutionen, welche **Substitutionsbehandlung** anbieten, gearbeitet?*

nein .... 1 > **22.**   D20
ja 2

21. *Wie viele Monate haben Sie in diesen ambulanten Institutionen, welche Substitutionsbehandlung anbieten, gearbeitet?*

nämlich ☐☐☐ Monate   D21
insges.

344

22. *Haben Sie bereits vorher im Rahmen von*   nein 1   **> M1**   D22
      Gassenarbeit / niederschwelliger   ja 2
      Drogenarbeit *gearbeitet?*

23. *Wieviele Monate haben Sie bereits im*   nämlich   Monate   D23
      Rahmen von Gassenarbeit /   insges.
      niederschwelliger Drogenarbeit gearbeitet?

345

Es folgen einige Fragen zu Ihrer aktuellen Befindlichkeit in der Arbeit.

Kreuzen Sie bitte bei <u>JEDEM</u> Satz die für Sie am meisten zutreffende Aussage oder Stufe an. Antworten Sie aus Ihrem augenblicklichen Gefühl heraus.

	(1)	(2)	(3)	(4)	(5)	(6)
+++ stimmt vollständig ++ stimmt überwiegend + stimmt eher - stimmt eher nicht -- stimmt überwiegend nicht Beispiel --- stimmt überhaupt nicht	+++	++	+	-	--	---
M1 Ich fühle mich von meiner Arbeit ausgelaugt.	+++	++	+	-	--	---
M2 Den ganzen Tag mit Menschen zu arbeiten, ist für mich wirklich anstrengend.	+++	++	+	-	--	---
M3 Seit ich diese Arbeit mache, bin ich gegenüber anderen Menschen abgestumpfter geworden.	+++	++	+	-	--	---
M4 Ich bewirke etwas in meiner Arbeit.	+++	++	+	-	--	---
M5 Die Arbeitsbelastungen haben zu negativen Auswirkungen auf mein Privatleben geführt.	+++	++	+	-	--	---
M6 Ich fühle mich voller Tatkraft.	+++	++	+	-	--	---
M7 Der Urlaub reicht mir nicht zur Regeneration von der Arbeit.	+++	++	+	-	--	---
M8 Bereits zu Beginn des Arbeitstages fühle ich mich kraftlos.	+++	++	+	-	--	---
M9 Ich habe das Gefühl, dass ich das Leben anderer Menschen durch meine Arbeit positiv beeinflusse.	+++	++	+	-	--	---
M10 Meine Arbeit „zieht mich runter".	+++	++	+	-	--	---
M11 Grübeleien über meine Arbeit beeinträchtigen meinen Schlaf.	+++	++	+	-	--	---
M12 Bei meiner Arbeit gehe ich Klienten/innen soweit es geht aus dem Weg.	+++	++	+	-	--	---
M13 Im Grossen und Ganzen ist es mir gleichgültig, was aus meinen Klient/innen wird.	+++	++	+	-	--	---

346

		(1)	(2)	(3)	(4)	(5)	(6)
+++ stimmt vollständig ++ stimmt überwiegend + stimmt eher - stimmt eher nicht - - stimmt überwiegend nicht Beispiel - - - stimmt überhaupt nicht		+++	++	+	-	- -	- - -

		(1)	(2)	(3)	(4)	(5)	(6)
M14	Aufgrund meiner Arbeitsbelastung sind meine Abwehrkräfte geschwächt, so dass ich häufiger (Erkältungs-)Krankheiten habe.	+++	++	+	-	- -	- - -
M15	Ich habe das Gefühl, dass mich diese Arbeit emotional verhärtet.	+++	++	+	-	- -	- - -
M16	Das Wochenende reicht mir zur Regeneration von der Arbeit.	+++	++	+	-	- -	- - -
M17	Während der Arbeit fühle ich mich müde.	+++	++	+	-	- -	- - -
M18	Ich habe die Tendenz, die Klienten/innen in einer distanzierten, fast mechanischen Art zu behandeln.	+++	++	+	-	- -	- - -
M19	Am Ende des Arbeitstages fühle ich mich erledigt.	+++	++	+	-	- -	- - -
M20	Nach der Arbeit fehlt mir öfters die Kraft, noch etwas zu unternehmen.	+++	++	+	-	- -	- - -
M21	Meine Arbeit nimmt mich so sehr in Anspruch, dass ich private Kontakte vernachlässige.	+++	++	+	-	- -	- - -
M22	Klient/innen gegenüber bin ich häufig gereizt.	+++	++	+	-	- -	- - -
M23	Ich habe das Gefühl, mich bei der Arbeit zu sehr anzustrengen.	+++	++	+	-	- -	- - -
M24	Ich fühle mich durch meine Arbeit frustriert.	+++	++	+	-	- -	- - -
M25	Nach der Arbeit fällt es mir leicht abzuschalten.	+++	++	+	-	- -	- - -

347

Es folgen einige Aussagen zu Ihrem Arbeitsverhalten und der Einrichtung.

Kreuzen Sie bitte bei <u>JEDEM</u> Satz die für Sie am meisten zutreffende Aussage oder Stufe an. Antworten Sie aus Ihrem augenblicklichen Gefühl heraus.

	(1)	(2)	(3)	(4)	(5)	(6)
+++ stimmt vollständig ++ stimmt überwiegend + stimmt eher - stimmt eher nicht - - stimmt überwiegend nicht Beispiel - - - stimmt überhaupt nicht	+++	++	+	-	- -	- - -

		(1)	(2)	(3)	(4)	(5)	(6)
Z1	Ich suche die Ursachen für einen Rückfall eines Klienten/einer Klientin auch bei mir selbst.	+++	++	+	-	- -	- - -
Z2	Im Alltag weiss ich häufig nicht, wie ich gemäss Einrichtungskonzept handeln sollte.	+++	++	+	-	- -	- - -
Z3	Ich erhalte hier die Informationen, die ich brauche.	+++	++	+	-	- -	- - -
Z4	Ich spüre den Impuls, Süchtige dazu zu bringen, dass sie sich verändern.	+++	++	+	-	- -	- - -
Z5	Im Grossen und Ganzen kann ich hinter dem Konzept stehen.	+++	++	+	-	- -	- - -
Z6	Das Weiterbildungsreglement finde ich befriedigend.	+++	++	+	-	- -	- - -
Z7	Wir haben regelmässig Teamsupervision.	ja					nein
Z8	Wenn die Therapie einen guten Verlauf hat, gehe ich insgeheim davon aus, dass der/die Klient/in über einige Monate hinweg nicht mehr konsumiert.	+++	++	+	-	- -	- - -
Z9	Die Räumlichkeiten entsprechen nicht den Erfordernissen.	+++	++	+	-	- -	- - -
Z10	Es gibt immer wieder Situationen, in denen ich in Widerspruch zum Konzept komme.	+++	++	+	-	- -	- - -
Z11	Wenn es zum Rückfall kommt, habe ich nicht gut genug gearbeitet.	+++	++	+	-	- -	- - -
Z12	Ich arbeite häufig über die reguläre Dienstzeit hinaus.	+++	++	+	-	- -	- - -
Z13	Ich achte darauf, dass es mir bei der Arbeit gut geht.	+++	++	+	-	- -	- - -

348

+++ stimmt vollständig ++ stimmt überwiegend + stimmt eher - stimmt eher nicht - - stimmt überwiegend nicht Beispiel - - - stimmt überhaupt nicht	(1)	(2)	(3)	(4)	(5)	(6)
	+++	++	+	-	- -	- - -

		(1)	(2)	(3)	(4)	(5)	(6)
Z14	Ich finde, wir machen hier gute Arbeit und können den Klient/innen helfen.	+++	++	+	-	- -	- - -
Z15	Ich erhalte regelmässig Fachsupervision.	ja					nein
Z16	Ich möchte meine Arbeit besonders gut machen.	+++	++	+	-	- -	- - -
Z17	Bei offenen Problemen oder Unklarheiten weiss meistens ein/eine Mitarbeiter/in das Nötige.	+++	++	+	-	- -	- - -
Z18	Ich bräuchte eine andere Weiterbildung als die, die wir hier erhalten.	+++	++	+	-	- -	- - -
Z19	Die Leitung nimmt ihre Führungsaufgabe wahr.	+++	++	+	-	- -	- - -
Z20	Es ist für mich sehr wichtig, einen Beruf zu haben, in dem ich völlig aufgehen kann.	+++	++	+	-	- -	- - -
Z21	Öfters musste ich feststellen, dass mir wichtige Neuigkeiten bezüglich der Klient/innen nicht mitgeteilt wurden.	+++	++	+	-	- -	- - -
Z22	Unmotivierte Klienten/innen machen mir zu schaffen.	+++	++	+	-	- -	- - -
Z23	Wir haben immer wieder Diskussionen darüber, wie das Konzept zu verstehen ist.	+++	++	+	-	- -	- - -
Z24	Wir haben hier genügend Räume, um gut arbeiten zu können.	+++	++	+	-	- -	- - -
Z25	Manchmal frage ich mich, ob die Behandlung, wie wir sie hier machen, den Klient/innen etwas nützt.	+++	++	+	-	- -	- - -
Z26	Hauptziel meiner Arbeit ist die Abstinenz der Klienten/innen.	+++	++	+	-	- -	- - -
Z27	Ein Rückfall ist in der Regel ausschliesslich etwas Negatives.	+++	++	+	-	- -	- - -
Z28	Wir könnten besser arbeiten, wenn wir bessere Informationskanäle hätten.	+++	++	+	-	- -	- - -

		(1)	(2)	(3)	(4)	(5)	(6)
+++ stimmt vollständig ++ stimmt überwiegend + stimmt eher - stimmt eher nicht - - stimmt überwiegend nicht Beispiel - - - stimmt überhaupt nicht		+++	++	+	-	- -	- - -
Z29	Nach dem ersten Rückfall nach einer Abstinenzphase geht es zwangsläufig bergab.	+++	++	+	-	- -	- - -
Z30	Ich erhalte hier zu wenig Weiterbildung.	+++	++	+	-	- -	- - -
Z31	Ich habe das Gefühl, dass mich die Klient/innen „aussaugen".	+++	++	+	-	- -	- - -
Z32	Die formelle und die informelle Führungsstruktur stimmen weitgehend überein.	+++	++	+	-	- -	- - -
Z33	Ich bin mit schweren Lebensschicksalen der Klient/innen konfrontiert.	+++	++	+	-	- -	- - -
Z34	Das Konzept ist allzu theoretisch.	+++	++	+	-	- -	- - -
Z35	Es ist gut geregelt, wo man welche Information holen kann.	+++	++	+	-	- -	- - -
Z36	Einige Elemente des Konzeptes finde ich nicht gut.	+++	++	+	-	- -	- - -
Z37	Wir haben zuwenig Zeit, um Klient/innenprozesse zu reflektieren.	+++	++	+	-	- -	- - -
Z38	Beim Rückfall eines/einer Klient/in denke ich manchmal, dass meine Arbeit keinen Sinn hat.	+++	++	+	-	- -	- - -
Z39	Ich habe das Gefühl, von meinen Klient/innen gebraucht zu werden.	+++	++	+	-	- -	- - -
Z40	Ich komme mit meinen Arbeitskolleg/innen gut klar.	+++	++	+	-	- -	- - -
Z41	Ich meide meine Vorgesetzten.	+++	++	+	-	- -	- - -
Z42	Meine Arbeitsumgebung empfinde ich als deprimierend.	+++	++	+	-	- -	- - -
Z43	Bei uns herrscht ein guter Teamgeist.	+++	++	+	-	- -	- - -

350

+++ stimmt vollständig ++ stimmt überwiegend + stimmt eher - stimmt eher nicht -- stimmt überwiegend nicht Beispiel --- stimmt überhaupt nicht	(1)	(2)	(3)	(4)	(5)	(6)
	+++	++	+	-	--	---
Z44 Andere Personen (z.B. Vorgesetzte) reden mir in meine Arbeit rein.	+++	++	+		--	---
Z45 Ich kann in meiner Arbeit meine Fähigkeiten und Fertigkeiten zum Einsatz bringen.	+++	++	+	-	--	---
Z46 In unserem Team gibt es viel Konflikte.	+++	++	+	-	--	---
Z47 Ich bin mit meinen Vorgesetzten zufrieden.	+++	++	+	-	--	---
Z48 Ich bekomme von meinen Arbeitskolleg/innen Unterstützung.	+++	++	+	-	--	---

351

Identifikationsnummer

ID «**Mitarbeiternummer**»

Wir benötigen die Identifikationsnummer (ID) für die interne Administration, um nach Ablauf der Frist gezielt eine Erinnerung versenden zu können. Diese Seite wird von uns nach Erhalt der Fragebogens abgerissen und nicht mit den Daten auf dem Fragebogen weiterverarbeitet. Kurz nachdem wir Ihre Angaben erhalten haben, sind diese somit nicht mehr identifizierbar.

Falls Sie aus Gründen der Anonymität diese ID nicht zusammen mit Ihrem Fragebogen senden möchten, reissen Sie bitte die letzte Seite ab und senden Sie uns diese Seite in einem separaten Couvert an untenstehende Adresse - benutzen Sie dazu aber bitte nicht das beigelegte Rückantwortcouvert, dieses ist für den Fragebogen vorgesehen. Somit wissen wir, dass Ihr Bogen eingetroffen ist, und wir stellen Ihnen keine Erinnerung zu. Wir können jedoch die ID nicht mehr Ihrem Fragebogen zuordnen und der Bogen ist somit *völlig anonym.*

Institut für Suchtforschung
z.H. Hr. Wettach
Konradstr. 32
8005 Zürich

352